A. B. Imhoff (Hrsg.) Fortbildung Orthopädie – Die ASG-Kurse der DGOT

Band 3: **Knie**

A. B. Imhoff (Hrsg.)

Fortbildung Orthopädie
Die ASG-Kurse der DGOT

Band 3: **Knie**

Mit 136 Abbildungen in 163 Teilabbildungen
und 10 Tabellen

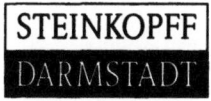
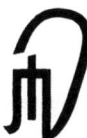

Prof. Dr. med. Andreas B. Imhoff
Abteilung und Poliklinik für Sportorthopädie
TU München
Connollystraße 32, 80809 München

ISBN 978-3-7985-1181-1

Die Deutsche Bibliothek - CIP-Einheitsaufnahme
Fortbildung Orthopädie: die ASG-Kurse der DGOT /
A. B. Imhoff (Hrsg.). - Darmstadt: Steinkopff
  Bd. 3. Knie. - 2000
  ISBN 978-3-7985-1181-1   ISBN 978-3-642-57733-8 (eBook)
  DOI 10.1007/978-3-642-57733-8

Dieses Werk ist urheberrechtlich geschützt. Die dadurch begründeten Rechte, insbesondere die der Übersetzung, des Nachdrucks, des Vortrags, der Entnahme von Abbildungen und Tabellen, der Funksendung, der Mikroverfilmung oder der Vervielfältigung auf anderen Wegen und der Speicherung in Datenverarbeitungsanlagen, bleiben, auch bei nur auszugsweiser Verwertung, vorbehalten. Eine Vervielfältigung dieses Werkes oder von Teilen dieses Werkes ist auch im Einzelfall nur in den Grenzen der gesetzlichen Bestimmungen des Urheberrechtsgesetzes der Bundesrepublik Deutschland vom 9. September 1965 in der jeweils geltenden Fassung zulässig. Sie ist grundsätzlich vergütungspflichtig. Zuwiderhandlungen unterliegen den Strafbestimmungen des Urheberrechtsgesetzes.
© Springer-Verlag Berlin Heidelberg 2000
Ursprünglich erschienen bei Steinkopff Verlag, Darmstadt 2000

Die Wiedergabe von Gebrauchsnamen, Handelsnamen, Warenbezeichnungen usw. in diesem Werk berechtigt auch ohne besondere Kennzeichnung nicht zu der Annahme, daß solche Namen im Sinne der Warenzeichen- und Markenschutz-Gesetzgebung als frei zu betrachten wären und daher von jedermann benutzt werden dürften.

Produkthaftung: Für Angaben über Dosierungsanweisungen und Applikationsformen kann vom Verlag keine Gewähr übernommen werden. Derartige Angaben müssen vom jeweiligen Anwender im Einzelfall anhand anderer Literaturstellen auf ihre Richtigkeit überprüft werden.

Herstellung: Klemens Schwind
Umschlaggestaltung: Erich Kirchner, Heidelberg
Satz: K+V Fotosatz GmbH, Beerfelden

SPIN 10736205   105/7231-5 4 3 2 1 0 - Gedruckt auf säurefreiem Papier

Vorwort

Die Fort- und Weiterbildungskurse der ASG-Fellows sind 1988 als Fortbildungsprogramm nach dem Vorbild der „Instructional Courses" der AAOS (American Academy of Orthopaedic Surgeons) entstanden und bilden heute einen festen Bestandteil der Deutschen Orthopädenkongresse.

Diese Fortbildungskurse richten sich an angehende Fachärzte für Orthopädie und orthopädische Chirurgie, aber auch an erfahrene Orthopäden in Praxis und Klinik, die von bestausgewiesenen Wissenschaftlern eine kompetente Übersicht über Neues zu aktuellen und modernen Krankheitsbildern erfahren.

ASG-Kursbücher erschienen bereits von 1990 bis 1998 unter dem Titel „Aktuelle Schwerpunkte der Orthopädie" (herausgegeben von H.W. Springorum und B.-D. Katthagen im Georg Thieme Verlag). Nachdem diese Reihe dort nicht mehr fortgeführt wurde, ist die jetzige ASG-Kurskommission dem Steinkopff Verlag sehr dankbar, daß er die bedeutungsvolle Aufgabe mit neuem Engagement übernommen hat. Zusammen mit der Fragensammlung für die Durchführung der Fachgespräche in Orthopädie, wie sie von der Prüfungskommission der DGOT und des BVO zusammengestellt wurde, sollen die Kursbücher die erweiterte Grundlage und Ergänzung bieten.

Wir haben das Ziel, mit den ASG-Kursbüchern über 3 Jahre in 6 Bänden die gesamte Thematik der Orthopädie darzustellen. Die Bücher sind nach topographischen Gesichtspunkten gegliedert. Der erste Band, erschienen im Mai 1999, war den Schwerpunkten „Schulter, Ellbogen, Hüfte und Stoßwelle" gewidmet, der zweite Band betraf die Thematik „Wirbelsäule". Der jetzige dritte Band umfaßt Arbeiten zum „Knie". Von der Bildgebung über die klinische Diagnostik ist die erste Sektion der Ligamentchirurgie gewidmet. Einen großen Teil nimmt die zweite Sektion Knorpelchirurgie ein. Die dritte Sektion umfaßt die Aspekte Knieendoprothetik, Probleme und Komplikationen sowie Lösungsmöglichkeiten.

Wir danken allen Referenten, die mit ihren Beiträgen zum Gelingen dieses Kursbuches beigetragen haben. Unser Dank gilt auch insbesondere wieder Frau Dr. Gertrud Volkert, Steinkopff Verlag, für die unermüdliche Unterstützung bei der Herausgabe dieses Bandes.

Für die ASG-Kurskommission 2000   Andreas B. Imhoff

Inhaltsverzeichnis

Bildgebung

1 Stellenwert bildgebender Verfahren in der Kniegelenksdiagnostik 3
   T. Merl, A. B. Imhoff

Differentialdiagnose des traumatisierten Kniegelenkes

2 Differentialdiagnose des Hämarthros 15
   K. Steinbrück

Vorderes und hinteres Kreuzband

3 Anatomie und Biomechanik des vorderen Kreuzbandes 21
   R. Burgkart, R. Gradinger

4 Behandlung der Verletzungen des vorderen Kreuzbandes 25
   C. Temme, A. B. Imhoff

5 Rekonstruktion des vorderen Kreuzbandes mit der Semitendinosussehne ... 35
   M. Strobel

6 Aktuelle Trends in der Kreuzbandchirurgie 47
   L. Bös, A. Ellermann, J.-U. Bülow

7 Nachbehandlung nach VKB-Plastik –
   Schaden oder Nutzen der Knieorthese? 61
   H.-W. Ulrich, J. Hassenpflug

8 Rekonstruktion des hinteren Kreuzbandes und posterolaterale Stabilisierung . 66
   M. Strobel

Der Knorpelschaden

9 Therapiemöglichkeiten des Knorpelschadens – Eine Übersicht 79
   A. Burkart, A. B. Imhoff

10 Die autologe Chondrozytentransplantation (ACT) –
   Historie – Technik – Ergebnisse 91
   B. M. Kabelka

11 Die autologe Chondrozytentransplantation –
    Grundlagen und klinische Ergebnisse 96
    C. Erggelet

12 Zellbiologische Aspekte der autologen Chondrozytenimplantation –
    Gentechnische Therapieansätze 100
    M. R. Steinwachs

13 Tissue Engineering in Cartilage Repair –
    Zellaugmentierte Matrixsysteme zur Wiederherstellung von Gelenkknorpel .. 103
    S. Nehrer

14 Transplantation osteochondraler Zylinder an verschiedenen Gelenken –
    Technik und erste Ergebnisse 108
    J. D. Agneskirchner, Ph. B. Schöttle, A. B. Imhoff

15 Mosaikplastik 117
    T. Kinateder, F. Hoffmann

Knieendoprothetik

16 Patienten und implantatbezogene Indikationsstellung
    in der Knieendoprothetik 123
    G. Bontemps

17 Differentialindikation und OP-Technik bei der primären Knieendoprothetik .. 129
    U. Malzer, P. Schuler

18 Frühdiagnostik von Knieendoprothesenlockerungen 137
    H. Kienapfel, Ch. Sprey, N. Ishaque

19 Probleme und Problemlösungen in der Knierevisionsendoprothetik 145
    J. Jerosch

20 Rekonstruktionsmöglichkeiten nach Fehlschlägen in der Knieendoprothetik . 157
    J. G. Fitzek, B. Barden

Autorenverzeichnis

Dr. med. J. Agneskirchner
Abteilung und Poliklinik
für Sportorthopädie
der Technischen Universität München
Connollystr. 32
80809 München

Dr. med. B. Barden
Orthopädische Abteilung
Kreiskrankenhaus Mechernich
53894 Mechernich

Dr. med. G. Bontemps
Arzt für Orthopädie
Luisenstr. 11
42853 Remscheid

Dr. med. L. Bös
Arcus-Sportklinik
Wilhelm Becker Str. 15
75179 Pforzheim

Dr. med. J.-B. Bülow
Arcus-Sportklinik
Wilhelm Becker Str. 15
75179 Pforzheim

Dr. med. R. Burgkart
Klinik für Orthopädie
und Sportorthopädie
Technische Universität München
Ismaningerstr. 22
81675 München

Dr. med. A. Burkart
Abteilung und Poliklinik
für Sportorthopädie
der Technischen Universität München
Connollystr. 32
80809 München

Dr. med. A. Ellermann
Arcus-Sportklinik
Wilhelm Becker Str. 15
75179 Pforzheim

Dr. med. C. Erggelet
Chirurgische Universitätsklinik
Abteilung Orthopädie
Hugstetter Str. 55
79106 Freiburg

Dr. med. J.G. Fitzek
Orthopädische Abteilung
Kreiskrankenhaus Mechernich
53894 Mechernich

Prof. Dr. med. R. Gradinger
Klinik für Orthopädie
und Sportorthopädie
Technische Universität München
Ismaninger Str. 22
81675 München

Prof. Dr. med. J. Hassenpflug
Klinik für Orthopädie
Orthopädische Universitätsklinik
Michaelisstr. 1
24105 Kiel

Dr. med. F. Hoffmann
Klinik für Orthopädie
und Sportorthopädie
Pettenkoferstr. 10
83024 Rosenheim

Prof. Dr. med. A.B. Imhoff
Abteilung und Poliklinik
für Sportorthopädie
der Technischen Universität München
Connollystr. 32
80809 München

Dr. med. N. Ishaque
Klinikum der Philipps-Universität
Klinik für Orthopädie
Baldingerstr.
35033 Marburg

Prof. Dr. med. J. Jerosch
Klinik für Orthopädie
und Orthopädische Chirurgie
Etienne-Krankenhaus
Am Hasenberg 46
41462 Neuss

Dr. med. B. M. Kabelka
Krankenhaus Tabea
Abteilung für Orthopädie
und Sporttraumatologie
Kösterbergstr. 32
22587 Hamburg

Prof. Dr. med. H. Kienapfel
Klinikum der Philipps-Universität
Klinik für Orthopädie
Baldingerstr.
35033 Marburg

Dr. med. T. Kinateder
Klinik für Orthopädie
und Sportorthopädie
Pettenkofer Str. 10
83024 Rosenheim

Dr. med. U. Malzer
St. Vincentius-Krankenhäuser Karlsruhe
Orthopädische Klinik
Steinhäuserstr. 18
76135 Karlsruhe

Dr. med. T. Merl
Institut für Röntgendiagnostik
Klinikum rechts der Isar
Ismaninger Str. 22
81675 München

Univ.-Prof. Dr. med. S. Nehrer
Universitätsklinik für Orthopädie
Allgemeines Krankenhaus der Stadt Wien
Währinger Gürtel 18
A-1090 Wien

Dr. med. Ph. B. Schöttle
Abteilung und Poliklinik
für Sportorthopädie
der Technischen Universität München
Connollystr. 32
80809 München

Prof. Dr. med. P. Schuler
St.-Vincentius-Krankenhäuser Karlsruhe
Orthopädische Klinik
Steinhäuserstr. 18
76135 Karlsruhe

Dr. med. C. Sprey
Klinikum der Philipps-Universität
Klinik für Orthopädie
Baldingerstr.
35033 Marburg

Prof. Dr. med. habil. K. Steinbrück
Sportklinik Stuttgart
Klinik für orthopädische Chirurgie
und Sportmedizin
Taubenheimerstr. 8
70372 Stuttgart

Dr. med. M. R. Steinwachs
Chirurgische Universitätsklinik
Abteilung Orthopädie
Hugstetter Str. 55
79106 Freiburg

PD Dr. M. Strobel
Orthopädische Gemeinschaftspraxis
Hebbelstr. 14a
94315 Straubing

Dr. med. C. Temme
Abteilung und Poliklinik
für Sportorthopädie
der Technischen Universität München
Connollystr. 32
80809 München

Prov.-Doz. Dr. med. H.-W. Ulrich
Klinik für Orthopädie
Orthopädische Universitätsklinik
Michaelisstr. 1
24105 Kiel

Bildgebung

KAPITEL 1

Stellenwert bildgebender Verfahren in der Kniegelenksdiagnostik

T. Merl, A. B. Imhoff

Die nachfolgende Synopsis soll die Differentialindikation und technischen Grundlagen der verschiedenen bildgebenden Verfahren darstellen. Schwerpunkt wird dabei die Magnetresonanztomographie des traumatisierten Kniegelenks sein.

Grundlage jeder bildgebenden Diagnostik ist die körperliche Untersuchung durch einen erfahrenen Kliniker, der aufgrund der physikalischen Befunde die korrekte Differentialindikation zur weiterführenden Diagnostik stellt.

Basismethode sowohl für das traumatisierte als auch für das möglicherweise degenerativ veränderte Gelenk ist die korrekt eingestellte und belichtete Röntgenaufnahme in 2 orthogonalen Ebenen, bei speziellen Fragestellungen ergänzt durch besondere Projektionen.

Regelhaft wird die Untersuchung in der Standard p.a. und seitlichen Projektion durch eine Patella tangential-Aufnahme ergänzt, bei fraglichen Kreuzbandverletzungen kann auch eine Fricksche Tunnelaufnahme diagnostisch hilfreich sein. Bei Veränderungen der Achsen- und degenerativen Veränderungen sind daneben Ganzbeinaufnahmen oder Aufnahmen unter Gewichtsbelastung sinnvoll.

Die Röntgenaufnahme ist flächendeckend verfügbar, schnell und mit vergleichsweise wenig Aufwand zu erzeugen und von hoher Aussagekraft hinsichtlich der knöchernen Verhältnisse.

Da die umfassende Propädeutik der Interpretation der Röntgenbilder des Knies den Umfang dieses Kapitels weit überschreiten würde, sei hier auf die exzellenten klassischen Lehrbücher z. B. von Wolfgang Dihlmann verwiesen.

Bei bereits übersichtsradiographisch erkennbar komplexen Frakturen, besonders mit Gelenkbeteiligung, vor allem aber bei übersichtsradiographisch unklarem Befund bzw. Diskrepanz zwischen körperlichem Untersuchungsbefund und Röntgenmorphologie kommt als nächstes Verfahren die Computertomographie in Betracht.

Als Schichtbildverfahren ist die CT frei von projektionsbedingten Überlagerungen, erlaubt in adäquater Technik auch Rekonstruktionen in anderen als der primär aquirierten axialen Ebene und ist durch die Möglichkeit der dreidimensionalen Rekonstruktion der Daten gerade bei komplexen Frakturen eine wichtige Hilfe bei der Operationsplanung. Wegen der komplexen Fehlermöglichkeiten bei der dreidimensionalen Rekonstruktion von Datensätzen ist es unabdingbar, verschiedene Methoden vergleichend zu evaluieren und stets die primären axialen Schnitte bei der Beurteilung mit einzubeziehen [25, 44].

In den letzten Jahren hat sich bei Patienten mit Verdacht auf Kniebinnenläsion die Magnetresonanztomographie zur Methode der Wahl entwickelt. Mit keiner anderen Methode können Veränderungen des Knochens, insbesondere auch radiographisch okkulte knöcherne Läsionen („bone bruise"), vor allem aber Weichteilveränderungen nichtinvasiv differenziert beurteilt werden.

Die Abhandlung der physikalischen Voraussetzungen der MRT, die Begründung allgemeiner Untersuchungsstrategien und die Darlegung der Normalanatomie ist im Rahmen dieses Repetitoriums naturgemäß nicht möglich, hierzu sei auf die ausgezeichneten Bücher von Mink, Stoller und Resnick verwiesen [34, 44, 45, 52].

Kreuzbandläsionen

Die genaue Kenntnis der Anatomie der Kreuzbänder und der typischen Verletzungsmuster ist unerläßlich für die korrekte Interpretation der MRT.

Die Kreuzbänder liegen intrakapsulär aber extrasynovial, das VKB entspringt einer kleinen Vertiefung am posteromedialen Aspekt des late-

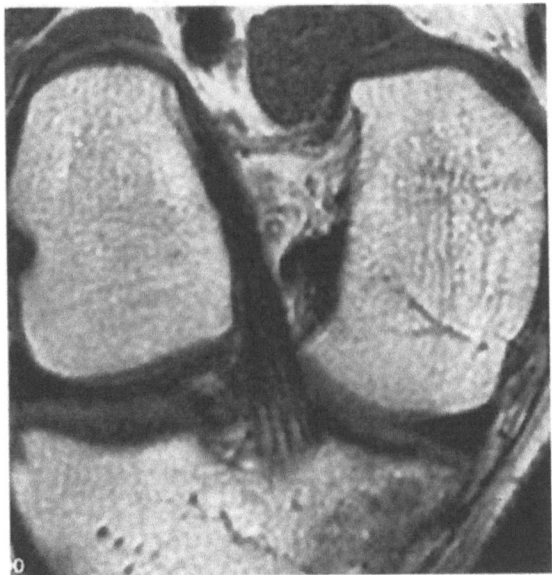

Abb. 1. Tibiale Insertion des VKB (TSE T2 coronar oblique)

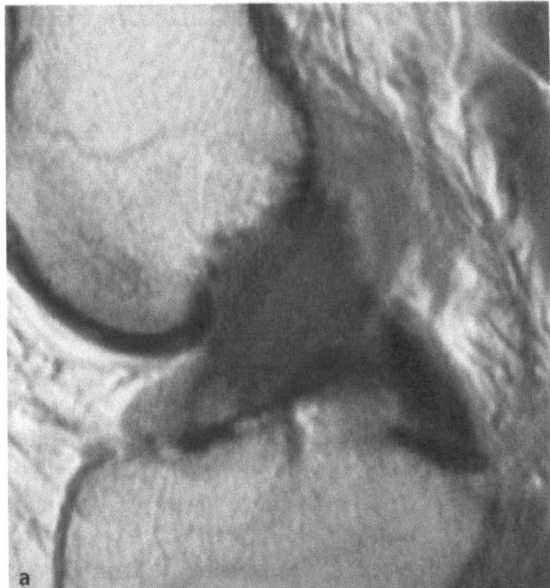

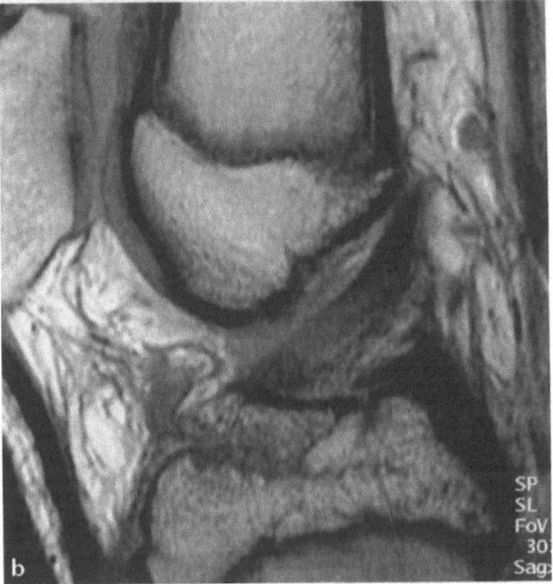

Abb. 2. Rupturen des vorderen Kreuzbandes. (**a**) Komplette Ruptur des vorderen Kreuzbandes (SE T1 sag). (**b**) Ossärer Ausriß des VKB an der tibialen Insertion (SE T1 sag)

ralen Femurkondylus, mißt dort etwa 2 cm im Durchmesser und verläuft dann etwas dorsal in der Notch nach vorne unten zur tibialen Insertion. Häufig wird (mehr aus biomechanischen als aus anatomischen Gründen) das VKB in ein anteromediales und ein posterolaterales Bündel getrennt, wobei sich das anteromediale Bündel bei Kniebeugung und das kleinere und kürzere posterolaterale Bündel bei Kniestreckung anspannt. Bei Beugung verdrehen sich die beiden Bündel ineinander. Gesunde Kreuzbänder sind in beiden Wichtungen signalarm und kontinuierlich abgrenzbar.

Komplette Rupturen des vorderen Kreuzbandes sind bei der klinischen Untersuchung durch erfahrene Untersucher regelhaft gut und zuverlässig diagnostizierbar. Der Beitrag der Magnetresonanztomographie ist die Erfassung von Begleitverletzungen, die das therapeutische Regime dieser Patienten ändern, wie z. B. radiographisch okkulte Frakturen, subchondrale Einblutungen oder assoziierte Kollateralband- und Meniskusverletzungen. Letztere sind gerade bei Kombination mit vorderen Kreuzbandläsionen und bei akuten Verletzungen klinisch nur mit schlechter Treffsicherheit zu identifizieren. Hier bedeutet die präinterventionelle MRT einen echten Nutzen für das therapeutische Management, wohl sogar unter Kostenaspekten [1, 2, 4, 21, 22, 39, 40, 45, 46, 51, 54, 58].

In der MRT gelingt die Darstellung des vorderen Kreuzbandes in der üblichen sagittalen Sequenz regelhaft nur diskontinuierlich über mehrere Bilder, beweisende Befunde sind nur auf der gekippt koronaren am Verlauf des vorderen Kreuzbandes orientierten Sequenz, regelhaft in der T2-Wichtung zuverlässig erkennbar. Das nicht verletzte vordere Kreuzband ist dabei in T1- und T2-Wichtung signalarm, durch die Kombination verschiedener Wichtungen und räumlicher Auswichtungen der Messungen sind so auch subtile Verletzungen (siehe unten) zu erkennen und zu quantifizieren.

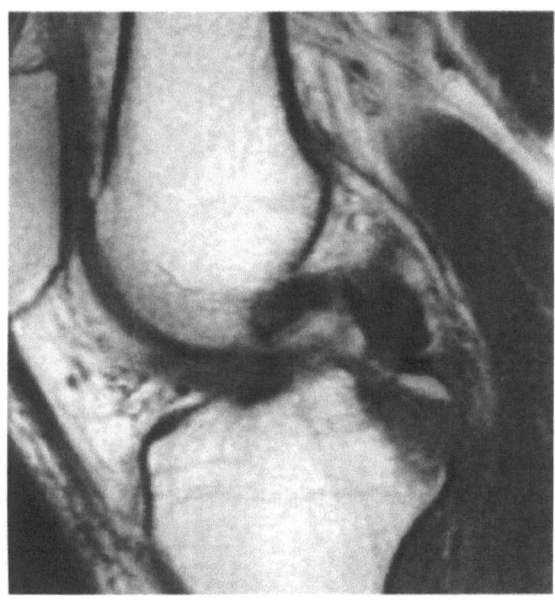

Abb. 3. Ossärer Ausriß des HKB an der tibialen Insertion (SE T1 sag)

Klassische Zeichen der kompletten vorderen Kreuzbandruptur sind die Kontinuitätsunterbrechung bzw. der Nachweis eines Hämatoms in der typischen anatomischen Position des VKB. Aber auch die Beurteilung indirekter Zeichen trägt zur Treffsicherheit besonders bei untypischen oder partiellen Läsionen bei. Sehr häufig kommt es zu typisch lokalisierten Mikrofrakturierungen bzw. Knochenödemen im lateralen Femurkondylus und im dorsolateralen Tibiaplateau.

Im Verlauf der VKB gelegenen Signalalterationen bedürfen besonderer Aufmerksamkeit: Die von vielen erfahrenen Arthroskopikern kritisch besprochene partielle VKB-Ruptur findet sich nach Bildgebungskriterien bei relativ vielen Patienten. Bei Jugendlichen, bei denen es zum ossären Ausriß eines Ansatzes des vorderen Kreuzbandes kommt, sind häufig Einblutungen innerhalb von Teilrupturen innerhalb des Synovialschlauches erkennbar. Gleichwohl muß einschränkend hinzugefügt werden, daß die Teilrupturen, wie die sogenannten chronischen Rupturen, nur Treffsicherheiten von 50–75% in der MRT gemessen an der Arthroskopie erreichen; diese Zahl ist relativiert durch die Maßgabe des Goldstandards Arthroskopie, bei der diese Läsionen gleichfalls schwer zu erkennen sind.

Die Treffsicherheit von Komplettrupturen des vorderen Kreuzbandes muß dagegen bei über 90% liegen, wobei bei sehr frischen Verletzungen die Lokalisation der Ruptur durch ausgeprägte Hämatome erschwert sein kann. Damit liegt die MRT um ca. 15% höher in der Treffsicherheit als die vergleichbaren klinischen Untersuchungen [2, 15, 21, 33, 36, 46].

Die MRT spielt aber auch eine sehr wichtige Rolle in der Beurteilung des postoperativen Kniegelenks. So ist bei Z.n. Kreuzbandersatz mit Patellarsehnentransplantat die MR ein ausgezeichnetes Instrument, die Integrität des Transplantates, v.a. begleitende Pathologien frühzeitig zu erkennen: Direkte perioperative Komplikationen, Impingement des Transplantates, Arthrofibrosen, oder den Verlauf der Integration von bioresorbierbaren Schrauben, damit verbundene Komplikationen oder Tunnelerweiterungen.

Bei der Nachkontrolle muß dabei unbedingt der natürliche Signalverlauf der Transplantate für die Beurteilung berücksichtigt werden, was nur unter genauer Kenntnis der operativen Technik gelingt [14, 38].

Das hintere Kreuzband rückte in den vergangenen Jahren mehr und mehr in die Aufmerksamkeit sowohl der Therapeuten wie der Diagnostiker, da neue – vor allem minimal invasive – Rekonstruktionstechniken verfügbar wurden.

Größere Studien beschreiben Verletzungen des hinteren Kreuzbandes bei rund 3% aller Patienten mit Hämarthros, häufigster Unfallmechanismus ist dabei der Anprall einer Autostoßstange an den Unterschenkel.

Die MRT hat bereits mit der normalen sagittalen T1- und T2-gewichteten Sequenz eine Treffsicherheit von nahezu 100% für Läsionen des HKB, speziell gewinkelte Sequenzen sind nicht regelhaft notwendig. Analog zur VKB-Ruptur finden sich begleitende Knochenödeme der anterolateralen Tibia und des posterolateralen Femurkondylus.

Pitfalls wie querverlaufende Ligamenta „Humphry" und „Wrisberg" oder Signalanhebungen durch magic angle sind regelhaft durch vergleichende Beurteilung der verschiedenen Sequenztechniken von echten Pathologien zu trennen.

Die (oft arthroskopisch assistierte) Wiederherstellung des HKB, v.a. wenn gleichzeitig Wiederherstellung der posterolateralen Stabilisatoren durchgeführt werden, ist nur mit genauer Kenntnis des Operationsvorgehens beurteilbar. Gerade auch hier kann nicht genug auf die Kooperation des muskuloskeletalen Radiologen und des Operateurs hingewiesen werden [31, 48, 49].

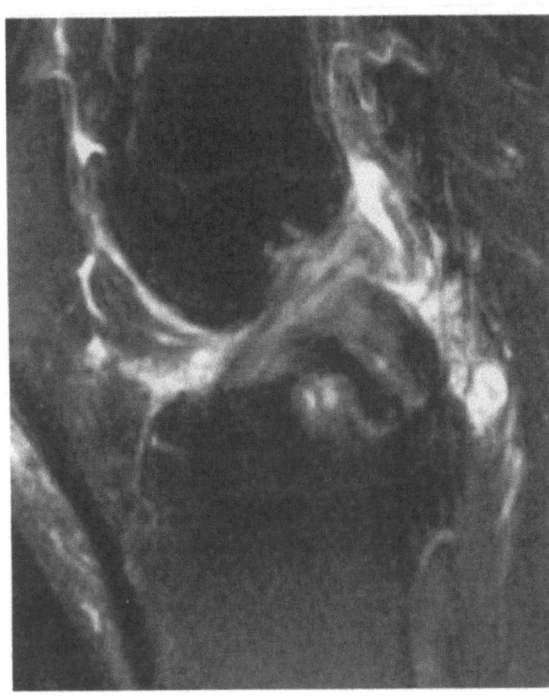

Abb. 4. Kombinierter VKB/HKB-Ausriß (TSE T2 FatSat sag)

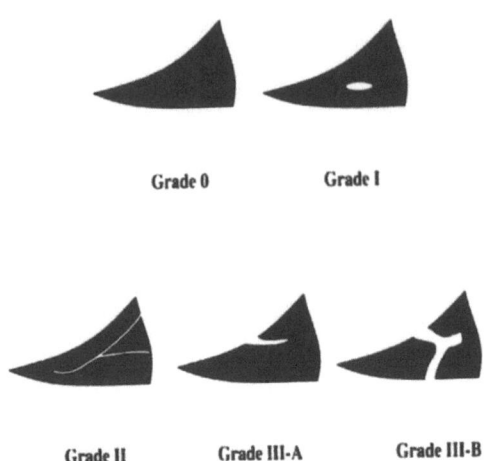

Abb. 5. Einteilung der Signalmuster bei Meniskusläsionen nach Stoller [52]

Meniskusverletzungen

Die Darstellung der Menisken war eine der ersten Indikationen für die MRT. Die Anatomie und das Erscheinungsbild sind wenig komplex und die Treffsicherheit der MRT übertrifft bei komplexen Läsionen die der klinischen Untersuchung erheblich. Darüber hinaus ist die MRT ein schnelles, nichtinvasives, gut reproduzierbares und untersucherunabhängiges Verfahren [7–10, 17, 20, 23, 30, 32].

Auch hier ist die Kenntnis der makroskopischen Normalanatomie unerläßlich zur treffsicheren Analyse der MRT.

Der Meniskus medialis hat eine offen C-förmige Gestalt, ist ventral mit seinem Vorderhorn relativ weit vorne am Tibiaplateau vor der Insertion des VKB und dorsal in der posterioren Fossa intercondylaris und am Ligament transversum angeheftet. Lateral ist der Mensikus mit seiner gesamten Zirkumferenz an der Gelenkkapsel angeheftet, was ihn anfälliger gegen Traumata macht als den lateralen Meniskus.

Der laterale Meniskus gleicht einem geschlosseneren C, das in seiner Hinter- und Vorderhornkontur eher symmetrisch ist. Er ist ventral zwischen der anterioren Eminentia intercondylaris und der VKB-Insertion angeheftet, dorsal zwischen der posterioren Eminenz und der Anheftung des medialen Meniskus (ventral der HKB-Insertion). Lateral ist er nur lose mit der Kapsel verbunden, dorsal ist der Meniskus hingegen häufig von der Popliteussehne durchzogen.

Menisci sind bei Erwachsenen regelhaft in beiden Wichtungen als signalarme Strukturen dargestellt; bei Kindern und Jugendlichen sind die Reste der Vaskularisierung als Signalanhebungen am Übergang vom äußeren zum mittleren Drittel erkennbar. Jenseits des 30. Lebensjahres sind – bei weiter intra- und interindividueller Streuung – Signalanhebungen in der Meniskussubstanz erkennbar, die histologisch physiologischer mukoider Umbauung entsprechen.

Üblicherweise werden die Signalveränderungen der Menisken nach einem Schema von Stoller in 3 Grade eingeteilt:
- Grad 1 entspricht zentralen punktförmigen Signalanhebungen, die histologisch winzigen Stellen der Degeneration entsprechen.
- Grad 2 entspricht bandförmigen Signalveränderungen, die meist von der kapsulären Anheftung bis in die Substanz hineinreichen, aber nicht die Oberfläche erreichen. Auch diese Veränderungen entsprechen degenerativen Umbauzonen.
- Grad 3 entspricht bandförmigen Signalanhebungen, die die Oberfläche erreichen und in der Arthroskopie regelhaft Rissen entsprechen. Stoller unterteilt diese Läsionen noch in verschiedene Schweregrade nach 3A, 3B und 3C [52].

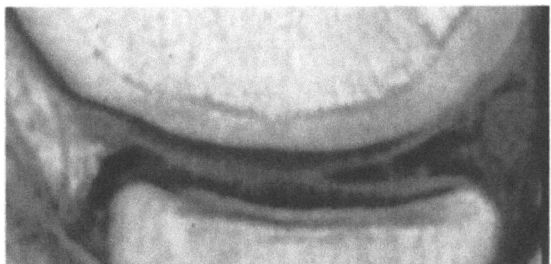

Abb. 8. Komplexer Riß im AM HH (SE T1 sag)

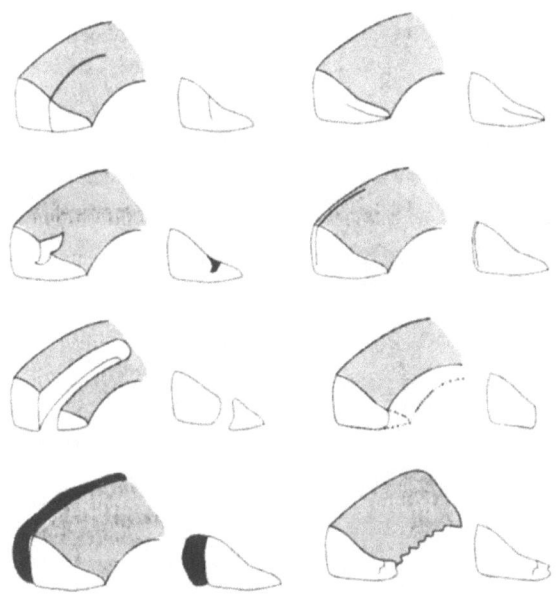

Abb. 6. Morphologie der verschiedenen Rißtypen (modifiziert nach S. Pomeranz: Gamuts and Pearls in MRI 1994)

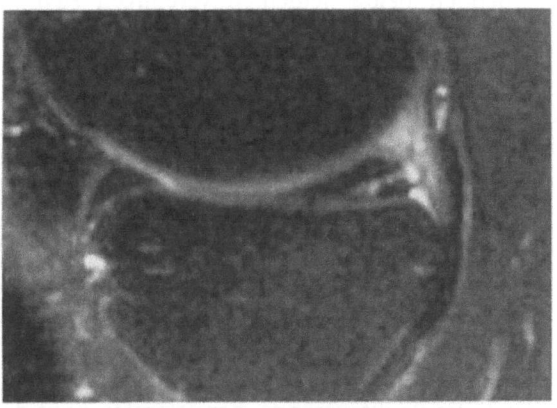

Abb. 7. Linearer Riß im AM HH (TSE T2 FatSat sag)

Für die Beurteilung der Menisken müssen außer den allgemeinen morphometrischen Angaben der Signalcharakter in mindestens zwei Wichtungen, bei pathologischen Signalmustern besonders deren Ausrichtung und Ausdehnung beschrieben und bewertet werden.

Komplizierter sind die Verhältnisse am operierten Knie, wo eine gute Treffsicherheit in der Beurteilung des postoperativen Meniskus nur mittels MR-Arthrographie gelingt.

Die Sensitivität der MRT für die Primärdiagnostik liegt in mehreren großen Metaanalysen bei 87 bis 97%, die Spezifität bei 82 bis 98% (für den AM meist etwas schlechter als für den IM). Der besondere Wert der MRT liegt dabei in der sehr hohen negativen Vorhersagekraft. Die entsprechenden Werte für die klinische Untersuchung liegen bei 70 bis 75%, besonders der negative Vorhersagewert liegt selbst bei der Kombination mehrerer klinischer Zeichen meist unter 70%. Besonders bei frisch verletzten Patienten und Kombinationsverletzungen wird die Überlegenheit der MRT noch größer.

Medialer und lateraler Kollateralbandkomplex

Für die Beurteilung des medialen und lateralen Kollateralbandkomplexes gelten prinzipiell die gleichen Kriterien wie für die Beurteilung anderer Bänder: Der Nachweis des anatomischen kontinuierlichen Verlaufs signalarmer Sehnenstrukturen, das Fehlen indirekter Zeichen einer Läsion wie z.B. umgebendes Hämatom oder knöcherne Ausrisse und die Abgrenzung zur entzündlichen oder posttraumatischen narbigen Veränderung.

Für die Beurteilung der medialen Kollateralbänder orientiert sich die MRT regelhaft an dem Konzept von Warren und Marshall, bei dem 3 Schichten unterschieden und deren Intaktheit beurteilt wird:
- Schicht 1 umfaßt die tiefe Faszie um den Musculus sartorius und oberhalb des Gastrocnemius,
- Schicht 2 das oberflächliche MCL und
- Schicht 3 die medialen Kapselbänder, wobei Schicht 2 und 3 nach dorsal hin in das hintere Schrägband (als Teil des tibialen Kollateralbandes) übergehend.

Das MCL selbst ist 8–10 cm lang und erstreckt sich von der medialen epikondylären Anheftung bis ca. 5 cm unterhalb des Tibiaplateau und posterior an die Pes anserinus-Insertion. Üblicherweise beschreibt der Terminus mediales

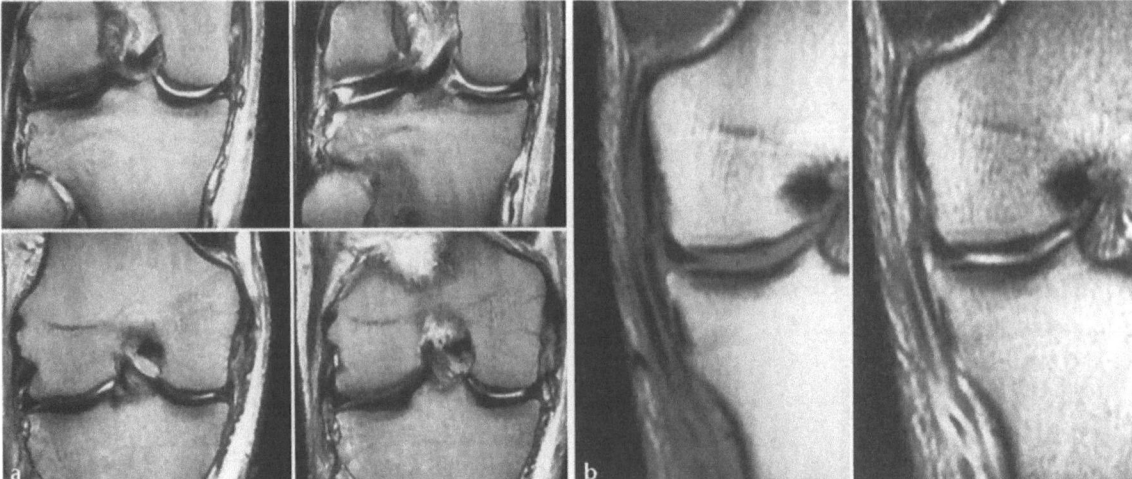

Abb. 9. Läsionen des medialen Kollateralbandkomplexes

Kollateralband die Schicht 2 nach Warren und Marshall.

Niedriggradige Verletzungen gehen mit Verdickungen und unregelmäßigen Auftreibungen der Kapsel oder auch stellenweiser Auffaserung und Ausdünnung der tibialen Insertion der Bänder einher. Höhergradige Verletzungen zeigen ausgeprägte subkutane Ödeme und teilweise Retraktion des diskontinuierlichen tibialen Kollateralbandkomplexes, hochgradige Verletzungen schließlich sind mit zusätzlichen Meniskusläsion und evtl. knöchernen Ausrissen asoziiert.

Da die Seitenbänder nur im Ausnahmefall operativ wieder hergestellt werden, gibt es nur wenige wirklich zuverlässige Studien, die sich mit der Treffsicherheit der MR in der Diagnostik der Seitenbandverletzungen befassen (mangels Goldstandard). Schweitzer und Mitarbeiter berichten über die MCL-Verletzungen, daß ein perifasziales Ödem und eine fehlende Abgrenzung vom angrenzenden Fett sensitive Zeichen einer mittel- bis höhergradigen MCL-Verletzung sind. Gleich wohl bleibt die Klassifizierung in der MRT unbefriedigend und der Verdacht auf eine Läsion eine schlechte Indikation [45, 47].

Der laterale Kollateralbandkomplex ist vor allem dorsal kompliziert aufgebaut, wobei meist drei Schichten unterschieden werden:
- Schicht 1 entspricht dem oberflächlichsten Abschnitt und umfaßt den Tractus iliotibialis mit seinem anterioren Anteil sowie die oberflächliche Portion des Bizeps femoris.
- Schicht 2 umfaßt anterior das Retinaculum des Quadriceps und die patellofemoralen Bänder, beide Schichten vereinigen sich an der lateralen Patella.
- Schicht 3 schließlich ist die tiefste Schicht und umfaßt die Gelenkkapsel inkl. der Anheftungen am lateralen Meniskus und die lateralen Kapselbänder mit den meniscofemoralen und meniscotibialen Anteilen.

Das eigentliche LCL selbst ist etwas posterior der Mitte zwischen dem oberflächlichen und tiefen Anteil der Schicht 3 lokalisiert und gehört damit indirekt zu Schicht 2. Das Ligamentum arcuatum umfaßt das laterale Kollateralband, die Popliteussehne, den lateralen Kopf des Gastrocnemius und das Ligamentum arcuatum selbst. Der posterolaterale Komplex umfaßt darüber hinaus die fabello-fibularen und popliteofibularen Bänder.

Das Ligamentum collaterale laterale ist in der MR auf dorsalen Abschnitten der koronaren Schichten als niedrig signalintenssives Band von gut 5–7 cm Länge erkennbar, das sich vom lateralen Femurepikondylus bis zur Fibulaspitze in der gemeinsamen Insertion mit der Bizeps femoris-Sehne darstellen läßt.

Seit die biomechanische Bedeutung der posterolateralen Stabilisatoren für die erfolgreiche Wiederherstellung eines instabilen Kniegelenkes erkannt wurde, wird zunehmend auch eine operative Wiederherstellung angestrebt. Leider gibt es bis dato keine Arbeiten, die die Läsionen und postoperativen Befunde in der MR spezifisch beschreiben, so daß auch hier lediglich die Beschreibung der Kontinuität der verschiedenen Bandabschnitte, pathologischer ligamentärer Signalmuster und der Umgebungsveränderungen in der MRT möglich ist [45, 56, 57].

Knorpelverletzungen

Die verlässliche Darstellung des Knorpels mit zuverlässiger Erfassung von frühen und subtilen Veränderungen bleibt weiterhin eine Herausforderung an die MRT.

Als Standardtechniken mit der höchsten Treffsicherheit gelten derzeit hochauflösende fettunterdrückte T1 3D SPGR und fettunterdrückte T2-TSE Sequenzen, durchgeführt am 1,0 oder 1,5 T Scanner mit dedizierter Oberflächenspule.

Gleichwohl erlauben selbst sie eine zuverlässige Beschreibung der Oberfläche und der Binnenstruktur des Knorpels nur bei größeren Defekten. Oberflächliche Aufrauhungen des Knorpels oder geringgradige chondromalazische Veränderungen werden derzeit nicht sicher reproduzierbar entdeckt. Wichtig für die korrekte Untersuchungsstrategie (und zur Vermeidung falsch negativer Ergebnisse) bei der MRT ist es, die Beurteilung der Knorpelsituation als spezielle Fragestellung vorzugeben, da dies in der Routineuntersuchung zur Abklärung nur orientierend gelingen kann. Eine dedizierte Knorpeluntersuchung dauert so lange wie die Routine-MRT zum Ausschluß von Kreuzband und Meniskusläsionen!

Durch die rasche technische Weiterentwicklung der MRT wird es aber bald auch mit vertretbarem Aufwand klinisch möglich sein, nicht nur statisch morphologische Parameter zu beurteilen, sondern auch physiologische Parameter zu erfassen, wie z.B. Knorpelvolumetrie oder T2* mapping.

Wie ein roter Faden zieht sich während der letzten Jahre die Frage nach der Darstellbarkeit der histologischen Schichten des Knorpels in der MRT durch die Literatur. Ob es sich bei der häufig dargestellten Schichtung des Knorpels um einen Artefakt oder ein Korrelat für die Histologie handelt, wird auch in methodisch einwandfreien Arbeiten erfahrener Gruppen kontrovers diskutiert und ist noch nicht gänzlich geklärt [3, 5–7, 11–13, 18, 19, 24, 29, 37, 41–43, 53, 55].

Wichtig für das therapeutische Regime der Patienten ist die Erfassung auch fraglicher Knorpelläsionen und vor allem der begleitenden subchondralen Veränderungen.

In der postoperativen Kontrolle nach knorpelchirurgischen Eingriffen erscheint die MRT als wichtiges Instrument: Nach Kondylentransfer oder OAT erlaubt die MRT die Kontrolle der Knochentransponate, nach ACT die Kontrolle des Implantationsgebietes und der umliegenden Knorpelareale.

Literatur

1. Alioto RJ, et al (1999) The influence of MRI on treatment decisions regarding knee injuries. Am J Knee Surg 12(2):91–97
2. Barry KP, et al (1996) Accuracy of MRI patterns in evaluating anterior cruciate ligament tears. Skeletal Radiology 25(4):365–370
3. Brossmann J, et al (1997) Short echo time projection reconstruction MR imaging of cartilage: comparison with fat-suppressed spoiled GRASS and magnetization transfer contrast MR imaging. Radiology 203(2):501–507
4. Bui-Mansfield LT, et al (1997) Potential cost savings of MR imaging obtained before arthroscopy of the knee: evaluation of 50 consecutive patients. AJR Am J Roentgenol 168(4):913–918
5. Chandnani VP, et al (1991) Knee hyaline cartilage evaluated with MR imaging: a cadaveric study involving multiple imaging sequences and intraarticular injection of gadolinium and saline solution. Radiology 178(2):557–561
6. Dardzinski BJ, et al (1997) Spatial variation of T2 in human articular cartilage. Radiology 205(2): 546–550
7. De Smet AA, et al (1993) MR diagnosis of meniscal tears of the knee: importance of high signal in the meniscus that extends to the surface. AJR Am J Roentgenol 161(1):101–107
8. De Smet AA, et al (1993) Diagnosis of meniscal tears of the knee with MR imaging: effect of observer variation and sample size on sensitivity and specificity. AJR Am J Roentgenol 160(3):555–559
9. De Smet AA, et al (1994) MR diagnosis of meniscal tears: analysis of causes of errors [see comments]. AJR Am J Roentgenol 163(6):1419–1423
10. De Smet AA, Graf BK (1994) Meniscal tears missed on MR imaging: relationship to meniscal tear patterns and anterior cruciate ligament tears. AJR Am J Roentgenol 162(4):905–911
11. Disler DG, et al (1996) Fat-suppressed three-dimensional spoiled gradient-echo MR imaging of hyaline cartilage defects in the knee: comparison with standard MR imaging and arthroscopy [see comments]. AJR Am J Roentgenol 167(1):127–132

12. Disler DG, McCauley TR (1998) Clinical magnetic resonance imaging of articular cartilage. Top Magn Reson Imaging 9(6):360–376
13. Erickson SJ, et al (1996) Hyaline cartilage: truncation artifact as a cause of trilaminar appearance with fat-suppressed three-dimensional spoiled gradient-recalled sequences [see comments]. Radiology 201(1):260–264
14. Eriksson K, et al (1999) Semitendinosus tendon regeneration after harvesting for ACL reconstruction. A prospective MRI study. Knee Surgery, Sports Traumatology, Arthroscopy 7(4):220–225
15. Fischer SP, et al (1991) Accuracy of diagnoses from magnetic resonance imaging of the knee. A multi-center analysis of one thousand and fourteen patients. J Bone Joint Surg [Am] 73(1):2–10
16. Fitzgibbons RE, Shelbourne KD (1995) "Aggressive" nontreatment of lateral meniscal tears seen during anterior cruciate ligament reconstruction. Am J Sports Med 23(2):156–159
17. Fowler PJ, Lubliner JA (1989) The predictive value of five clinical signs in the evaluation of meniscal pathology. Arthroscopy 5(3):184–186
18. Frank LR, et al (1997) MR imaging truncation artifacts can create a false laminar appearance in cartilage. AJR Am J Roentgenol 168(2):547–554
19. Hardy PA, et al (1996) Optimization of a dual echo in the steady state (DESS) free-precession sequence for imaging cartilage. J Magn Reson Imaging 6(2):329–335
20. Hutchinson CH, Wojtys EM (1995) MRI versus arthroscopy in evaluating knee meniscal pathology. Am J Knee Surg 8(3):93–96
21. Imhoff A, et al (1997) [Comparison between magnetic resonance imaging and arthroscopy for the diagnosis of knee meniscal lesions]. Revue De Chirurgie Orthopedique Et Reparatrice De L'Appareil Moteur 83(3):229–236
22. Jackson DW, et al (1988) Magnetic resonance imaging of the knee. Am J Sports Med 16(1):29–38
23. Justice WW, Quinn SF (1995) Error patterns in the MR imaging evaluation of menisci of the knee. Radiology 196(3):617–621
24. Kramer J, et al (1994) Postcontrast MR arthrography in assessment of cartilage lesions. J Comput Assist Tomogr 18(2):218–124
25. Lee JKT, Sagel SS, Stanley RJ, Heiken JP (1998) Computed Body Tomography with MRI Correlation 3rd ed. Lippincott-Raven, Philadelphia
26. Lintner DM, et al (1995) Partial tears of the anterior cruciate ligament. Are they clinically detectable? [see comments]. Am J Sports Med 23(1):111–118
27. Mackenzie R, et al (1996) Magnetic resonance imaging of the knee: assessment of effectiveness. Clinical Radiology 51(4):245–250
28. Mackenzie R, et al (1996) Magnetic resonance imaging of the knee: diagnostic performance studies. Clinical Radiology 51(4):251–257
29. McCauley TR, Disler DG (1998) MR imaging of articular cartilage. Radiology 209(3):629–640
30. Mesgarzadeh M, et al (1993) MR imaging of the knee: expanded classification and pitfalls to interpretation of meniscal tears. Radiographics 13(3):489–500
31. Miller MD, et al (1993) Posterior cruciate ligament injuries. Orthop Rev 22(11):1201–1210
32. Miller GK (1996) A prospective study comparing the accuracy of the clinical diagnosis of meniscus tear with magnetic resonance imaging and its effect on clinical outcome [see comments]. Arthroscopy 12(4):406–413
33. Mink JH, Levy T, Crues JVd (1988) Tears of the anterior cruciate ligament and menisci of the knee: MR imaging evaluation. Radiology 167(3):769–774
34. Mink JH, et al (1993) MRI of the Knee, 2nd ed. Raven Press, New York
35. Munk B, et al (1998) Clinical magnetic resonance imaging and arthroscopic findings in knees: a comparative prospective study of meniscus anterior cruciate ligament and cartilage lesions. Arthroscopy 14(2):171–175
36. O'Shea KJ, et al (1996) The diagnostic accuracy of history, physical examination, and radiographs in the evaluation of traumatic knee disorders. Am J Sports Med 24(2):164–167
37. Potter HG, et al (1998) Magnetic resonance imaging of articular cartilage in the knee. An evaluation with use of fast-spin-echo imaging [see comments]. J Bone Joint Surg Am 80(9):1276–1284
38. Pruès-Latour V, Bonvin JC, Fritschy D (1998) Nine cases of osteonecrosis in elderly patients following arthroscopic meniscectomy. Knee Surgery, Sports Traumatology, Arthroscopy 6(3):142–147
39. Rappeport ED, et al (1996) MR imaging before arthroscopy in knee joint disorders? [see comments]. Acta Radiologica 37(5):602–609
40. Rappeport ED, et al (1997) MRI preferable to diagnostic arthroscopy in knee joint injuries. A double-blind comparison of 47 patients. Acta Orthopaedica Scandinavica 68(3):277–281
41. Recht MP, et al (1993) Abnormalities of articular cartilage in the knee: analysis of available MR techniques. Radiology 187(2):473–478
42. Recht MP, Resnick D (1994) MR imaging of articular cartilage: current status and future directions. AJR Am J Roentgenol 163(2):283–290
43. Recht MP, et al (1996) Accuracy of fat-suppressed three-dimensional spoiled gradient-echo FLASH MR imaging in the detection of patellofemoral articular cartilage abnormalities. Radiology 198(1):209–212
44. Resnick D (1995) Diagnosis of Bone and Joint Disorders, 3rd ed. WB Saunders, Philadelphia
45. Resnick D, Kang HS (1997) Internal Derangement of Joints. WB Saunders, Philadelphia
46. Rose NE, Gold SM (1996) A comparison of accuracy between clinical examination and magnetic resonance imaging in the diagnosis of meniscal and anterior cruciate ligament tears [see comments]. Arthroscopy 12(4):398–405
47. Schweitzer ME, et al (1995) Medial collateral ligament injuries: evaluation of multiple signs, prevalence and location of associated bone bruises, and

assessment with MR imaging. Radiology 194(3): 825–829
48. Sonin AH, et al (1994) Posterior cruciate ligament injury: MR imaging diagnosis and patterns of injury. Radiology 190(2):455–458
49. Sonin AH, et al (1995) MR imaging of the posterior cruciate ligament: normal, abnormal, and associated injury patterns. Radiographics 15(3):551–561
50. Speer KP, et al (1995) Observations on the injury mechanism of anterior cruciate ligament tears in skiers. Am J Sports Med 23(1):77–81
51. Spiers AS, et al (1993) Can MRI of the knee affect arthroscopic practice? A prospective study of 58 patients. J Bone Joint Surg Br 75(1):49–52
52. Stoller D (1997) MRI in Orthopedics and Sports Medicine, 2nd ed. Lippincott-Raven, Philadelphia
53. Suh JS, et al (1996) Chondromalacia of the knee: evaluation with a fat-suppression three-dimensional SPGR imaging after intravenous contrast injection. J Mag Res Imag 6(6):884–888
54. Trieshmann HWJ, Mosure JC (1996) The impact of magnetic resonance imaging of the knee on surgical decision making. Arthroscopy 12(5):550–555
55. Vallotton JA, et al (1995) Comparison between magnetic resonance imaging and arthroscopy in the diagnosis of patellar cartilage lesions: a prospective study. Knee Surgery, Sports Traumatology, Arthroscopy 3(3):157–162
56. Veltri DM, Warren RF (1994) Operative treatment of posterolateral instability of the knee. Clin Sports Med 13(3):615–627
57. Veltri DM, Warren RF (1994) Anatomy, biomechanics, and physical findings in posterolateral knee instability. Clin Sports Med 13(3):599–614
58. Weinstabl R, et al (1997) Economic considerations for the diagnosis and therapy of meniscal lesions: can magnetic resonance imaging help reduce the expense? World J Surg 21(4):363–368

Differentialdiagnose des traumatisierten Kniegelenkes

Differentialdiagnose des Hämarthros

K. Steinbrück

Zusammenfassung

Ein Hämarthros, häufige Folge von Verletzungen, hat morphologische, differentialdiagnostische und therapeutische Relevanz. Am Kniegelenk ist eine Kreuzbandruptur in 60–80% die Ursache – weitere Möglichkeiten sind Plicaeinrisse, Flakefrakturen – sowie Patellaluxationen-Tibiakopffrakturen oder Meniscusbasisrisse. Ein Liphämarthros tritt bei Eröffnung des Markraums auf, sehr selten bei Einrissen des Hoffa oder einer adipösen Synovialis.

Einleitung

Gelenkergüsse können sowohl serös, blutig oder blutig mit Fettaugen sein. Seröse Ergüsse sind meist Folge eines entzündlichen Reizzustandes – vor allem bei einer sog. „aktivierten Arthrose". Ein Hämarthros ist Folge von Verletzungen oder tritt postoperativ auf. Die Ursachen können vielfältig sein und eine Reihe differentialdiagnostischer Erwägungen sind angezeigt. Genaue Anamnese mit Unfallmechanismus oder Verlauf der Entstehung von Schmerz und Erguß (sofort oder progredient) sind ebenso zu beachten wie eine differenzierte klinische Untersuchung (Schubladen- bzw. Lachman-Test, Pivot shift, Punktion). Dies wird durch apparative diagnostische Maßnahmen wie Röntgen, KT 1000-Test, Sonographie, (CT), MRI oder Arthroskopie ergänzt. Insbesondere auf ein Hämarthros mit Fettaugen ist zu achten [1–3, 5].

Auswirkungen des Hämarthros

Ein Hämarthros hat morphologische Folgen für das Gelenk [7]. Einerseits wird diskutiert, daß knorpelkatabole Zytokine (Proteine und Peptide), insbesondere bei gleichzeitiger Immobilisation zu Knorpelschädigungen führen können [8]. Nach neueren Untersuchungen spielen bei der Arthroseentstehung vor allem Interleukin 1 (IL-1), IL-6, IL-8, basic fibroplastic growth-factor (bFGF) tumor necrose-factor (TNF-Alpha) und GM-CSF eine Rolle [6]. Größere Studien wurden vor allem bei Hämophilie-Patienten durchgeführt. Andererseits sprechen neuere Erkenntnisse der Ligamentheilung auch gegen eine prinzipielle Ausspülung eines Hämarthros.

Hämarthros bei Bandinstabilität

Beim Hämarthros mit begleitender Instabilität müssen die verletzten anatomischen Strukturen genau abgeklärt werden. An ergänzenden Maßnahmen sollte ein Nativ-Röntgen des Kniegelenkes in zwei Ebenen sowie eine axiale Patellaaufnahme vorgenommen werden. Weitere Untersuchungsmöglichkeiten sind Sonographie und CT, wesentlich besser jedoch ein MRI.

- Die *vordere Kreuzbandruptur* ist die häufigste Ursache eines Hämarthros (60–80%). Vielfach handelt es sich um Kombinationen mit Meniscus- und Innenbandverletzungen unterschiedlichen Schweregrades (Unhappy triad).
- Eine *isolierte vordere Kreuzbandruptur* wird zunehmend häufiger gefunden. Die klinische Untersuchung steht im Vordergrund (vordere Schublade in IRO – Neutral – ARO, Lachman-Test mit Beurteilung des Anschlags und Pivot shift) – ist jedoch bei der akuten Verletzung oft schwierig. Die Seitenbandstabilität ist in Streckung sowie in 30° Beugung zu prüfen, um eine isolierte Seitenbandläsion von einer Mitverletzung der dorsomedialen Kapsel zu differenzieren. Bestätigt wird die Diagnose durch ein MRI.
- Eine *hintere Kreuzbandruptur* wird zum einen durch die Anamnese (direktes Trauma

von vorn bzw. Anpralltrauma), zum anderen durch das „posterior sag sign" – das spontane Zurückfallen des Tibiakopfes bei rechtwinklig aufgestelltem Bein – oder durch eine hintere Schublade bei Anspannung der Flexoren diagnostiziert. Prinzipiell ist zunächst immer eine hintere Kreuzbandruptur auszuschließen, bevor die Diagnose einer vorderen gestellt wird. Hintere Kreuzbandrupturen machen etwa 2–5% aller Kreuzbandverletzungen aus.

- *Alte Kreuzbandverletzungen*, z.B. nach narbiger Ausheilung oder „Wittekheilung" können bei einem erneuten Trauma mit meist geringgradigerem Hämarthros erneut reißen. Hierbei ist vor allem eine sehr gezielte Anamnese (oft Jahre zurückliegende Verletzung) oder eine Kernspintomographie richtungsweisend. In diese Kategorie gehören auch Retraumatisierungen nach operativ versorgten Kreuzbandläsionen.
- *Knöcherne vordere Kreuzbandrupturen* bzw. Eminentia-Ausrisse (Typ I bis IIIa, n. M. Meyers und McKeever) werden nach der klinischen Untersuchung meist radiologisch bzw. durch MRI oder CT diagnostiziert. Während Typ I und II üblicherweise konservativ behandelt werden, ist beim Typ III und IIIa eine operative Versorgung – in der Frühphase meist arthroskopisch, bei verzögerter Diagnostik meist in offener Technik erforderlich.

Hämarthros bei Bandstabilität

- Die *traumatische Patellaluxation* ist bei bandstabilem Knie die häufigste Ursache eines Hämarthros – beim Kind ist sie die zweithäufigste Knieverletzung überhaupt. Wegen der meist spontanen Reposition wird die Verletzung in 20–40% fehlgedeutet. Anamnese und ausführliche klinische Untersuchung sind besonders wichtig. Neben dem Gelenkerguß findet sich meist ein Druckschmerz am medialen Retinaculum, an der medialen Patellafacette oder der lateralen Femurkondyle. Ein positiver Apprehension-Test ist typisch. Bei der Auswertung von 111 akuten Patellaluxationen fanden wir in 70% arthroskopisch eine chondrale oder osteochondrale Läsion, die radiologisch nur in 18% erkannt wurde (Abb. 1). In allen unklaren Fällen ist daher

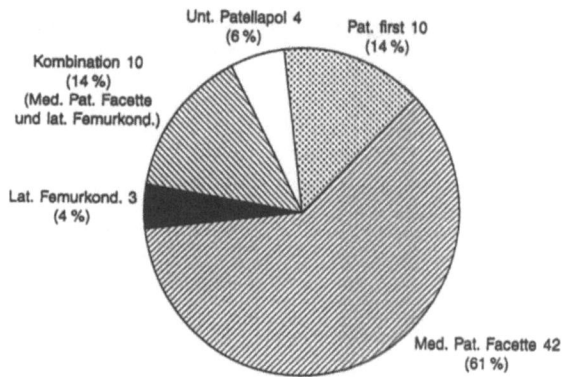

Abb. 1. Lokalisation der Knorpelschäden bei Patellaluxation n=67 (von 111)

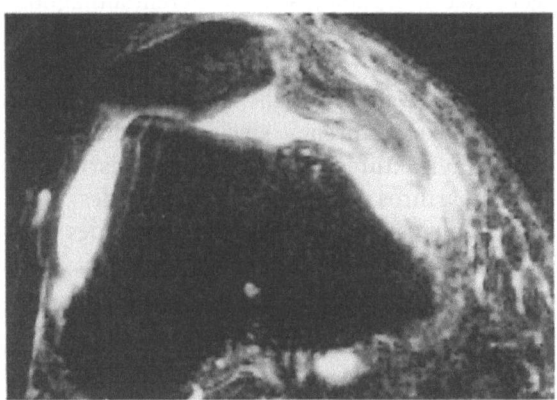

Abb. 2. Akute Patellaluxation mit Hämarthros und med. Retinaculumeinriß (MRI T2 fettunterdrückt – transversal)

eine Kernspintomographie insbesondere mit 3D-Sequenzen indiziert (Abb. 2). Gerade beim Sportler ist diese Verletzung vielfach durch ein direktes Trauma bedingt. Die traumatische Luxation kann bei frühem Erkennen durch minimalinvasive Operationstechniken (z.B. Yamamoto-Naht) versorgt werden [4, 9].

- *Osteochondrale Frakturen* können entweder bei der Reposition der Patella durch Abscheren eines lateralen Kantenfragments am Femurkondylus entstehen, seltener durch direkte Absprengung an der Patellarückfläche (Abb. 3). Wenn das mediale Retinaculum mit einer randständigen Knochenschale an der medialen Patellafacette abreißt, ist dies besonders in der tangentialen Röntgenaufnahme nachweisbar. Rein chondrale Fragmente entgehen vielfach der Diagnostik. Die Arthroskopie ist von therapeutischer Relevanz, kleine Fragmente werden entfernt, größere arthroskopisch oder offen refixiert.

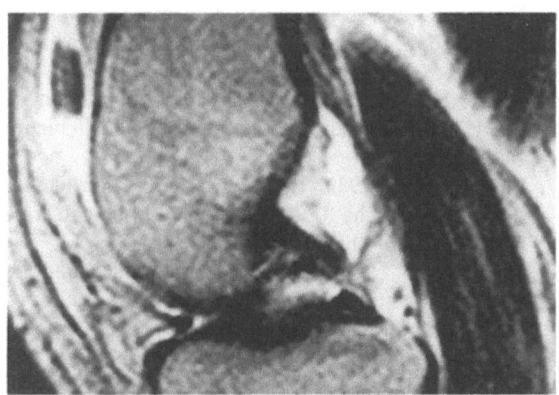

Abb. 3. Osteochondraler Flake aus der Patella – radiologisch nicht erkennbar (MRT T2 sag.)

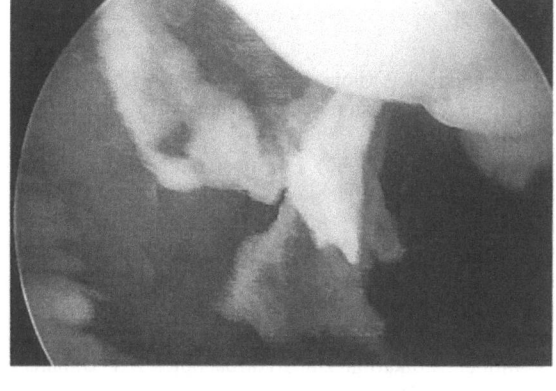

Abb. 4. Arthroskopischer Befund bei akuter Patellaluxation

- *Knorpelkontusionen* oder Impressionen (im MRI – bone bruise) entstehen meist durch ein direktes Trauma und sind gemäß den vorher erwähnten Kriterien zu diagnostizieren bzw. zu therapieren.
- *Einrisse der Plica infrapatellaris oder mediale Retinaculumrisse* können im Rahmen einer Traumatisierung ebenfalls zu einem Hämarthros führen. Die Diagnose wird durch klinische Untersuchung oder ein MRI verifiziert (Abb. 4).
- *Isolierte Meniscusverletzungen*
Risse im vaskularisierten, basisnahen Drittel (roter Bereich) sind in 10–20% Ursache eines Hämarthros – insbesondere laterale, basisnahe Läsionen. Durch ein MRI kann in diesem Fall die Ursache geklärt werden und möglichst frühzeitig eine Arthroskopie erfolgen, um eine Progredienz der Rißbildung zu vermeiden und eine besonders im Frühstadium erfolgversprechende Refixation zu ermöglichen.
- *Mediale Kapsel-Bandrupturen* haben oft nur eine geringgradige blutige Ergußbildung – diese hängt vom Ausmaß des Einrisses ab und entspricht dem Befund bei komplexen Knie-Bandverletzungen mit Einblutungen des ganzen medialen Kapsel-Bandapparates.
- *Tibiakopffrakturen* (Typ I bis IV) finden sich vor allem lateralseitig. Der Hämarthros ist oft sehr ausgeprägt und die Bewegung schmerzhaft eingeschränkt. Gelegentlich wird die Verletzung als Seitenbandläsion fehlinterpretiert. Röntgen, im Zweifelsfall Tomographie oder Computertomographie können Art und Ausmaß der Fraktur darlegen und damit das therapeutische Vorgehen entsprechend einleiten. Vielfach kann der Eingriff arthroskopisch erfolgen. Besondere Beachtung ist einem eventuellen Ausriß der Meniscusbasis zu schenken.
- *Patellafrakturen* sind weitere, nicht seltene Ursachen eines blutigen Gelenkergusses. Das Ausmaß und damit das therapeutische Vorgehen – sei es konservativ oder operativ kann durch Röntgen, einschließlich Spezialaufnahmen (Patella tangential) oder durch MRI festgelegt werden.

Hämarthros mit Fettaugen (Liphämarthros)

Einige der vorgenannten Läsionen können durch Eröffnung des Markraumes zu einer Hämarthrosbildung mit Fettaugen führen. Die verschiedenen differentialdiagnostischen Erwägungen sollen daher nur im Überblick vorgestellt werden. Besondere Erwähnung sollen die selteneren Verletzungen des Hoffa, sei es durch Kontusion oder Einriß, sowie die Verletzung einer adipösen Synovialis bzw. einer Kapselverletzung bei ausgeprägtem subcutanen Fettgewebe sein.

Therapie

Therapeutisch steht neben der Punktion mit einer dickeren oder speziellen Kanüle (Strauss-Kanüle) die arthroskopische Lavage zur Verfügung. Letztere sollte über zwei Zugänge erfolgen, wobei die Absaugung über eine Spülkanüle oder über den Shaver erfolgt. Das weitere grundsätzliche therapeutische Vorgehen wurde bei den einzelnen Diagnosen angeschnitten.

Literatur

1. Benedetto KP, Glötzer W, Sperner G (1998) Arthroskopie beim traumatischen Hämarthros Arthroskopie 1:63-67
2. Gaudernak T (1982) Der posttraumatische Hämarthros des Kniegelenkes - Arthroskopische Abklärung der Ursache. Unfallchirurgie 8:159-169
3. Glinz W (1988) Jedes verletzte Kniegelenk arthroskopieren? Stellenwert der Akut-Arthroskopie beim Knietrauma. Arthroskopie 1:59-62
4. Hertel P (1995) Patellaluxation mit Hämarthros - immer Indikation zur Arthroskopie? Der Unfallchirurg 249:351-355
5. Noyes FR, Basset RW, Good ES, Butler DL (1980) Arthroscopy in acute traumatic haemarthrosis of the knee. J Bone Joint Surg (Am) 62:687-695
6. Pässler HH, Fu FH, Evans CH (1995) Auswirkungen des Hämarthros auf das Gelenk. Der Unfallchirurg 249:345-350
7. Pförringer W (1982) Hämarthros und Kreuzbänder - Biomechanische Untersuchungen. Unfallchirurgie 8:353-367 (Teil 1), 368-378 (Teil 2)
8. Steinbrück K (1980) Der Immibilisationsschaden am Gelenk. Habilitationsschrift Heidelberg
9. Steinbrück K, Schuhmacher B (1997) Akute Patellaluxation - Aktuelle Diagnostik und Therapie. Arthroskopie 10:84-88

Vorderes und hinteres Kreuzband

Anatomie und Biomechanik des vorderen Kreuzbandes

R. Burgkart, R. Gradinger

Seit mehr als einem Jahrhundert bemühen sich Chirurgen und Orthopäden um die konservative und operative Behandlung von Kreuzbandrupturen. Trotz ausgefeilter Techniken und mehr oder weniger aufwendigen, intra- und extraartikulären Rekonstruktionen mit autogenen Materialien, Allografts und alloplastischem Ersatz des vorderen Kreuzbandes (VKB) sind die Ergebnisse bis heute kritisch zu werten. Dies betrifft mittelfristige sowie insbesondere langfristige Resultate nach Rekonstruktion des vorderen Kreuzbandes. Die Ursache liegt in der Tatsache, daß eine anatomische Rekonstruktion des äußerlich einfach strukturiert erscheinenden vorderen Kreuzbandes nicht gelingt.

Um dennoch eine möglichst weitgehende anatomische Rekonstruktion insuffizienter Kreuzbänder durchführen zu können, sind exakte Kenntnisse über deren Morphologie wesentliche Voraussetzung. Andererseits existieren bezüglich der Anatomie sowie der daraus abzuleitenden biomechanischen Funktion des vorderen Kreuzbandes sehr unterschiedliche Ansichten. So lassen sich in der Literatur nicht nur widersprüchliche Angaben zur Länge des vorderen Kreuzbandes, sondern auch zu seinem makro- und mikroskopischen Aufbau finden [3, 4, 9, 10, 15]. Beispielsweise werden Längen für das vordere Kreuzband zwischen 31 und 46 mm angegeben. Zahlreiche Autoren meinen, das vordere Kreuzband anatomisch in ein anteromediales und ein posterolaterales Bündel unterteilen zu können [4, 10], während andere einen einheitlichen Aufbau beschreiben [3, 9, 15]. Ein weiterer Diskussionspunkt bezieht sich schließlich auf die biomechanische Funktion des vorderen Kreuzbandes mit der Frage nach den entscheidenden „Isometriepunkten" am Ansatz und Ursprung. Strasser hat sich bereits 1917 mit der Biomechanik der Kreuzbänder beschäftigt und sie vereinfacht als überschlagene Viergelenkskette beschrieben, wobei er die Kreuzbänder jeweils auf eine Faser in seinem Kniemodell reduziert hatte [17].

In diesem Zusammenhang wurde in unserer Klinik eine ausführliche anatomische Studie mit dem Ziel durchgeführt, morphometrische Daten wie Länge und Durchmesser des vorderen Kreuzbandes zu erfassen und dessen submakroskopisches Konstruktionsprinzip mit der Frage möglicher Isometriegesetzmäßigkeiten zu analysieren [1, 2, 8].

An 50 anatomischen Kniepräparaten wurde das vordere Kreuzband sorgfältig frei präpariert und nach dessen Entnahme sowohl die räumliche Orientierung der Ursprungs- und Ansatzflächen evaluiert als auch die morphometrischen Daten bezüglich Länge und Durchmesser sowie Faserverlauf nach stumpfer Präparation dokumentiert.

Betrachtet man das stumpf dissezierte vordere Kreuzband, werden wesentliche Konstruktionsprinzipien deutlich. Regelhaft kann man ca. 1500 bis 2000 Fasern unterscheiden (Abb. 1). Bei der exakten Längenbestimmung des vorderen Kreuzbandes ist man vor allem mit zwei Problemen konfrontiert. Einerseits liegen die Ursprungs- und Ansatzareale nicht parallel zueinander und andererseits kommt es zu einer erheblichen Durchmesserzunahme im Sinne einer Auffächerung des Bandes proximal und

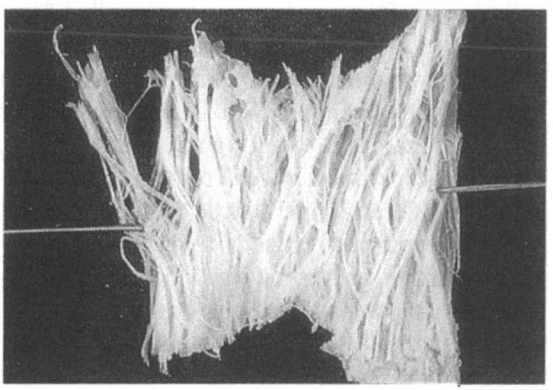

Abb. 1. In Längsrichtung aufgefasertes vorderes Kreuzband (aus [2])

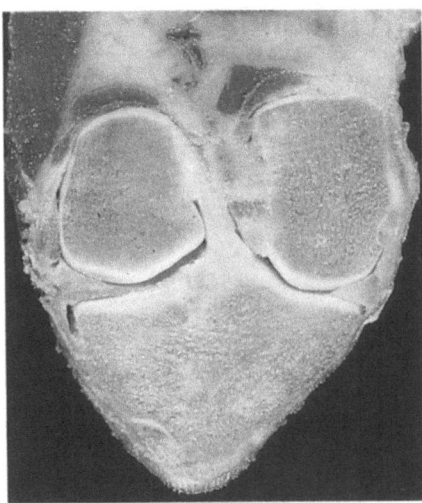

Abb. 2. Schräg koronarer Gefrierschnitt eines rechten Kniegelenkes (aus [6])

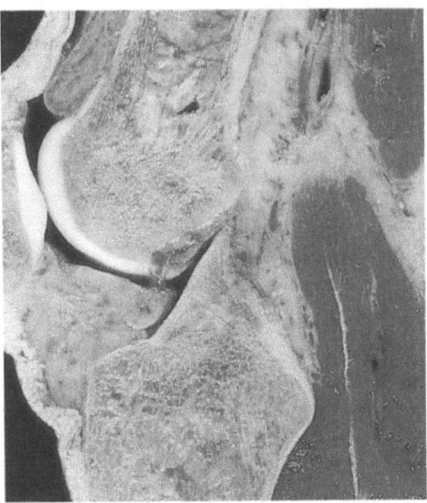

Abb. 4. Sagittaler Gefrierschnitt eines rechten Kniegelenkspräparates mit Darstellung der tibialen Ursprungfläche sowohl des vorderen als auch des hinteren Kreuzbandes im Bereich der Eminentia intercondylaris (aus [6, 7])

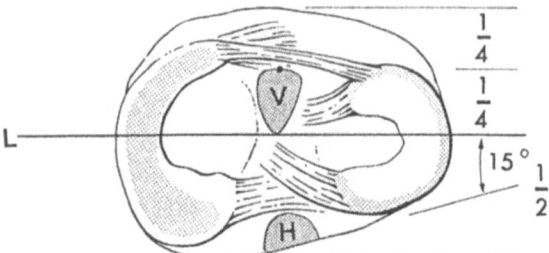

Abb. 3. Aufsicht auf ein rechtes Tibiaplateau mit Kennzeichnung der Ursprungsfläche des vorderen (V) und hinteren (H) Kreuzbandes sowie der Linie (L), die beide Tibiagelenkflächen halbiert (aus [1])

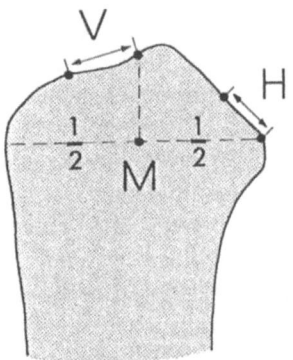

Abb. 5. Schemazeichnung des Ursprungs des vorderen (V) und hinteren (H) Kreuzbandes in Relation zum Mittelpunkt (M) des größten sagittalen Tibiakopfdurchmessers im Bereich der Eminentia intercondylaris (aus [1])

distal jeweils im Bereich der Ansatz- und Ursprungsflächen verglichen mit der wesentlich dünneren Kreuzbandmitte (vgl. auch Abb. 8). Entsprechend wird in Abbildung 1 deutlich ersichtlich, daß sehr unterschiedliche Längenbereiche im gleichen Band bestehen. Bei der deshalb durchgeführten Messung der jeweils kürzesten sowie längsten Ausdehnung ergaben sich im Mittelwert 26 mm (± 4 mm, 1σ-Bereich) bzw. 35 mm (± 5 mm, 1σ). Daraus errechnet sich ein Gesamtmittelwert von 30 mm (± 5 mm, 1σ). Der Durchmesser des vorderen Kreuzbandes im mittleren Drittel betrug im Durchschnitt 4 mm (± 1 mm, 1σ) (8, S. 10). Bei in vivo MRT-Vermessungen an gesunden Probanden in physiologischer Bandanspannung ergaben sich etwas größere mittlere Querschnittsdurchmesser in dieser Region (6,1$\pm$1,1 mm für Männer (n=26) und 5,2$\pm$1,0 mm für Frauen (n=25) [16]). Bei der Analyse der Knochenkontaktzonen des VKB zeigte sich, daß die Ursprungsfläche regelhaft im Bereich des Tibiaplateaus etwa mittig (Abb. 2) bezogen auf den Querdurchmesser und in der Sagittalebene im 2. Viertel von ventral gesehen zu finden war (Abb. 3-5). Der Ansatzpunkt war jeweils im Bereich des lateralen Femurcondylus innenseitig äußerst dorsal gelegen abgrenzbar und bis an die Knorpelknochengrenze reichend (Abb. 6). Die Ansatzfläche wird dorsokranial konvex und ventrokaudal geradlinig begrenzt. Mit einer gedachten Linie (G) durch den Sulcus terminalis und die kraniale Knorpel-Knochengrenze ergibt sich die ventrokraniale Begrenzung des Ansatzes. Der Mittel-

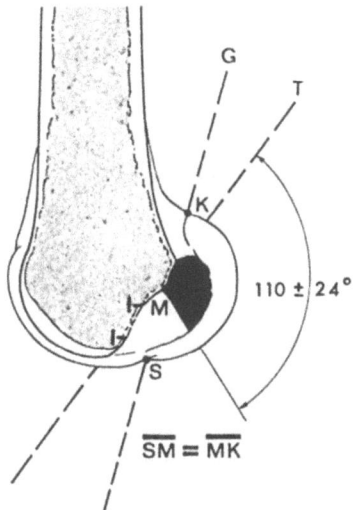

Abb. 6. Schemazeichnung der Ansatzfläche des vorderen Kreuzbandes schwarz markiert. Dabei stellt G die Verbindungsgerade zwischen Sulcus terminalis zur Knorpelknochengrenze und M den Mittelpunkt der Strecke SK der Gerade G dar. T ist die Tangente an das Kondylendach der Notch (aus [1])

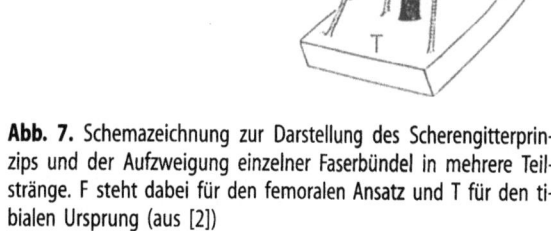

Abb. 7. Schemazeichnung zur Darstellung des Scherengitterprinzips und der Aufzweigung einzelner Faserbündel in mehrere Teilstränge. F steht dabei für den femoralen Ansatz und T für den tibialen Ursprung (aus [2])

punkt dieser Strecke kommt im Bereich der ventralsten VKB-Anteile zu liegen (Abb. 6). Mit dem Interkondylendach bildet die ventrokaudale Begrenzungslinie einen nach hinten offenen Winkel von 110° ($\pm$24° (2σ-Bereich)).

Von besonderem Interesse ist auch die Diskussion des Aufbaus des vorderen Kreuzbandes in ein sogenanntes „anteromediales" und „posterolaterales" Bündel. Gingen Lanz und Wachsmuth [10] sowie Artmann und Wirth [4] noch von einem derartigen Bündelaufbau aus, wurde bereits von Kennedy [9], gefolgt von Arnoczky [3] sowie Odensten und Gillquist [15] der Aufbau in derartig unterscheidbare Bündel bestritten. Die eingehende Analyse des Strukturaufbaus der Kreuzbänder zeigte, daß sowohl das vordere wie auch das hintere Kreuzband nach dem Prinzip des Scherengitters aufgebaut sind und sich einzelne Bündel nicht unterscheiden lassen (siehe Abb. 1). Als Strukturprinzip zeigte sich, daß Fasern, die an der Ursprungsfläche nebeneinander entspringen, sich im weiteren Verlauf aufzweigen und an unterschiedlichen Stellen im Bereich der Ansatzfläche einstrahlen. Andererseits schließen sich Fasern der Ansatzfläche zu Bündeln zusammen, welche von unterschiedlichen Arealen der Ursprungsfläche stammen (Abb. 7). Die einzelnen Verzweigungen können das Kreuzband in verschiedenen Richtungen durchqueren. Eine reproduzierbare Gesetzmäßigkeit, welche Ursprungsareale mit welchen Ansatzarealen verbunden sind, konnte nicht gefunden werden. Interessant ist, daß bei verschiedenen Spannungszuständen sich der Durchflechtungswinkel ändert und durch diese Änderung Spannungs- und Längenänderungen im Kreuzband ermöglicht werden, die bei einer parallelen Faseranordnung nicht möglich wären. Untersuchungen von Artmann und Wirth [4] konnten zeigen, daß die Ursprungs- bzw. Ansatzflächen als Punkte aufgefaßt nicht beliebig miteinander im Sinne einer Isometrie kombiniert werden können. Es wurde deshalb der Begriff der Quasi-Isometrie eingeführt, um damit zu beschreiben, daß 2 abstrakt festzulegende Punkte der Ursprungs- und Ansatzstelle als Punktpaar sich nahezu isometrisch zueinander verhalten. Kompliziert wird diese Situation zusätzlich dadurch, daß Ursprungs- und Ansatzflächen sich nicht orthograd gegenüberstehen, sondern sowohl in der sagittalen als auch der koronaren Ebene um jeweils etwa 90° gegeneinander versetzt sind (Abb. 8).

Die Erkenntnis von Burmester [5], daß sich bestimmte isometrische Punkte für die Kapselbandstrukturen des Kniegelenkes festlegen lassen, wurden von Menschik [11, 12] relativiert, welcher eine Beziehung der individuellen Kreuzbandausrichtung zu den Femurkondylenformen festgestellt hat [13]. Die von uns gefundenen Ansatz- und Ursprungsflächen sowie der architektonische Aufbau des vorderen Kreuz-

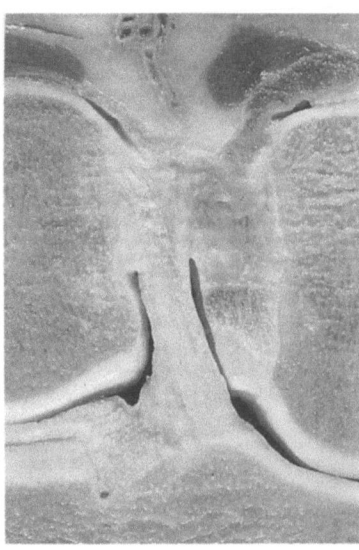

Abb. 8. Vergrößerung eines schräg koronaren Gefrierschnittes eines rechten Kniegelenkes mit Darstellung des vorderen Kreuzbandes. Dabei wird die weitgehend horizontale räumliche Lage der Tibiaursprungsfläche im Gegensatz zur vorwiegend vertikal ausgerichteten Ansatzfläche im Bereich des lateralen Femurkondylus deutlich (aus [6])

bandes als Scherengitter zeigt, daß einzelne Fasern des Kreuzbandes in Abhängigkeit von der Gelenkstellung angespannt werden und jeweils entsprechend unterschiedliche Fasern des Kreuzbandes für die Stabilisierung rekrutiert werden. Zu analogen Resultaten kam auch O'Brien 1994 bei der Analyse des Spannungsstandes einzelner, verschieden orientierter Fasergruppen [14]. Dieses komplizierte anatomisch-biomechanische System kann durch eine einfache Kreuzbandplastik, welche heute in der Regel durch autologe Bänder oder Sehnen (z. B. Ligamentum patellae bzw. Semitendinosus-Sehne) rekonstruiert werden sollen, nicht exakt nachgebildet werden. Am ehesten würde sich dies durch ein Allograft des vorderen Kreuzbandes mit adherenten Knochenblöcken von Femur bzw. Tibia bewerkstelligen lassen. Ein derartiges Vorgehen ist sowohl operationstechnisch aufwendig als auch mit dem Problem der Übereinstimmung der anatomischen Größenverhältnisse zwischen Spender und Empfänger verbunden. Außerdem besteht ein schwer kalkulierbares Risiko bezüglich der Infektübertragung die bei jeder Allograftanwendung als zusätzliche ernsthafte Komplikation zu berücksichtigen ist.

Literatur

1. Appel M, Hawe W, Gradinger R (1989) Topographische Anatomie der Kreuzbandinsertionen unter dem Gesichtspunkt der Kreuzbandplastik. Prakt Sporttraumatol Sportmed 1:19-23
2. Appel M, Gradinger R (1989) Die Architektur des Kreuzbandaufbaus. Prakt Sporttraumatol Sportmed 1:12-16
3. Arnoczky SP (1983) Anatomy of the anterior cruciate ligament. Clin Orthop 172:19-25
4. Artmann M, Wirth CJ (1974) Untersuchung über den funktionsgerechten Verlauf der vorderen Kreuzbandplastik. Z Orthop 112:160-165
5. Burmester (1888) Lehrbuch der Kinematik. Leipzig
6. Burgkart R et al (1995) Schnittanatomie des Kniegelenkes. Korrelation von anatomischen Präparat, CT und MRT – Schwerpunkt: vorderes Kreuzband. Sportorthop Sporttraumatol 11.1:46-52
7. Burgkart R (1998) Schnittanatomie des Kniegelenkes – Korrelation von anatomischen Präparat und Magnetresonanztomographie. In: Imhoff A, Burkart A (Hrsg) Knieinstabilität – Knorpelschaden. Steinkopff, Darmstadt, S 3-11
8. Gradinger R (1987) Der autologe Ersatz des vorderen Kreuzbandes – klinische und experimentelle Untersuchung. Habilitationsschrift TUM, München
9. Kennedy JC et al (1974) The anatomy and function of the anterior cruciate ligament. JBJS 56 (A):223-235
10. Lanz J, Wachsmuth W (1972) Praktische Anatomie, 1. Bd, Teil 4. Springer, Berlin Heidelberg New York
11. Menschik A (1974) Mechanik des Kniegelenkes, 1. Teil. Z Orthop 1123:481-495
12. Menschik A (1975) Mechanik des Kniegelenkes, 2. Teil. Z Orthop 113: 338-400
13. Müller W (1994) Kinematics of the Cruciate Ligaments. In: Feagin JA Jr (ed) Crucial Ligaments. 2. Aufl. C Livingstone, New York, S 289-305
14. O'Brien W, Friederich N (1994) Fiber Recruitment of the Cruciate Ligaments. In: Feagin JA Jr (ed) Crucial Ligaments. 2. Aufl. C Livingstone, New York, S 307-317
15. Odensten M, Gillquist J (1985) Functional anatomy of the anterior cruciate ligament and a rationale for reconstruction. JBJS 67(A):257-262
16. Stäubli HU, Adam O, Becker W, Burgkart R (1999) Anterior Cruciate Ligament and Intercondylar Notch in the Coronal Oblique Plane: Anatomy Complemented by Magnetic Resonance Imaging in Cruciate Ligament-Intact Knees. Arthroscopy 15(4):349-359
17. Strasser H (1917) Lehrbuch der Muskel- und Gelenkmechanik. Springer, Berlin

KAPITEL 4

Behandlung der Verletzungen des vorderen Kreuzbandes

C. Temme, A. B. Imhoff

Einleitung

Die Ruptur des vorderen Kreuzbandes (ACL) ist eine in freizeitorientierten Gesellschaften mit Begeisterung für sportliche Aktivitäten zunehmend auftretende Verletzung. Durch die Arthroskopie hat sich ein sehr differenziertes Verständnis der Verletzungen des Kniegelenkes entwickelt, dadurch sind spezielle Operationstechniken zur Entwicklung gekommen, welche bei dieser häufigen Verletzung eingesetzt werden. Dies hat dazu geführt, daß ein größerer Anteil von ACL-Rupturen diagnostiziert und operativ versorgt wird. Die hierbei angewendeten Verfahren werden im folgendem ebenso dargestellt, wie ein Einblick in kombinierte Verfahren. Diese kombinierten Operationsverfahren werden immer häufiger angewendet um komplexe Instabilitäten, Kombinationsverletzungen und Sekundärschäden bei alter vorderer Instabilität einer adäquaten Behandlung zuzuführen.

Verletzungsmechanismus

In den meisten Fällen ist einer der vier folgenden Unfallmechanismen Auslöser für eine ACL-Ruptur. In Kontaktsportarten wie z.B. Fußball und im Rahmen von Verkehrsunfällen kann durch eine direkte Gewalteinwirkung eine anteriore Translation der Tibia gegen den Femur ausgelöst werden. Häufiger führt jedoch eine Subluxation des Kniegelenkes in Form eines Valgusstreßes zu einer Verletzung des ACL kombiniert mit einer Verletzung des medialen Kollateralbandes (MCL). Die klassische „unhappy triad" ist Folge einer kombinierten Außenrotation und Valgisierung des Unterschenkels gegen den Oberschenkel in Flexionsstellung mit ACL-Ruptur, MCL-Ruptur und Läsion des Innenmeniskus. Aktuelle Beobachtungen im alpinen Skisport zeigen, daß durch die Verwendung der stärker taillierten Ski mit Bindungserhöhung (Carving) und der damit verbundenen größeren Hebelwirkung bei diesem Verletzungsmechanismus zunehmend ebenfalls Außenmeniskusverletzungen und Abscherfrakturen des lateralen Tibiaplateaus durch die Impression des lateralen Femurcondylus in das laterale Tibiaplateau auftreten.

Isolierte Rupturen des ACL können durch eine anteriore Translation der Tibia auftreten, welche durch eine starke, exzentrische Anspannung des M. quadriceps in Verbindung mit einer Hebelwirkung in Translationsrichtung auf das ACL, welche zum Beispiel bei einer Landung nach einem Sprung aus großer Höhe oder beim Skifahren auf welliger Piste auftritt. Weitere Verletzungsmechanismen sind das Hyperflexionstrauma (meist in Kombination mit einer leichten Außenrotation der Tibia) und das Hyperextensionstrauma des Kniegelenkes, welches zu einer ACL-Ruptur führen kann, insbesondere bei in der Notch befindlichen Osteophyten oder auch als Mechanismus für eine Reruptur nach vorausgegangener ACL-Ersatzplastik mit nicht isometrischer Implantation.

Diagnostik

Klinik. Die Diagnostik von Kniebandverletzungen, insbesondere der Verletzungen der Kreuzbänder erfolgt im wesentlichen durch die Anamnese und die klinische Untersuchung. Am eindeutigsten sind die Untersuchungsbefunde des Lachman-Tests, des Anterior-Drawer-Signs und des Pivot-Shift-Tests bei frischen Verletzungen vor der Ausbildung eines massiven Hämarthros und bei chronischen Instabilitäten. Es ist darauf zu achten, daß nicht durch Muskelanspannung fälschlicherweise eine Stabilität vorgetäuscht wird. Liegt ein ausgeprägter Hämarthros vor, sollte die Untersuchung nach der sterilen Punktion erfolgen. Bei länger zurückliegenden Verletzungen kann ein harter Anschlag beim Lachman-Test durch Vernarbungen zwischen vorderem und hinterem Kreuzband eine Pseudostabilität vortäuschen, im Seitenvergleich zeigt die AP-Translation jedoch auch in diesen Fällen einen verlängerten Weg. Zum Untersuchungsbefund wesentlich ist der Ausschluß einer posterioren Instabilität, welche sich fast immer durch das Vorliegen einer spontanen hinteren Schublade in 70° Flexion zeigt, sowie die Stabilität des Seitenbandapparates. In die therapeutische Planung muß auch die Beinachse mit einbezogen werden.

Bildgebende Verfahren. Zur Diagnose einer Kreuzbandverletzung in Form einer vorderen Instabilität selbst sind die bildgebenden Verfahren nicht unbedingt notwendig. Wesentlich ist ihre Rolle bei der Erkennung von Begleitverletzungen und anderen Veränderungen des betroffenen Kniegelenkes.

In den konventionellen Röntgenaufnahmen wird auf knöcherne Veränderungen durch das auslösende Trauma geachtet. Häufig sind knöcherne Ausrisse des MCL zu erkennnen, im Bereich des Tibiaplateaus muß auf Abscherfrakturen des Tibiaplateaus geachtet werden. Seltener, aber ebenso bedeutsam für das therapeutische Vorgehen sind knöcherne Ausrisse des hinteren Kreuzbandes. Beachtet werden müssen insbesondere bei chronischen Instabilitäten Zeichen arthrotischer Veränderungen. Auf den seitlichen konventionellen Aufnahmen läßt sich auch eine Patella alta oder baja erkennen, woraus sich Rückschlüsse auf die Transplantatlänge bei geplanter Patellarsehnenplastik und Hinweise auf ein erhöhtes Risiko postoperativer Beschwerden ergeben.

In Rahmen der präoperativen Planung ist die Durchführung einer Kernspintomographie zu empfehlen. Vorliegende Meniskusschäden und Knorpelverletzungen sind sowohl in der Indikationsfindung als auch in der präoperativen Planung zu beachten, da häufig Kombinationsverletzungen vorliegen [16]. Die Ruptur oder Diskontinuität des vorderen Kreuzbandes selbst läßt sich ebenfalls mit hoher Sensitivität und Spezifität darstellen [25].

Indikation

Die Indikation zur ACL-Ersatzplastik ergibt sich aus der resultierenden Instabilität welche ein hohes sekundäres Schädigungspotential darstellt. Die individuelle Indikation, ob eine Ersatzplastik durchgeführt werden soll, beruht auf vielen Faktoren. Am wichtigsten sind die Ansprüche des Patienten an das verletzte Kniegelenk. Ältere Patienten mit niedrigem Aktivitätsniveau haben geringere Ansprüche als jüngere Patienten mit hohem sportlichem Niveau oder einer schweren körperlichen Arbeit. Ein höheres Lebensalter an sich spielt bei den heutigen minimalinvasiven Techniken keine Rolle mehr bei der Indikationsfindung, da sich die durch offene Operationsverfahren auftretende längere Rehabilitationsphase und gehäufte Arthrofibroseanfälligkeit nun dem Niveau jüngerer Patienten angeglichen hat [20]. Zu berücksichtigen sind bei der Indikationsstellung die Begleitverletzungen und der Zustand des Knorpels. Hierdurch werden häufig Zusatzeingriffe nötig, welche bei der Beratung des Patienten und bei der Operationsplanung von großer Bedeutung sind.

Konservative und erhaltende operative Therapie

Ziel der konservativen Therapie ist die verbleibende Instabilität durch die Kontuinuitätsunterbrechung des vorderen Kreuzbandes möglichst gering zu halten und durch eine kräftige muskuläre Stabilisierung zu kompensieren. Um dies zu erreichen ist eine stabile Ausheilung eventueller Begleitverletzungen, insbesondere von Rupturen des medialen Kollateralbandes notwendig, welche durch das konsequente Tragen einer Orthese über 6 Wochen erreicht wird.

Die muskuläre Stabilisierung wird über ein intensives krankengymnastisches Übungsprogramm und mit medizinischer Trainingstherapie erreicht. Diese Therapieformen entsprechen denen der Nachbehandlung nach Ersatzplastiken (s.u.).

Einige Operateure verfolgen bei femoralen Ausrissen des vorderen Kreuzbandes erhaltende operative Techniken. Unter der Vorstellung, daß durch die tibialseitige Blutversorgung des vorderen Kreuzbandes in diesen Fällen der Stumpf erhalten bleibt, wird eine Vernarbung am femoralen Insertionspunkt in der Notch angestrebt. Steadman läßt den Stumpf des vorderen Kreuzbandes auf dem hinteren Kreuzband liegen und legt am femoralen Insertionspunkt eine Microfracture-Bohrung an, um über eine Narbenbildung wieder eine Kontinuität zu erreichen („healing response"), ebenfalls findet die „over the top" Rekonstruktion bei diesen femoralen Ausrissen Verwendung [14]. Es liegen zum jetzigen Zeitpunkt leider keine Veröffentlichungen vor, welche die Ergebnisse der Technik von Steadman dokumentieren. Die bisherigen Techniken zur erhaltenden operativen Therapie zeigen funktionell nicht zufriedenstellende Ergebnisse [10]. Auch zusätzlich durchgeführte Augmentationsplastiken beinhalten nur eine Verstärkung in einer nicht anatomischen Position mit einem Material welches schwächer als das eigentliche ACL ist [22].

Ersatzplastiken des vorderen Kreuzbandes

Die Ersatzplastik des vorderen Kreuzbandes ist mittlerweile eine verbreitete Operationstechnik, welche von vielen Operateuren durchgeführt wird und hat sich zum „golden standard" der ACL-Therapie entwickelt [5]. Die arthroskopische Technik hat sich zum Standard entwickelt. Das Ziel dieser Operation, eine optimale Stabilität des betroffenen Kniegelenkes bei vollem Bewegungsumfang läßt sich jedoch nur bei exakter, isometrischer Plazierung und fester Fixation des verwendeten Transplantates erreichen. Nur durch sorgfältige Präparation und Berücksichtigung der Anatomie kann der Operateur die entsprechende Positionierung erreichen, unterstützt wird er hierbei durch speziell entwickelte Zielgeräte und Instrumentarien. Als Implantate haben sich mittlerweile rein biologische Spenderimplantate, meist autolog, durchgesetzt, da synthetische Materialien durch ihre eingeschränkte Haltbarkeit zum Großteil wieder explantiert werden mußten [9]. Die gängigen Transplantate und Implantattechniken werden im Folgenden vorgestellt.

Begonnen wird mit einer Narkoseuntersuchung um bei entspannter Muskulatur exakten Aufschluß über die globale Instabilität des betroffenen Kniegelenkes im Vergleich zur Gegenseite zu erhalten und unter anderem die Notwendigkeit von Begleiteingriffen einschätzen zu können.

Lagerung

Unabhängig von der Wahl des zu verwendenden Transplantates ist die richtige intraoperative Lagerung des Patienten wesentlich für den Behandlungserfolg, da nur so eine korrekte Implantation des Transplantates gewährleistet wird. Der Patient wird in Rückenlage auf einem Operationstisch mit abklappbarem Fuß-/Beinteil gelagert. Am betroffenem Bein wird eine Blutsperremanschette (Wattepolsterung) angelegt, nach distal zirkulär mit einer Klebefolie von der Desinfektionsflüssigkeit abgesichert. Daraufhin wird das Bein in Oberschenkelmitte in einen Beinhalter stabil gelagert. Nun wird überprüft, daß nach Abklappen des Fußteiles das betroffene Bein spontan frei so hängt, daß im Kniegelenk ein Winkel von genau 90° besteht. Nach Desinfektion der gesamten unteren Gliedmaße erfolgt das zirkuläre sterile Abdecken (inklusive zirkulärer, steriler Abdeckung von Fuß und Unterschenkel). Nach Anlage der Blutleere erfolgt das Abklappen des Fußteiles mit 90° Lagerung im betroffenen Kniegelenk.

Freies, knöchern armiertes Patellarsehnentransplantat

Transplantatentnahme. Es wird das mittlere Patellarsehnendrittel (Durchmesser 10 mm) knöchern armiert entnommen. Der Zugang erfolgt entweder über einen ca. 8 cm langen Längsschnitt mittig über der Patellarsehne oder über zwei ca. 4 cm lange, querverlaufende Schnitte über der Patellaspitze und über der Tuberositas tibiae. Mit Hilfe einer Sägeschablone (ARTHREX®, LINVATEC®) wird mittig ein Knochenblock von 10 × 10 × 25 mm aus der Patella herausgelöst. In Faserrichtung wird das mittlere Patellarsehnendrittel mit einem Sehnenschneider oder der Präparierschere bis auf den tibialen Ansatz freipräpariert und vom Hoffa'schen Fettkörper gelöst. Nun erfolgt das Herauslösen des tibialen Knochenblockes von 10 × 30 mm. Das Transplantat wird am Nebentisch von störenden Weichteilgewebe befreit, und die Knochenblöcke auf exakt 10 bzw. 9 mm Durchmesser präpariert.

Um eine postoperative Distalisierung der Patella (Patella baja) durch eine narbige Verkürzung der verbleibenden Patellarsehne zu verhindern, wird der Defekt nicht durch Naht verschlossen, sondern nur die darüberliegende Faszie und Subcutis schichtweise genäht.

Implatationstechnik. Das knöchern armierte Patellarsehnentransplantat bietet den Vorteil einer sicheren, knöchernen Implantation. Für ein optimales Operationsergebnis mit stabiler Einschränkung der AP-Translation bei erhaltener voller Streckfähigkeit des betroffenen Kniegelenkes ist auf eine exakte, isometrische Implantation zu achten. Grundlage dafür ist eine korrekte Patientenlagerung (s. o.). Nach der diagnostischen Arthroskopie des Kniegelenkes und der Durchführung eventueller Zusatzeingriffe am Knorpel, den Menisken oder der Durchführung einer Umstellungsosteotomie erfolgt die arthroskopische Inspektion des Intercondylärraumes. In der Regel zeigt sich hier die Notch lateral leer, medial ist der femorale Ursprung des hinteren Kreuzbandes (PCL) zu erkennen. Der tibiale Stumpf des vorderen Kreuzbandes ist bei frischeren Verletzungen gut zu erkennen, teilweise auch cyclopsartig aufgetrieben. In vielen Fällen zeigt sich inspektorisch das ACL noch durchgängig. Bei positiven Pivot-Shift in der Narkoseuntersuchung läßt es sich jedoch in der Regel mit dem Tasthaken nach anterior luxieren, im Falle einer intrasynovialen Ruptur zeigt sich bei der intraoperativ unter Sicht durchgeführten anterioren Translation der Tibia (vordere Schublade) die Insuffizienz des ACL. Es erfolgt nun die Präparation mit der Resektion des Cyclops und der gründlichen Freipräparierung der Notch bis zur posterioren Kante des Femurs. Ein tibialer Stumpf des Restligamentes wird belassen, um das spätere Einwandern von proprozeptiven Fasern zu erleichtern.

Die nun folgende Anlage der Bohrkanäle ist der entscheidende Schritt um ein funktionell zufriedenstellendes Ergebnis zu erreichen. Der häufigste Fehler ist die zu anteriore Anlage des tibialen oder des femoralen Bohrkanals. Eine zu anteriore Lage des tibialen Implantatansatzes führt zu einem Einklemmen des Transplantes im Dach des Intercondylärraumes bei Extension des Kniegelenkes, eine zu anteriore femorale Implantation hat eine Insuffizienz des Transplantates zur Folge [9].

Mithilfe eines arthroskopischen Zielgerätes wird nun der tibiale Insertionspunkt des Transplantates direkt anterior der tibialen Insertion des PCL und am Übergang vom medialen zum mittleren Drittel des Intercondylärraumes festgelegt [13]. Mit Hilfe des Zielgerätes erfolgt eine Bohrung von medialseitig durch den Tibiakopf zu dem vorgenannten Insertionspunkt, zunächst mit einem Führungsdraht. Dabei ist der Winkel so zu wählen, daß die intraartikulär zu liegen kommende Führungsdrahtspitze in Richtung zehn bis elf (rechtes Kniegelenk), bzw. ein bis zwei (linkes Kniegelenk) Uhr zeigt, bezogen auf das Dach der Notch. Entsprechend der Größe des tibialen Knochenblockes des Transplantates (meist 10 mm) wird nun überbohrt und dann durch den tibialen Bohrkanal das femorale Zielgerät eingebracht. Dieses sollte bei 90° Flexion im Kniegelenk an der dorsalen Kante des Femurs in der Notch einhaken, damit der femorale Ansatz des Implantates der Anatomie entsprechend so weit posterior wie möglich zu liegen kommt. Es wird der femorale Führungsdraht (welcher am hinteren Ende mit einer Öse zum späteren Einziehen des Transplantates versehen ist) über das Zielgerät gebohrt (er tritt durch den M. vastus lateralis wieder aus). Die Überbohrung von intraartikulär (durch den tibialen Kanal) erfolgt entsprechend der Länge des entsprechenden Knochenblockes des Transplantates. Nach Ausspülen des Bohrmehls und Säubern der Kanäle wird das Transplantat durch den tibialen Kanal über den nach proximal zu entfernenden Führungsdraht und daran angeschlungene Fäden eingezogen. Je nach gewählter Technik erfolgt nun die Fixierung unter Spannung des Transplantates (femoral in 120° Flexion, tibial in 20° Flexion), z. B. mit Interferenzschrauben, dabei sollte insbesondere die femorale Schraube anterior des Knochenblockes zu liegen kommen.

Fixierung. Dem Operateur stehen verschiedene Fixierungsmöglichkeiten zur Verfügung. Anzustreben ist eine gelenknahe Fixierung des eingebrachten Transplantates mit hoher Primärstabilität, welche ein stabiles knöchernes Einheilen der Knochenblöcke gewährleistet.

Die Fixierung mit Metallklammern ist heute unter anderem aufgrund der Gelenkferne und der traumatischen Materialentfernung als Routinevariante verlassen worden [15]. Sie kann noch als zusätzliche Sicherung bei einem Überstehen des Transplantates aus dem tibialen Bohrkanal verwendet werden. Üblich ist heute die Fixierung mittels Schrauben, hier kann von einer festen knöchernen Einheilung nach 8 Wochen ausgegangen werden [1]. Für die femorale Verschraubung des Knochenblockes bieten sich Interferenzschrauben an, welche sich komplett

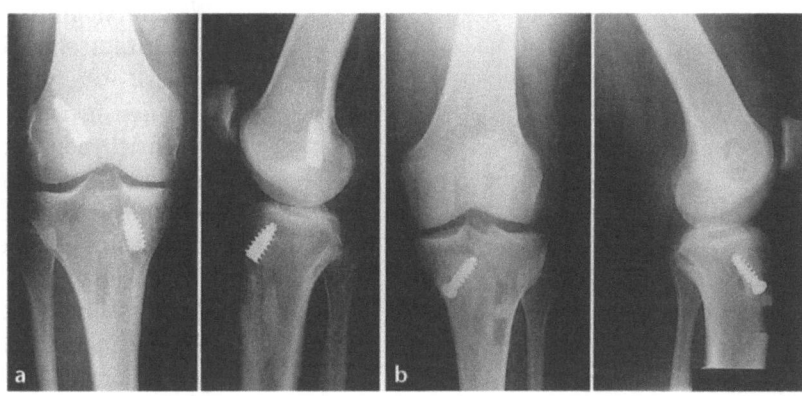

Abb. 1. Röntgenaufnahme eines Kniegelenkes nach ACL-Ersatzplastik mit knöchern armierten Patellasehnedrittel und Fixation **a** mit 2 Titan-Interferenzschrauben, **b** tibial einer Spongiosaschraube und femoral einer bioresorbierbaren Interferenzschraube. Zu erkennen die korrekte Lage der Bohrkanäle und der Knochenblöcke. Es ist darauf zu achten, daß die Schrauben anterior der Knochenblöcke zu liegen kommen

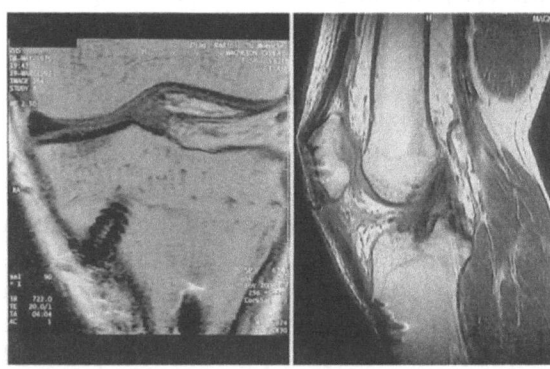

Abb 2. Postoperative Magnetresonanztomographie nach ACL-Plastik und Fixierung mit bioresorbierbaren Interferenzschrauben. Man erkennt die korrekte Lage des Transplantates und die artefaktfreie Darstellung der Schraubenlage

im Bohrloch versenken lassen und über einen Führungsdraht unter arthroskopischer Sicht gezielt anterior des Knochenblockes eingebracht werden können (Abb. 1). Durch Vorschlagen einer Nute an der anterioren Kante des Bohrloches mit einem „Notcher" wird das Einbringen der femoralen Schraube dabei erleichtert. Hier bietet sich bioresorbierbares Material an, um eine Rearthroskopie zur Materialentfernung zu vermeiden [23]. Die tibiale Fixierung kann ebenfalls mittels Interferenzschraube, aber auch über eine gewöhnliche Spongiosaschraube erfolgen. Falls sich ungewöhnlicherweise der Patient langfristig durch den Schraubenkopf gestört fühlt, ist hier eine Materialentfernung meist unkompliziert in Lokalanästhesie durchführbar. Falls die Durchführung einer postoperativen Kernspintomographie geplant ist, bietet sich die Verwendung von bioresorbierbaren Schrauben an, da diese keine Artefakte verursachen (Abb. 2). Eine völlig fremdmaterialfreie femorale Implantation erreicht man durch eine press-fit Technik mit konisch zugesägtem femoralen Knochenblock [11, 28].

Semitendinosus-/Gracilissehne

Verbreitet ist mittlerweile auch die Ersatzplastik des vorderen Kreuzbandes mittels der Sehnen des M. semitendinosus und des M. gracilis. Sie werden sowohl als primäre Techniken als auch bei Revisionseingriffen bei bereits entnommenen Patellarsehnendrittel angewendet [7].

Transplantatentnahme. Die Transplantatentnahme der Sehnen des M. semitendinosus und des M. gracilis erfolgt in der Regel ebenso ipsilateral. Hierzu ist nur ein kleiner Zugang über dem Pes anserinus notwendig, der gleiche Zugang wird im weiteren Verlauf für die Anlage des tibialen Bohrkanals verwendet. Nach Freipräparation des Pes anserinus erfolgt die Identifikation der Semitendinosus- und Gracilissehne, welche dann auf einen Sehnenstripper aufgefädelt und so weit proximal wie möglich von der Muskulatur gelöst werden. Am Nebentisch müssen die Sehnen dann vorgespannt, mehrfach gelegt und vernäht werden, in der Regel erhält man ein vierfaches Sehnentransplantat und damit eine ausreichende Stärke zur Implantation (Abb. 3).

Implatationstechnik. Die Implantationstechnik ähnelt der Technik bei Verwendung des mittleren Patellarsehnendrittels, da die Lage der Bohrkanäle zur isometrischen Implantation entsprechend der Patellarsehnendritteltechnik zu wählen ist. Unterschiede gibt es in der femoralen Fixierung, da hier je nach Fixationstechnik unterschiedliche Verfahren zum Vorbohren und zum Einziehen des Implantates zur Anwendung kommen.

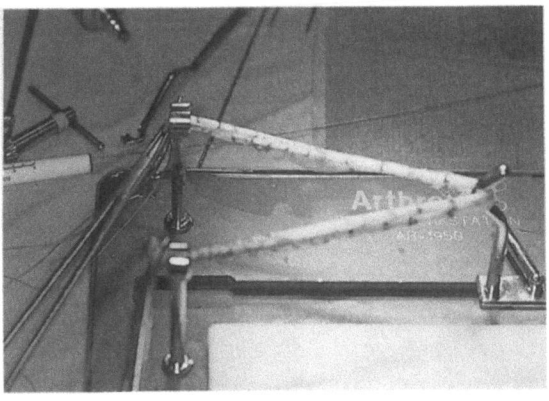

Abb 3. Präparation der Semitendinosussehne zur späteren Implantation. Sie wird mehrfach gefaltet, an den Enden an Fäden angeschlungen und vorgespannt

Fixierung. Da bei dieser Technik keine Knochenblöcke vorhanden sind, gibt es eine größere Variante von Fixationmöglichkeiten. Zunächst werden die Fäden, an welche das Transplantat angeschlungen wird, außerhalb der Bohrkanäle mit Metallklammern fixiert oder an Corticalisschrauben geknüpft. Zur femoralseitigen Fixierung erfolgte dann die Entwicklung von knopfähnlichen Implantaten, welche von artikulärseitig durch den femoralen Bohrkanal nach proximal durchgezogen werden und dort durch Verkippung eine stabile Fixierung ohne eine größere zusätzliche Inzision ermöglichen. Aufgrund der in der Folge aufgetretenen Erweiterung der Bohrkanäle in radiologischen Kontrolluntersuchungen (meist ohne klinisches Korrelat) sind Überlegungen zu neuen Fixationsmöglichkeiten aufgekommen [21].

Neue Methoden der Fixierung wurden entwickelt um eine gelenknähere Fixierung zu erreichen, und damit einen eventuellen sekundären Stabilitätsverlust einzuschränken. Dies erreicht man zum einen über einen im lateralen Femurcondylus verankerten Pin um welchen die Zügel des Transplantates geschlungen werden (Transfix® der Fa. ARTHREX). Eine andere Möglichkeit ist das zusätzliche Einstössen von Spongiosazylindern in die Bohrkanäle in der OATS-Technik von Imhoff, um somit ein Verklemmen und ein besseres knöchernes Einheilen des Sehnenbündels zu erreichen. Als weitere Möglichkeit wird mittlerweile auch die direkte Verankerung mit biodegradierbaren Interferenzschrauben angewendet [32].

Weitere Möglichkeiten: Quadrizepssehne, Plantarissehne, Allograft

Von den meisten Operateuren werden die oben beschriebenen Techniken unter Verwendung des mittleren Patellarsehnendrittels oder der Semitendinosus-/Gracilissehne praktiziert. Einige Operateure verwenden jedoch auch andere Transplantate, wie das mittlere Drittel der Quadrizepssehne, welche dann mit einem patellären Knochenblock entnommen wird [29]. Die Implantation entspricht der Patellarsehnentechnik, wobei hier nur ein knöchern armiertes Ende zur Verfügung steht. Einige Operateure verwenden auch die Sehne des M. plantaris, welche meist beidseits entnommen werden muß um eine ausreichende Stärke zu erhalten [15].

In bestimmten Fällen wie Revisionseingriffe, kombinierte Verfahren oder bei vorbestehenden patellären Beschwerden bietet sich die Verwendung eines Allograftes an, um die Operationszeit zu verkürzen und das operative Trauma durch Vermeidung der autologen Transplantatentnahme zu verringern [18]. Als Allograft wird in der Regel eine beidseits knöchern armierte Patellarsehne verwendet, welche entsprechend der autologen Implantationstechnik präpariert, eingebracht und fixiert wird.

Zusatzeingriffe

Verletzungen des ACL treten häufig in Kombination mit anderen Schäden des Kniebinnenraumes auf, welche ebenfalls einer operativen Therapie bedürfen. Desweiteren führen unbehandelte Instabilitäten des Kniegelenkes zu Sekundärfolgen wie Meniskus- und Knorpelschäden, so daß bei verzögerter Versorgung oft kombinierte Operationsverfahren notwendig werden [18].

Kombinierte vordere und hintere Kreuzbandersatzplastik

Durch höhere Gewalteinwirkungen oder kombinierte Verletzungsmechanismen können auch Rupturen des vorderen und hinteren Kreuzbandes kombiniert auftreten. In diesen Fällen liegt oft eine Luxation bzw. Subluxation des Kniegelenkes vor, so daß unbedingt eine weitergehende

Diagnostik auf Begleitverletzungen, insbesondere Verletzungen der Poplitealgefäße erfolgen muß.

In einigen Fällen kommt es aber auch bei posteriorer Instabilität nach unversorgter hinterer Kreuzbandruptur durch ein erneutes Trauma zu einer Ruptur des vorderen Kreuzbandes und zusätzlichen anterioren Instabilität.

Bei Vorliegen einer kombinierten anterioren und posterioren Instabilität sollte eine kombinierte Ersatzplastik des vorderen und hinteren Kreuzbandes erfolgen [6]. Hierzu sind verschiedene Kombinationsmöglichkeiten für die benötigten zwei unterschiedlichen Implantate möglich, wobei auch die Möglichkeit der Verwendung eines oder zwei Allografts mit in die operative Planung einbezogen werden sollte.

Nach der diagnostischen Arthroskopie und Transplantatentnahme erfolgt in arthroskopischer Technik das Freipräparieren des gesamten Intercondylärraumes um eine exakte Übersicht über die entsprechenden Insertionspunkte der Plastiken zu erhalten. Hierbei ist ein spezielles Instrumentarium notwendig um die posteriore Tibiakante vom Weichteilgewebe zu befreien. Dann sollten zunächst für das PCL-Transplantat der femorale Bohrkanal am superomedialen Dach der Notch und der tibiale Bohrkanal von anterior zur posterioren Tibiakante unter Sicht mit der 70° Grad-Optik und ggfs. Bildwandlerkontrolle angelegt werden. Dann erfolgt die Anlage der Bohrkanäle für das ACL-Transplantat in der oben beschriebenen Technik in üblicher Weise, wobei darauf geachtet werden muß, daß sich die beiden tibialen Bohrkanäle für PCL- und ACL-Transplantat nicht kreuzen. Als nächstes erfolgt das Einbringen des PCL-Transplantates und die Fixierung desselben in gehaltener, leichter vorderer Schublade. Daraufhin wird das ACL-Transplantat in der üblichen Technik (s. o.) eingebracht und fixiert [24]. Die Nachbehandlung sollte sich an der Nachbehandlung von PCL-Plastiken orientieren, da im Verlauf eine verbleibende posteriore Instabilität das größere Risiko darstellt.

Meniskuschirurgie/Knorpelchirurgie

Bei Rotationstraumen des Kniegelenkes, welche zu ACL-Rupturen führen, sind häufig auch Verletzungen des medialen Meniskus die Folge. Ebenso kommt es bei nicht operativ versorgten anterolateralen Instabilitäten durch die Fehlbelastung des medialen Kompartimentes im weiteren Verlauf oft zu sekundären Schäden des medialen Meniskus und des Knorpelüberzuges im medialen Kompartiment, letztere häufig in der Hauptbelastungszone des Femurcondylus. In diesen Fällen ist eine kombinierte operative Therapie anzustreben, um langfristige Beschwerdefreiheit zu erreichen.

Bei Korbhenkelrissen in der vaskularisierten Zone ist die Refixation durch Naht oder mit einem der Ankersysteme (z. B. Darts®, Fa. ARTHREX) durchzuführen, bei Menikusläsionen anderer Art sollte die sparsame Teilresektion erfolgen. Verbleiben größere Meniskusdefekte, ist bei jüngeren Patienten die Implantation eines Kollagenmeniskus (CMI®, Fa. SULZER) oder die allogene Meniskustransplantation zu diskutieren.

Bei begrenzten Knorpeldefekten im Bereich des Femurcondylus kommen heute Ersatztechniken wie die Transplantation von autologen Knorpel-Knochenzylindern (OATS®) [3, 12, 19] oder die autologe Chondrozytenimplantation [4, 8] zur Anwendung.

Umstellungsosteotomie

Für eine optimale Stabilität im Kniegelenk ist eine gerade Beinachse von großer Bedeutung.

Bei einer Valgusfehlstellung im Kniegelenk kommt es über eine vermehrte Zugbelastung im med. Kompartiment zu einer vermehrten Belastung des medialen Kollateralbandes und auch des ACL. Bei der Durchführung einer Ersatzplastik ist daher die Kombination mit einer varisierenden, supracondylären Umstellungsosteotomie zu diskutieren, um einer Elongation des Implantates vorzubeugen.

Eine varische Beinachse führt zu keiner vermehrten Belastung des ACL. Sie führt jedoch über eine vermehrte Druckbelastung zu einer Mehrbelastung des medialen Meniskus als sekundären Stabilisator und auch zu einer deutlichen Mehrbelastung des Knorpelüberzuges und des subchondralen Knochens im medialen Kompartiment, welche durch eine verbleibende anteromediale Restinstabilität noch vermehrt wird. Bei bestehenden Beschwerden im medialen Kniegelenkskompartiment oder, falls im Rahmen einer ACL-Plastik Zusatzeingriffe am medialen Meniskus oder eine Knorpelchirurgie im med. Kompartiment durchgeführt werden, sollte aus diesem Grund ebenfalls eine valgisierende Umstellungsosteotomie in Form einer

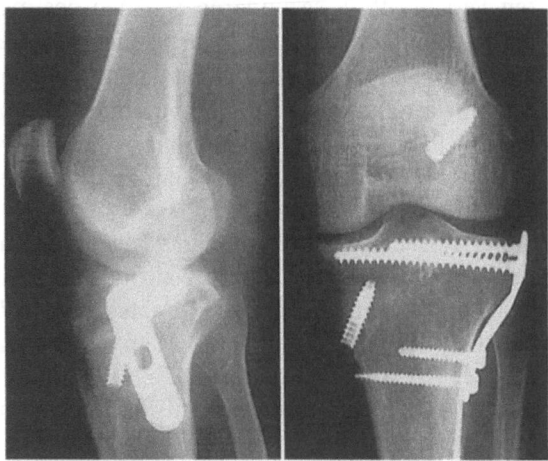

Abb 4. Postoperative Röntgenaufnahme nach kombinierter ACL-Ersatzplastik und valgisierender Umstellungsosteotomie bei ACL-Ruptur, Innenmeniskusruptur und Varusfehlstellung

HTO (hohe tibiale Osteotomie) erfolgen [27] (siehe Abb. 4). Bei älteren Patienten mit niedrigem Aktivitätsniveau ist eventuell sogar die Kombination von Meniskus-/Knorpelchirurgie mit valgisierender Umstellung ohne ACL-Plastik bei Überlastungsbeschwerden des med. Kompartimentes im Rahmen einer anteromedialen Instabilität als Therapie ausreichend.

Nachbehandlung

Für die langfristige Wiedererlangung der Gelenkfunktion ist die postoperative Nachbehandlung von größter Bedeutung. Hier ist eine enge Zusammenarbeit zwischen Operateur und Physiotherapeuten notwendig, um ein optimales Ergebnis zu erzielen.

Bereits vor der Operation muß der Patient über die Nachbehandlung informiert und aufgeklärt werden, damit er sein soziales Umfeld auf den Verlauf abstimmen kann und ein günstiger Operationszeitpunkt gewählt wird. Während der Operation kann durch sorgfältiges Ausspüllen des Bohrmehls und ggfs. durch Einlage von Redondrainagen mit ausreichendem Volumen einem postoperativen Anschwellen des Kniegelenkes vorgebeugt und damit zum zügigen Beginn der Mobilisation beigetragen werden. Direkt postoperativ wird das operierte Kniegelenk in einer Kunststoffschiene gestreckt hochgelagert, da das Erreichen der vollen Streckfähigkeit in der frühen Nachbehandlung im Vordergrund steht. Am Operationstag kann bereits mit der passiven Bewegungstherapie auf der automatischen Bewegungsschiene begonnen werden. Am Tag nach der Operation erfolgt erneut eine Information des Patienten über Ziele der Rehabilitation, Zeitablauf und Verhaltensweisen. Um ein Anschwellen des Kniegelenkes zu vermeiden, erfolgt zunächst die Mobilisation an Unterarmgehstützen mit Teilbelastung. Unter Überwachung des Gangbildes kann nach alleiniger ACL-Ersatzplastik rasch zur Vollbelastung übergegangen werden. Begleitend kommen abschwellende Maßnahmen wie Kühlung (Cryo-Caff®, Fa. AIRCAST), Lymphdrainage und medikamentöse Therapie mit Antiphlogistika zum Einsatz. Die Verwendung von Orthesen zur Nachbehandlung ist nicht unbedingt notwendig, fördert aber die Rückgewinnung der propriozeptiven Fähigkeiten [30, 31], und ist vor allem bei Sportlern indiziert, welche im weiteren Verlauf eine Orthese zur Wiedereingliederung in ihre Sportdisziplin verwenden. Zunehmend mit der Wundheilung kommen eine Vielzahl von physiotherapeutischen Behandlungsmethoden zum Einsatz, welche die Mobilisierung und muskuläre Stabilisierung des Kniegelenkes zum Ziel haben. Nach 4 bis 8 Wochen ist das erste Stadium der Nachbehandlung abgeschlossen und es sollte mit dem zweitem Stadium begonnen werden, in welchem die muskuläre Kräftigung durch medizinische Trainingstherapie und die Förderung der propriozeptiven Fähigkeiten im Vordergrund stehen. Zunächst erfolgt die Kräftigung der Kniebeugemuskulatur (Hamstrings) da diese einer vorderen Schublade entgegenwirken und somit das Transplantat schützen. Bei dem muskulären Aufbautraining ist auf die Anwendung von Übungen im geschlossenem System zu achten, Übungen im offenem System sollten erst 6 Monate postoperativ durchgeführt werden [26]. In der Endphase der Rehabilitation wird das gesamte Funktionssystem durch das Einüben von Bewegungsmustern, bei Sportlern durch ein sportartspezifisches Training, schrittweise auf die volle Belastungsfähigkeit vorbereitet [2]. Im Rahmen der gesamten Rehabilitation sollten regelmäßige Nachuntersuchungen durch den Operateur erfolgen.

Literatur

1. Adam F, Pape D, Steimer O, Kohn D (1999) Stabilität der transtibialen Interferenzverschraubung bei ACL-Plastiken mit dem mittleren Patellasehnendrittel-Eine RSA-Studie, 16. Kongreß der deutschsprachigen Arbeitsgemeinschaft für Arthroskopie, Abstractband.
2. Auracher M (1998) Rehabilitation nach vorderer Kreuzbandverletzung, 1. Murnauer Symposium Traumatologie für Sportmediziner, Abstractband
3. Bobic V (1996) Arthroscopic osteochondral autograft transplatation in anterior cruciate ligament. Knee Surg Sport Traumat Arthrosc 3:262–264
4. Brittberg M, Lindahl A, Nilsson A, Ohlsson C, Isaksson O, Peterson L (1994) Treatment of deep cartilage defects in the knee with autologous chondrocate transplantation, N Engl J Med 331:889–95
5. Clancy WG, Shelbourne KD, Zoellner GB, Keene JS, Reider B, Rosenberg TD (1983) Treatment of knee instability secondary to rupture of the anterior cruciate ligament. J Bone Joint Surg (Am) 65:310–322
6. Clancy WG, Smith L (1991) Arthroscopic anterior and posterior cruciate reconstructive technique. Annales Chir Gynaecol 80:141–148
7. Eichhorn J (1998) Strategische Überlegungen bei der Versorgung einer vorderen Kreuzbandruptur, Dt. Zeitschr Sportmedizin, S1:226–227
8. Erggelet C, Steinwachs M (1998) Autolgous chondrocyte transplantation: Chondrocyte culturing and clinical aspects, In: Stark GB, Horch R, Tanzcos EW (eds) Biological matrices and tissue reconstruction. Springer, Heidelberg New York Tokyo, pp 189–193
9. Fu FH, Bennett CH, Ma CB, Menetrey J, Lattermann C (2000) Current Trends in anterior cruciate ligament reconstruction. Am J Sports Med 28:124–128
10. Grontveldt T, Engebretsen L, Benum P, et al (1996) A prospective, randomized study of three operations for acute rupture of the anterior cruciate ligament. Five-year follow-up of one hundred and thirty-one patients. J Bone Joint Surg 78A:159–168
11. Gulman B, Mollaian S, Tomak Y (1999) Femoral fixation of patellar tendon grafts using the boneblock locking technique in ACL reconstruction. A biomechanical study. Bull Hosp Jt Dis 58(2):71–75
12. Hangody L (1997) Erfahrungen mit der Mosaikplastik bei Knorpelschäden. Vortrag 46. Jahrestagung norddeutscher Orthopäden, Bremen
13. Harner CD, Baek GH, Vogrin TM, Carlin GJ, Kashiwaguchi S, Woo SLY (1999) Qantitative analysis of human cruciate ligament insertions. Arthroscopy 7:741–749
14. Hempfling H (1995) Arthroskopisch kontrollierte Bandoperationen. Farbatlas der Arthroskopie großer Gelenke, 2. Auflage S 879–894
15. Henche HR (1997) Kreuzbandersatz unter Verwendung der 8-fach gefalteten Plantarissehne. Z Orthop 135(2):S6
16. Ho CP, Marks PH, Steadman JR (1999) MR imaging of knee anterior cruciate ligament and associated injuries in skiers. Magn Reson Imaging Clin N Am Feb 7(1):117–130
17. Honl M, Müller V, Morlock M, Dierk O, Betthäuser A, Müller G, Schneider E (1998) Altersabhängigkeit der Fixationsfestigkeit der ACL-Plastik. Dt Zeitschr Sportmedizin S1:233–236
18. Imhoff AB, Burkart A (Hrsg) (1998) Knieinstabilität-Knorpelschaden, das instabile Knie und der Knorpelschaden des Sportlers. Steinkopff, Darmstadt
19. Imhoff AB, Öttl G (1998) Osteochondrale Autograft-Transplantation in verschiedenen Gelenken. In: Imhoff AB, Burkart A (eds) Knieinstabilität-Knorpelschaden, I. Steinkopff, pp 88–96
20. Imhoff AB, Treibel W (1994) Arthroskopische versus offene ACL-Plastik mit freiem Ligamentum Patellae-Transplantat - Eine prospektive Vergleichsstudie. In: Kohn D, Wirth CJ (Hrsg) Arthroskopische versus offene Operationen. Fortschritte in der Arthroskopie, Band 10. Enke, Stuttgart, S 63–74
21. Jansson KA, Harilainen A, Sandelin J, Karjalainen PT, Aronen HJ, Tallroth K (1999) Bone tunnel enlargement after anterior cruciate ligament reconstruction with the hamstring autograft and endobutton fixation techniqua. A clinical, radiographic and magnetic resonance imaging study with 2-Years follow-up. Knee Surg Sports Traumatol Arthrosc 7(5):290–295
22. Kurosawa H, Yasuda K, Yamakoshi et al (1991) An experimental evaluation of isometric placement for extraarticular reconstructions of the anterior cruciate ligament. Am J Sports Med 19:384–388
23. Marti C, Imhoff AB, Bahrs C et al (1997) Metallic versus bioabsorble interference screw fixation of bone-patellar tendon-bone autograft in arthroscopic anterior cruciate ligament reconstruction. Knee Surg Sports Traumatol Arthrosc 5:217–221
24. Martinek V, Imhoff AB (1998) Combined anterior cruciate ligament and posterior cruciate ligament injury - technique and results of simultaneous arthroscopic reconstruction. Zentralbl Chir 123(9): 1027–1032
25. Merl T, Gerhardt P (1998) MRT bei Kniegelenksverletzungen. In: Imhoff AB, Burkart A (Hrsg) Knieinstabilität-Knorpelschaden. Steinkopff, S 21–26
26. Päßler HH, Shelbourne KD (1993) Biologische, biomechanische und klinische Konzepte zur Nachbehandlung nach Bandeingriffen am Knie. Orthopäde 22:421–435
27. Roscher E, Martinek V, Imhoff AB (1998) Kombinierte vordere Kreuzbandplastik und valgisierende hohe Tibiaosteotomie. Zentralbl Chir 123(9): 1019–1026
28. Schmidt-Wiethoff R, Kindervater M, Becker U, Bauer G (1999) Transplantatversagen nach vorderer Kreuzbandplastik-einzeitiger Transplantatersatz aus Ligamentum patellae in arthroskopischer press-fit-Technik. 16. Kongreß der deutschsprachigen Arbeitsgemeinschaft für Arthroskopie Abstractband

29. Stäubli HU, Jakob RP (1997) Central quadriceps tendon for anterior cruciate ligament reconstruction. Am J Sports Med (Sep-Oct) 25(5):725–727
30. Temme C, Schwammborn T, Yaniv, Imhoff AB (1999) Orthesis after ACL-Reconstruction – an advantage? Int J Sports Med 20:S115
31. Temme C, Schwammborn T, Yaniv M, Imhoff AB (1999) Orthese nach ACL-Plastik – Vor- oder Nachteil? Dt Z Sportmed 50(Sep):S126
32. Weiler A, Hoffman RFG, Bail HJ, Rehm O, Südkamp NP (1999) Die direkte knochenblockfreie Sehnenverankerung mit Interferenzschrauben beim ACL-Ersatz in vivo. 16. Kongreß der deutschsprachigen Arbeitsgemeinschaft für Arthroskopie. 08./09.10.99, Abstractband

Rekonstruktion des vorderen Kreuzbandes mit der Semitendinosussehne

M. Strobel

Einleitung

Rekonstruktionen des vorderen Kreuzbandes (VKB) zählen zu den sehr häufig durchgeführten bandrekonstruktiven Eingriffen am Bewegungsapparat. Als Rekonstruktionsmaterial stehen neben einem Patellasehnendrittel (mediales, mittleres oder laterales Drittel) die Semitendinosussehne (ST-Sehne) in der Quadrupeltechnik oder Tripletechnik aber auch die Kombination von ST- und Gracilis-Sehne zur Verfügung [2, 4, 10, 21, 25, 30].

In einer bundesweiten Befragung nach dem Rekonstruktionsmaterial verwendeten 1994 13,5% der chirurgischen und orthopädischen Kliniken die ST-Sehne als VKB-Ersatz [19]. Dieser Prozentsatz ist in den letzten Jahren deutlich angestiegen, so daß heute zur Hälfte die Patellasehne und die ST-Sehne als Kreuzbandersatz verwendet werden. Dieser deutliche Anstieg resultiert aus den Vor- und Nachteilen der VKB-Rekonstruktion mit einem Drittel aus dem Lig. patellae (BTB-Technik).

Vor- und Nachteile der Patellasehne

Die zahlreichen Vorteile der VKB-Rekonstruktion mit einem Drittel der Patellasehne hat zur weiten Verbreitung dieser Technik geführt.
Vorteile dieser Technik (BTB-Technik) sind:
1. Variable Transplantatbreite
2. Immer vorhandenes Sehnenmaterial
3. Primär feste Verankerung
4. Bestehenbleiben der aktiven Innenrotation
5. Ligamentisation erforscht. Der Umbauprozeß dieses Transplantates wurde intensiv erforscht. Nach anfänglicher Primärstabilität tritt eine Schwächeperiode nach 2-3 Monaten auf. Individuell variabel nimmt die Transplantatfestigkeit nach 4-7 Monaten wieder zu, um nach 8 bis 12 Monaten den maximalen Stabilitätszustand zu erreichen [8].
6. Schwächung des Antagonisten
7. Methode mit guten und sehr guten Ergebnissen.

Über Jahre hinaus konnten mit dieser Rekonstruktionstechnik gute und sehr gute Ergebnisse erzielt werden.

Den Vorteilen stehen aber gravierende Nachteile der BTB-Technik gegenüber:
1. Traumatisierende Entnahme. Da bei der Operation nicht nur der mittlere Teil des Lig. patellae sondern auch anhängende Knochenblöcke im Bereich der Patella und Tuberositas tibiae entnommen werden, muß die Entnahme als traumatisierend bezeichnet werden [1, 20, 27, 28].
2. Störung des Streckapparates
3. Postoperativer femoropatellarer Schmerz [20]
4. Probleme beim Hinknien
5. Steifes Transplantat
6. Gefahr des Cyclopssyndroms [17]
7. Gefahr einer Patellafraktur
8. Gefahr des Risses der Quadricepssehne oder des Lig. patellae [7, 11]
9. Gefahr einer Patella infera
10. Gefahr einer Hoffa-Hernie
11. Verletzung des Pes anserinus.

Der wesentliche Nachteil dieser Operationstechnik liegt in den auf die Entnahmetechnik folgenden Problemen (donor side-Probleme). So klagten in einer Studie von Otto et al. [25] postoperativ noch 17% der Patienten über persistierende Schmerzen im Bereich der Entnahmestelle. Oft wird von Patienten auch über Sensibilitätsstörungen berichtet [9]. Persistierende Schmerzen im Bereich der Patella stellen ein sehr häufiges Problem dar, das in der Literatur zwischen 24 bis 54,5% eingestuft wird [20]. Auch bei einer rein arthroskopischen Technik zeigte sich eine Inzidenz von 14 bis 25% femoropatellarer Schmerzen [4, 10].

Die wesentliche Problematik besteht aber darin, daß bei eingetretenen donor side-Problemen der therapeutische Ansatz zur Behebung dieser Probleme extrem schwierig ist. Häufig sind derartige Probleme nur unzureichend zu therapieren, so daß die Patienten mit den Schmerzen „leben müssen".

Vor- und Nachteile ST-Sehne

Neben Vorteilen sind auch Nachteile der ST-Sehne bei Verwendung als vorderes Kreuzbandtransplantat zu berücksichtigen.

Nachteile

1. Störung der Innenrotation
2. Weichteilhämatom nach Entnahme möglich
3. Nicht so gut erforscht wie Lig. patellae
4. Schwächung des Agonisten
5. Aufwendige Nähpräparation
6. Schwierige, manchmal zeitraubende Entnahmetechnik.

Besonders am Anfang ist die schwierige Entnahmetechnik ein Hindernis. Bei entsprechender Routine ist die Entnahme der ST-Sehne aber nicht so zeitintensiv wie die Entnahme des Lig. patellae.

Vorteile

1. Kleiner Schnitt zur Entnahme
2. Streckapparat bleibt unangetastet
3. Keine Probleme im Bereich der Patellaspitze
4. Keine Probleme im Bereich der Tuberositas tibiae
5. Hautschnitt in ruhigem Gebiet
6. Günstiges Elastizitätsmodul
7. Geringeres Risiko eines Cyclopssyndroms.

Zusammenfassend ist festzustellen, daß die ST-Sehnenentnahme zu wesentlich geringeren Transplantatentnahmeproblemen (donor side-Problemen) führt. So konnten Webb et al. [30] in einer vergleichenden Studie bei 31% der mit der BTB-Technik operierten Patienten und nur bei 5% mit einer ST-Sehne operierten Patienten patellofemorale Schmerzen nachweisen.

Auf Grund der Vor- und Nachteile des jeweiligen Rekonstruktionsmaterials begannen wir 1994 mit der Rekonstruktion des VKB durch die ST-Sehne. Bereits 1996 wurde zu über 95% die ST-Sehne als Rekonstruktionsmaterial verwendet, wobei die Sehne femoral mit einem Fixationsbutton [5] und tibial zunächst mit einer Schraube mit Unterlegscheibe dann ab 1996 mit einem tibialen Fixationsbutton fixiert wurde. Die ST-Sehne wird dabei als Vierfachstrang verwendet, sofern sie länger als 24 cm ist. Bei kürzeren Sehnen erfolgt die Rekonstruktion als Dreifachstrang. Übersteigt der Gesamtdurchmesser des Viererstrangs 8,5 mm erfolgt die Rekonstruktion in der femoralen Doppelkanaltechnik. Im Folgenden wird zunächst die verwendete Operationstechnik in der Einkanaltechnik beschrieben.

Lagerung

Der Patient wird in Rückenlage gelagert, wobei seitlich ca. handbreit proximal der Patellabasis lateral eine Seitenstütze am Operationstisch angebracht wird. Ist eine Arthroskopie zur Sicherung des intraartikulären Befundes nötig, erfolgt dies bei gestrecktem Kniegelenk. Zur ST-Sehnenentnahme und zur Bandrekonstruktion wird der Unterschenkelteil auf 90° abgeklappt. Der Operateur sitzt sowohl bei der Arthroskopie als auch bei der Rekonstruktion. Der Fuß des Patienten ruht dabei auf dem Oberschenkel des Operateurs, der durch Veränderung seiner Sitzposition sehr exakt den Beugewinkel des Kniegelenkes modifizieren kann.

Instrumentarium

Zur VKB-Rekonstruktion ist ein spezielles Instrumentenset erforderlich (Abb. 1).

1. *Sehnenboard.* Auf diesem Board werden die Sehnen vorbereitet, gesäubert und mit Nähten fixiert. Das Sehnenboard enthält eine Spannvorrichtung, um das Transplantat vorzuspannen. Ausserdem ist eine Meßskala vorhanden, um das Transplantat zu kalibrieren (siehe unten). Der Durchmesser des Transplantates sollte im gespannten Zustand auf dem Sehnenboard mit einer Genauigkeit von 0,5 mm bestimmt werden können.

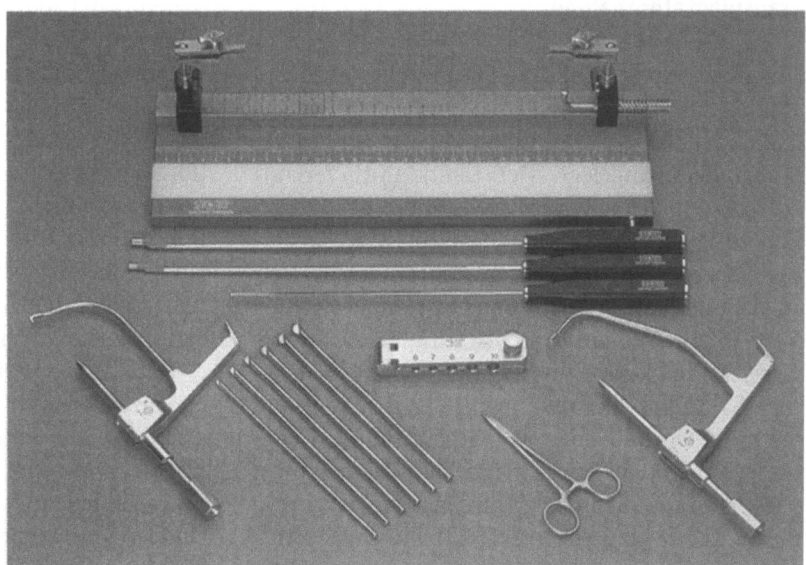

Abb. 1. Basisinstrumentarium zur VKB- und HKB-Rekonstruktion mit Sehnenboard, Kopfbohrern, tibialen Zielgeräten, Sehnenstärketester, Sehnenstripper (Fa. Karl Storz)

2. *Kanülierte Kopfbohrer.* Diese Bohrer sind in Durchmessern von 4,5 bis 10 mm in 0,5 mm-Schritten erforderlich.
3. *Sehnenstripper.* Zur Entnahme der ST-Sehnen ggfl. auch der Gracilissehne ist ein Sehnenstripper erforderlich.
4. *Längenmesser.* Zur Bestimmung der Länge des femoralen Kanals ist der Längenmesser erforderlich.
5. *Tibiales Zielgerät.* Das tibiale Zielgerät sollte so konzipiert sein, daß die Länge des tibialen Bohrkanales vor dem Bohrvorgang abgelesen werden kann. Damit wird ein zu langer aber auch ein zu kurzer tibialer Bohrkanal vermieden.
6. *Femorales Zielgerät.* Das femorale Zielgerät wird an die over-the-top-Position angelegt, nachdem es zuvor durch den tibialen Kanal eingeführt wurde. Da Transplantate mit verschiedenen Durchmessern verwendet werden, sind verschiedene Unterstellungen des Zielgerätes notwendig, um sich entsprechend dem Transplantatdurchmesser der over-the-top-Position anzunähern. Es sind Unterstellungen von 5,5 mm (Transplantatdurchmesser ≥9 mm), 4 mm (Transplantatdurchmesser 7 und 8 mm) und 3 mm (Transplantatdurchmesser <7 mm) vorhanden.
7. *Bohrdrähte mit Öse und K-Drähten.* Zur Plazierung des femoralen und tibialen Bohrkanals sind spezielle Drähte erforderlich (2,4 mm-Kirschnerdrähte, die speziell gehärtet sind, um eine exakte Plazierung zu gewährleisten). Zur Plazierung des femoralen Kanales ist ein Bohrdraht hilfreich, da die laterale Femurkortikalis tangential beim Bohrvorgang getroffen wird. Ein „normaler" K-Draht würde sehr leicht von der harten Corticalis in Richtung des femoralen Markraums abgelenkt.
8. *Sehnenstärketester.* Mit dem Sehnenstärketester wird der Transplantatdurchmesser in 0,5 mm-Schritten exakt bestimmt.

Operationstechnik

Im Folgenden wird die Operationstechnik (Einkanaltechnik) in den einzelnen Operationsschritten beschrieben.

Arthroskopie

Ist die Diagnose nicht eindeutig gesichert und besteht über die Indikation der VKB-Rekonstruktion auch nach der Narkoseuntersuchung noch Unklarheit, wird zuvor eine Arthroskopie durchgeführt. Zeigen sich hier die VKB-Ruptur und instabilitätsbedingte Veränderungen, wird die VKB-Rekonstruktion durchgeführt. Sind die präoperative klinische Untersuchung und die Narkoseuntersuchung eindeutig, wird sofort mit der Transplantatentnahme begonnen.

Transplantatentnahme

Das Kniegelenk wird auf 90° gebeugt und ein Hautschnitt ca. 1 cm medial und 5 bis 10 mm distal der Tuberositas tibiae auf der anteromedialen Seite angelegt. Der Hautschnitt verläuft parallel zur Tibiavorderkante auf einer Länge von ca. 3 cm. Das Subkutangewebe wird mit einer Schere gespreizt und auf die Unterschenkelfaszie und den Pes anserinus vorpräpariert. Im Bereich des Pes anserinus ist eine Sehne in der Regel zu palpieren, die vom Anfänger leicht für die ST-Sehne gehalten wird (Abb. 2). Diese Sehne entspricht aber der Gracilissehne. Distal dieser so gut tastbaren Sehne wird ein Schnitt parallel zum Sehnenverlauf plaziert und die Bursa damit unterhalb der Gracilissehne eröffnet. Wird die Bursa mit einer Pinzette weggehalten, erkennt man am Unterrand des Schnittes eine flache, eher klein erscheinende Sehne, die der ST-Sehne entspricht. Mit einer gebogenen Klemme wird diese Sehne hervorluxiert, dann mit einem Faden angeschlungen und anschließend in Richtung des Ansatzes präpariert. Mit einem Skalpell wird der Ansatzbereich vorgeschnitten, um eine komplette periostale Ablösung zu gewährleisten. Im Periost sind zudem zahlreiche Wachstumsfaktoren enthalten, die das spätere Einwachsen des Transplantates in den Bohrkanälen unterstützen. Darüber hinaus ist durch die periostale Ablösung des Sehnenansatzes eine Verlängerung der Gesamtsehne um 1–2 cm zu erzielen.

Der Faden und das tibiale Sehnenende werden durch den Sehnenstripper gefädelt und dieser hervorgeschoben. Zuvor müssen die zahlreichen Verbindungszüge der ST-Sehne zum medialen Kopf des Gastrocnemius, zur Gracilis- und zur Semimembranosussehne mit einer Schere durchtrennt werden. Ist dies nicht erfolgt, besteht die Gefahr, das der Sehnenstripper durch die Sehnenzuläufe in eine falsche Richtung abgelenkt wird und der eigentliche Sehnenverlauf nicht weiter verfolgt werden kann. Die entnommene Sehne ist dann nur 12–14 cm lang. Daher ist peinlich genau darauf zu achten, daß sämtliche Verbindungsstränge vor dem Strippen durchtrennt werden.

Der Sehnenstripper wird vorsichtig unter gleichzeitigem Zug am ST-Sehnenkörper vorgeschoben. Die Sehne wird mit einem Tupfer fixiert, um Mazerationen zu vermeiden.

Anschließend wird ein 1 mal 1 cm großer Periostlappen entnommen (Wachstumsfaktoren). Dieser wird nach der Transplantatpräparation auf den Transplantatanteil aufgenäht, der in den femoralen Kanal eingezogen wird.

Arthroskopie

Nach der Sehnenentnahme wird die Sehne vom Assistenten weiter vorbereitet (siehe unter Abschnitt „Sehnenvorbereitung", S. 39). Der Operateur führt die weiteren arthroskopischen Maßnahmen durch. Der Arthroskopzugang wird hoch anterolateral nahe der Patellaspitze und dem Lig. patellae angelegt. Eine zu weit laterale Plazierung ist zu vermeiden, da hierdurch die Übersicht über die Innenseite des lateralen Femurcondylus und die over-the-top-Position erschwert wird.

Der Instrumentenzugang wird hochmedial angelegt, um ein leichtes Einführen des tibialen Zielgerätes zu gestatten und die Maßnahmen im Bereich der Area intercondylaris anterior und der Fossa leicht durchführen zu können. Es wird nach intraartikulären Knorpel- und Meniskusveränderungen gesucht, insbesondere basisnahe Meniskusläsionen im Innen- und Außenmeniskushinterhornbereich ausgeschlossen, da diese oft als instabilitätsbedingt einzustufen sind. Gegebenenfalls erfolgt hier eine arthroskopische Refixation.

Zunächst werden eine evtl. vorhandene Plica infrapatellaris und im Gelenkbereich flottierende Kreuzbandreste entfernt, bevor die Innenseite des lateralen Femurcondylus debridiert werden kann. Ein distaler VKB-Stumpf wird so weit wie möglich belassen, um eine Abdeckung des Transplantates zu erreichen und ein Eintreten

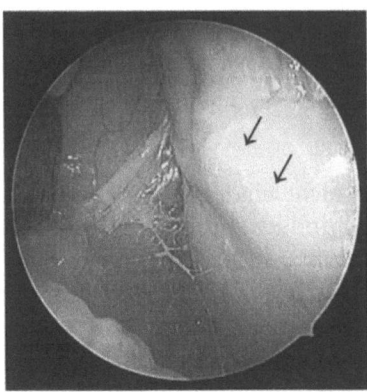

Abb. 2. Vorpräparation auf den Pes anserinus. Die dicke leicht sichtbare Sehne (Pfeile) entspricht der Gracilissehne. Distal davon liegt die ST-Sehne

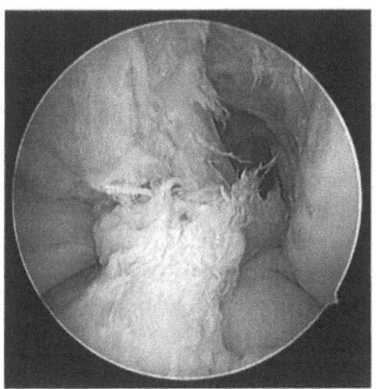

Abb. 3. Debridement der Fossa bis auf den distalen VKB-Stumpf

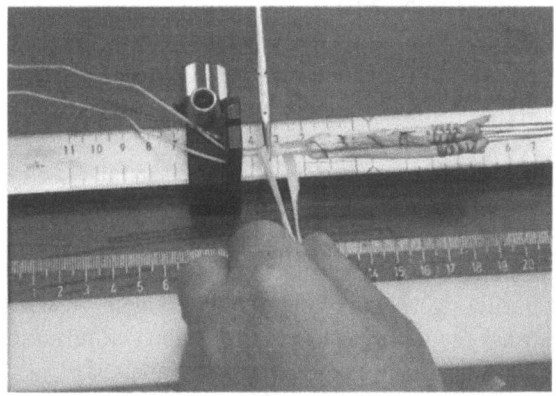

Abb. 4. Vorspannen des Transplantates auf dem Sehnenboard

von Synovialflüssigkeit in den tibialen Kanal zu verhindern (Abb. 3).

Besonders wichtig ist es, die over-the-top Position eindeutig zu identifizieren und darzustellen. Ein kleiner knöcherner Vorsprung kann hier irritierend sein (residents-ridge). Dieser knöcherne Vorsprung wird, falls vorhanden, mit der Kugelfräse entfernt.

Sehnenvorbereitung

Zunächst wird die Länge der ST-Sehne bestimmt. Beträgt diese weniger als 24 cm, ist zu entscheiden, ob die Gracilissehne zusätzlich entnommen wird, um ein ausreichend langes Transplantat zu erhalten oder ob ein Dreierstrang ausreicht. Läßt sich mit einem Dreierstrang ein Durchmesser von 8 cm erreichen, ist dies ausreichend. Ansonsten wird die Gracilissehne entnommen.

Anschließend wird die Sehne von Muskelgewebe befreit und in der Mitte halbiert. Aufgefaserte Sehnenenden werden entfernt. Der Sehnenkörper, angenommen, sei eine Sehnenlänge von 28 cm, wird in der Mitte halbiert, so daß zwei 14 cm lange Stränge entstehen. Mit einem dicken Faden oder dem Dakronband, das später auch zur Transplantatfixation am Fixationsbutton verwendet wird, wird zunächst der Sehnendurchmesser bestimmt, indem die Sehnenschlaufen angeschlungen und durch den Sehnenstärketester gezogen werden.

Beträgt der Durchmesser des Viererstranges 8 mm, erfolgt eine femorale Einkanaltechnik, umfaßt er mehr als 8,5 cm, wird die Doppelkanaltechnik (siehe unten) bevorzugt.

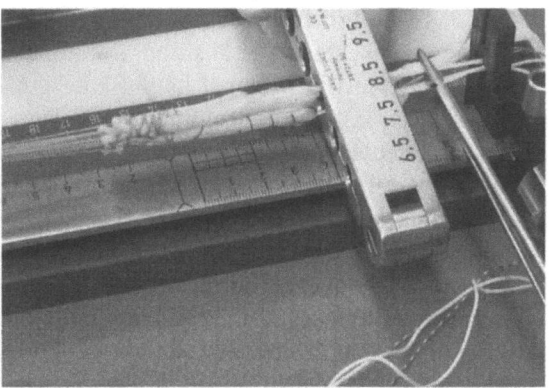

Abb. 5. Exakte Bestimmung des Transplantatdurchmessers

Die einzelnen Sehnenstränge werden auf dem Sehnenboard eingespannt und die Sehnenenden mit durchgreifenden Nähten auf jeder Seite mit einem nichtresorbierbaren Faden (z. B. Synthofil Stärke 2) fixiert. Mit beiden Sehnensträngen wird in identischer Weise verfahren, wobei die Fäden des stärkeren Sehnenstranges mit einem Knoten versehen, die Fäden des schwächeren Sehnenstranges mit zwei Knoten gekennzeichnet werden. Anschließend wird das Transplantat für ca. 5 Minuten vorgespannt, um eine parallele Ausrichtung der Kollagenfasern zu erreichen (Abb. 4). Hierzu wird der Fixationsbutton in eine spezielle Halterung eingeführt. In dieser Halterung werden zunächst durch die beiden mittleren Löcher des Fixationsbuttons das Fixationsband (Dakronband) eingezogen, in die peripheren Löcher wird jeweils ein kräftiger Faden als Zugfaden und ein dünnerer Faden als Flippfaden eingezogen. Anschließend wird noch einmal der Transplantatdurchmesser kontrolliert (Abb. 5).

Tibialer Bohrkanal

Ein wesentlicher Faktor zum Gelingen einer jeden VKB-Rekonstruktion, unabhängig welches Rekonstruktionsmaterial verwendet wird, ist die Positionierung des tibialen Bohrkanals [3, 14–16, 18, 22, 24]. Wird zudem der femorale Bohrkanal, wie bei dieser Technik, auch durch den tibialen Bohrkanal angelegt, ist dies ebenfalls zu berücksichtigen. Von der vertikalen Ausrichtung des tibialen Bohrkanals hängt somit auch die Ausrichtung des femoralen Kanals ab.

Eine zu anteriore Plazierung des tibialen Bohrkanals ist unbedingt zu vermeiden, da dies zu einem Notchimpingement des Transplantats und zur sekundären Transplantatelongation ggf. auch zu einem Transplantatversagen führen kann [3, 13–16]. In früheren Zeiten wurde dagegen eine mehr anteriore Position des tibialen Bohrkanals favorisiert, zumal häufig eine großzügige Notchplastik durchgeführt wurde. Dieser Trend ist heute rückläufig, nur noch bei ca. 5–10% unserer VKB-Rekonstruktionen ist eine Notchplastik notwendig.

Das tibiale Zielgerät wird über den hohen medialen Zugang eingeführt und ca. 5–7 mm vor der anterioren Zirkumferenz des HKB plaziert (Abb. 6). Der Bohrkanal beginnt ca. 1,5 cm medial der Tuberositas tibiae. Diese Ausrichtung ist wichtig, um einen zu steilen Verlauf des späteren femoralen Bohrkanals zu vermeiden (s. oben). Das tibiale Zielgerät wird mit dem Führungsstößel von außen angepreßt und zunächst die zu erwartende Länge des tibialen Kanals bestimmt. Die tibiale Kanallänge sollte zwischen 4 und 5 cm betragen, wobei bei kleineren Patienten eine Länge von 4 cm, bei großen Patienten eine Länge von 5 cm angestrebt wird. Bei einem längeren tibialen Bohrkanal (> 5 cm) gestaltet sich die Plazierung des femoralen Bohrkanals aufwendig, da die over-the-top-Position dann nur schwer (Flexionsgrad ca. 50–60°) zu erreichen ist.

Es wird zunächst ein K-Draht (Durchmesser 2,4 mm, gehärtet) plaziert und sein Austritt arthroskopisch kontrolliert. Der Draht wird zuerst mit einem 6 mm kanülierten Kopfbohrer und anschließend mit dem Bohrer des definitiven Transplantatdurchmessers – im genannten Fall seien es 8 mm – überbohrt. Der erste Zentimeter des tibialen Bohrkanals wird dann mit einem 9 mm-Bohrer erweitert. Dieses Vorgehen ermöglicht ein leichteres Einziehen des Transplantats und eine adäquate Plazierung des tibialen Fixationsbuttons (Endotack, siehe S. 43).

Alternativ zum Bohrvorgang kann auch Spongiosa aus dem tibialen Kanal entnommen werden. Hierzu wird nach Plazierung des K-Drahtes dieser zurückgezogen und ein Führungsdraht mit Kragen eingesetzt. Dieser wird von einer Hohlfräse (Durchmesser 6 oder 7 mm) manuell überbohrt und somit ein Kortikalis-Spongiosazylinder von ca. 3–4 cm Länge gewonnen. Dieses Material dient der zusätzlichen Transplantatfixation (additive femorale bzw. tibiale Fixation, siehe S. 43). Ein Ausbrechen von Eminentiaanteilen muß vermieden werden. Beim Bohrvorgang ist deshalb darauf zu achten, daß die Passage des Kopfbohrers in das Gelenk äußerst vorsichtig, d.h. ohne zu viel Druck erfolgt. Anschließend erfolgt das Überbohren mit dem 8 mm-Kopfbohrer und die Erweiterung des tibialen Eingangs über eine Strecke von 1 cm mit dem 9 mm-Bohrer.

Nach Plazierung des tibialen Bohrkanals werden intraartikulär verbliebene Spongiosabrösel aus dem Gelenk mit einer Spülkanüle entfernt.

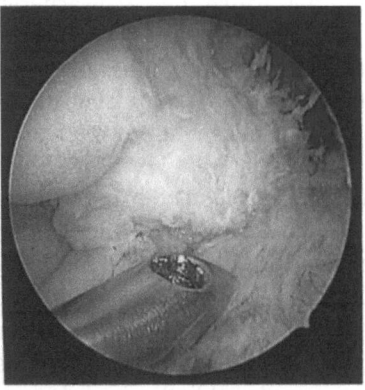

Abb. 6. Plazierung des tibialen Zielgerätes und Vorbohren des K-Drahtes

Femoraler Bohrkanal

Genau wie der tibiale Kanal muß auch der femorale Kanal weit genug posterior plaziert werden [6, 12]. Das femorale Zielgerät wird durch den tibialen Bohrkanal eingeführt und mit seiner „Nase" an der over-the-top-Position angelegt. Für das 8 mm im Durchmesser messende Transplantat wird das Zielgerät mit der Unterstellung von 4 mm verwendet. Hierdurch ist gewährleistet, daß der Bohrkanal eine ausreichend dorsale Position aufweist. Der femorale

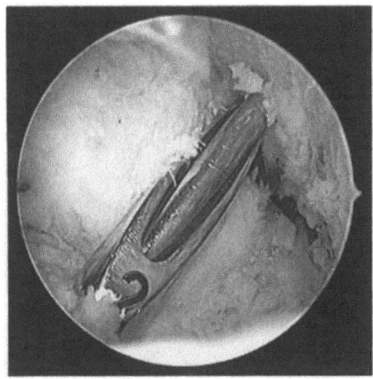

Abb. 7. Ansetzen des femoralen Zielgerätes an die over-the-top-Position und Vorbohren des Bohrdrahtes

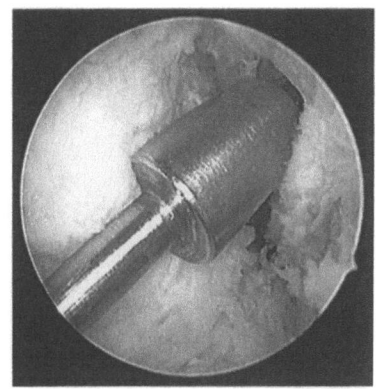

Abb. 8. Einsetzen des Kragendrahtes

Bohrkanal befindet sich bei einem rechten Kniegelenk bei 11 Uhr, beim linken Kniegelenk bei 1 Uhr.

Ein spezieller Bohrdraht (Durchmesser 2,4 mm) wird vorgebohrt (Abb. 7). Anschließend das Zielgerät zurückgezogen und der kanülierte Kopfbohrer mit dem Transplantatdurchmesser (8 mm) eingeführt und bis zu einer Tiefe von 40 mm über den Bohrdraht vorgebohrt. Anschließend wird der Bohrer zurückgezogen und ein 4,5 mm kanülierter Bohrer über den noch liegenden Bohrdraht eingeführt. Der Bohrer wird, bis er die laterale Femurcorticalis durchbrochen hat, vorgebohrt. Damit ist der femorale Bohrkanal komplettiert.

Alternativ besteht die Möglichkeit, auch aus dem femoralen Bohrkanal einen Spongiosazylinder zu gewinnen. Da die Spongiosa im Tibiakopf sehr weich ist, ist die aus dem femoralen Bohrkanal zu bevorzugen. Hierzu wird bei der Plazierung des femoralen Bohrkanals modifiziert vorgegangen. Der Bohrdraht wird nicht komplett bis zur lateralen Femurkortikalis, sondern nur 1–1,5 cm tief eingebohrt (Abb. 7). Das Zielgerät wird zurückgezogen, der Bohrdraht entfernt und ein spezieller Kragendraht mit einem Überstand von 1,5 cm eingeführt (Abb. 8). Über diesen Kragendraht wird eine Hohlfräse mit einem Durchmesser von 6 oder 7 mm vorgeschoben und manuell ca. 30 mm eingetrieben (Abb. 9). Anschließend erfolgt das erneute Vorbohren des Bohrdrahts bis zur lateralen Femurkortikalis. Der Bohrdraht wird dann mit dem 8 mm Bohrer auf eine Länge von 40 mm überbohrt und anschließend mit dem 4,5 mm-Bohrer der femorale Kanal komplettiert und die Position kontrolliert (Abb. 10).

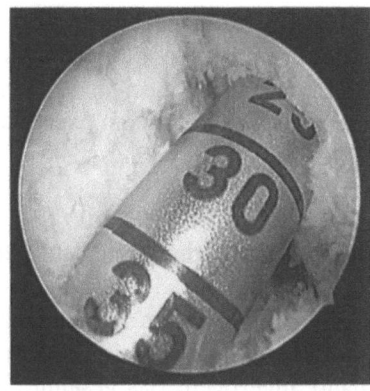

Abb. 9. Vortreiben der Hohlfräse (manuell) bis zu einer Tiefe von ca. 30–35 mm

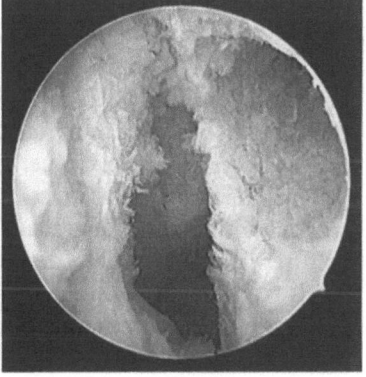

Abb. 10. Plazierung des femoralen Bohrkanals. Zur over-the-top-Position besteht nur noch eine minimale Knochenbrücke

Abschließend wird der Gelenkraum von Spongiosabröseln gereinigt und die Gesamtlänge des femoralen Bohrkanals mit dem Längenmesser, der durch den tibialen Bohrkanal eingeführt wird, bestimmt (Abb. 11). Die femorale Bohrkanallänge ist der entscheidende Meßwert,

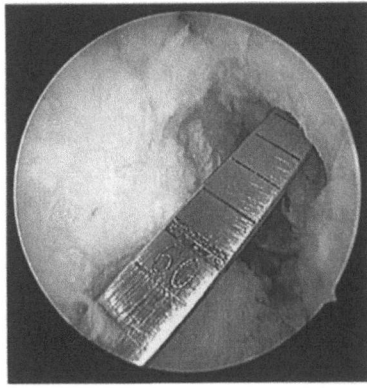

Abb. 11. Längenbestimmung des femoralen Bohrkanals

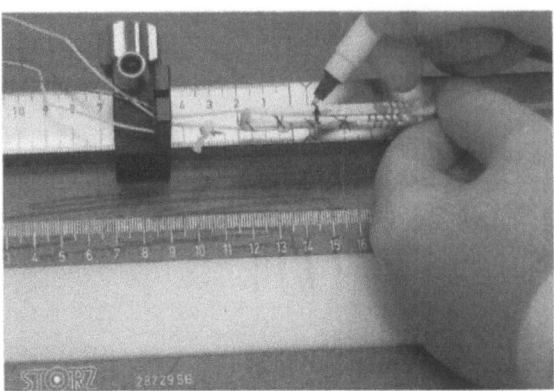

Abb. 12. Aufbringen der Flippmarkierung auf das Transplantat

der auf dem Sehnenboard eingestellt wird. Wird eine Strecke von 52 mm ermittelt, wird der Fixationsbutton auf dem Sehnenboard so eingestellt, daß er bei einem Wert von 52 mm fixiert wird.

Transplantatvorbereitung auf dem Sehnenboard

Der Fixationsbutton wird auf die Länge des femoralen Bohrkanals eingestellt und das Dakronband angezogen. Das gesamte Transplantat wird noch einmal kontrolliert. Bei einer 28 cm langen ST-Sehne ist ein Transplantat von 70 mm zu erhalten. Durch Anziehen des Dakronbandes wird das Transplantat in Richtung der Meßskala (Länge des femoralen Bohrkanals) gezogen. Das Dakronband wird dann geknotet, wenn das Transplantat 20–22 mm der femoralen Meßskala überdeckt hat. Das heißt, daß 20–22 mm des Transplantats in den femoralen Bohrkanal eingezogen werden. Bei einer intraartikulären VKB-Verlaufsstrecke von ca. 22 mm – diese Strecke ist auf der Skala ebenso abzulesen wie auch der Transplantatteil, der später im tibialen Kanal zu liegen kommt. Das Dakronband (Breite 6 mm) wird mit mehreren gegenläufigen Knoten fixiert.

Der Periostlappen wird auf das eingespannte Transplantat in dem Bereich aufgenäht, der später in dem femoralen Bohrkanal zu liegen kommt.

Nach dem Knoten des Dakronbandes wird das Transplantat dann am Markierungspunkt, der 7 mm vor dem Beginn der femoralen Meßskala liegt, mit einem sterilen Stift markiert. Diese Markierung gibt den Zeitpunkt beim Einzug des Transplantates an, wenn der Fixationsbutton durch Zug am Flippfaden „geflippt" werden soll (Abb. 12).

Transplantateinzug

Vor dem Einzug wird der Bohrdraht, der am distalen Ende eine Öse aufweist, durch den tibialen und dann durch den femoralen Kanal vorgeschoben, bis die Bohrerspitze subkutan auf der anterolateralen Femurseite erscheint und die Haut perforiert hat. Bei einem kurzen Oberschenkel ist darauf zu achten, daß hierdurch keine Läsion der Abdeckung oder der Druckmanschette provoziert wird. Es ist hilfreich, das Periost im anteromedialen Eingang des tibialen Bohrkanales mit einem Skalpell zu inzidieren, bevor das Transplantat eingezogen wird. Hierdurch wird vermieden, daß sich beim Einziehen Periost zwischen Transplantat und tibialer Bohrkanalwand einstülpt und das weitere Vorgehen erschwert.

Das Transplantat wird über die Fadenschlaufe, die in die Öse des Bohrdrahtes eingefädelt ist, eingezogen. Es ist zuvor darauf zu achten, daß der Fixationsbutton richtig ausgerichtet ist, d.h. der Zugfaden (weißer Faden) führt und der Flippfaden (grüner Faden) folgt. Unter konstantem Zug wird das Transplantat eingezogen. Hat der Fixationsbutton den intraartikulären Raum erreicht, wird seine Ausrichtung nochmals kontrolliert (Abb. 13). Anschließend wird das Transplantat weiter eingezogen. Erreicht die Flippmarkierung auf dem Transplantat die Eingangsebene des femoralen Bohrkanals, reduziert der Assistent den Zug am Zugfaden und zieht am Flippfaden. Es wird für den Assistenten spürbar, wie der Fixationsbutton

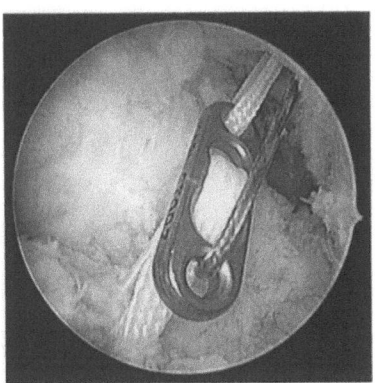

Abb. 13. Einzug des Transplantates. Hat der Fixationsbutton (Flipptack) den intraartikulären Raum erreicht, wird seine Stellung kontrolliert. Der Buttonteil, in den der Zugfaden (weiß) eingeführt ist, „führt" beim Einzug des Transplantates

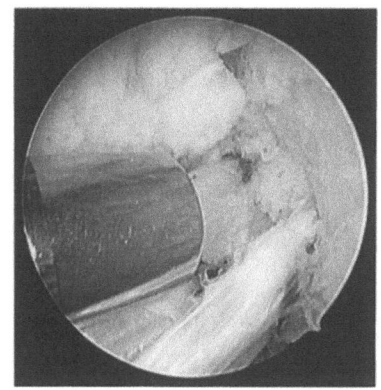

Abb. 14. Einpressen der Spongiosa in den Spalt zwischen Transplantat und Bohrkanalwand (additive femorale Fixation)

„flippt". Das Flippen bezeichnet den Vorgang, bei dem sich die vertikale Ausrichtung des Fixationsbuttons durch Zug am Flippfaden in eine quere Ausrichtung ändert. Diese quere Ausrichtung des Fixationsbuttons und das anschließende Zurückziehen des Transplantats, der Fixationsbutton legt sich hierdurch der lateralen Femurkortikalis auf, ist die Basis dieser femoralen Fixationstechnik. Beim Zurückziehen des Transplantats erscheint die Flippmarkierung wieder im Gelenk und steht bei maximalem Zug am Transplantat in einem Abstand von ca. 6–7 mm zum Beginn des femoralen Bohrkanals.

Additive femorale Fixation

Da der Sehnendurchmesser im wesentlichen durch den Wendepunkt der Sehnenstränge am Dakronband vorgegeben wird, ist festzustellen, daß sich bereits wenige Millimeter nach dem Wendepunkt eine deutliche Diskrepanz zwischen Bohrkanal- und Transplantatdurchmesser einstellt. Dies wird deutlich, wenn man mit einem gebogenen Dilatator den Bereich zwischen Transplantat und Bohrkanalwand aufweitet. Dieses ist einer der Gründe für den oft zitierten *Scheibenwischereffekt*, wie er nach VKB-Rekonstruktionen mit der ST-Sehne beobachtet werden kann. In den aufdilatierten Spalt (Dilatation mit einem 4, 4,5 und 5 mm gebogenen Dilatator) wird anschließend die aus dem tibialen Kanal bzw. femoralen Kanal gewonnene Spongiosa mit einem Applikator eingepreßt (Abb. 14). Hierdurch wird eine bessere Anpressung des Transplantates an die Bohrkanalwand und damit eine Reduzierung des Scheibenwischereffektes erzielt.

Die Fäden mit dem einen Knoten (und den zwei Knoten) werden einander zugeordnet. Anschließend wird an den Fadenpaaren maximal gezogen. Unter manuellem Zug am gesamten Transplantat wird das Kniegelenk dann mehrmals maximal gebeugt und gestreckt, um eine entsprechende Ausrichtung der Kollagenfasern und der Fixation zu erreichen.

Additive tibiale Fixation

Wie femoral kann auch tibial eine zusätzliche additive Fixation mit einem Spongiosablock erfolgen. Hierzu ist zuvor eine Dilatation des Spaltes zwischen Bohrkanalwand und Transplantat mit einem geraden Dilatator erforderlich (Dilatation mit 4, 4,5 und 5 mm Dilatator). Anschließend wird der Spongiosablock nach Einbringen mit dem Applikator in diesen Spalt eingepreßt. Der Sitz des Spongiosablockes wird arthroskopisch mit der Optik kontrolliert, in dem diese in den Bohrkanal eingeführt wird (Abb. 15).

Tibiale Fixation mit Fixationsbutton (Endotack)

Anschließend erfolgt die eigentliche tibiale Fixation mit dem tibialen Fixationsbutton. Zunächst werden die Fixationsfäden des Transplantates durch die Löcher des Buttons geführt, so daß sich in jedem Loch jeweils ein Faden mit einem Knoten und ein Faden mit zwei Knoten befindet.

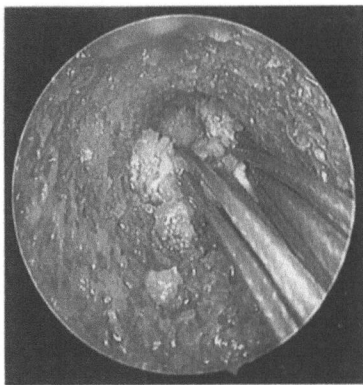

Abb. 15. In den Spalt zwischen Transplantat und tibialer Bohrkanalwand wurde ebenfalls nach Dilatation Spongiosa eingepreßt (additive tibiale Fixation)

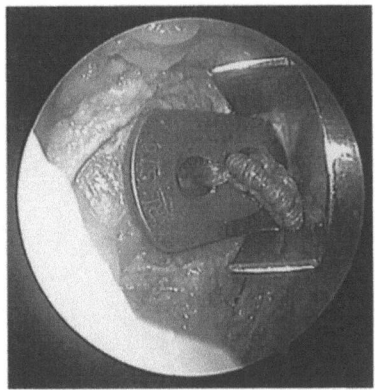

Abb. 16. Nachspannen des Transplantates durch Drehen des tibialen Buttons (Endotack) ohne die Fäden zu lädieren

Dann wird das Periost mit einem Raspatorium zirkulär vom Bohrkanaleingang abgeschoben. Nachdem die Fixationsfäden durch den Schlitz des Setzgerätes geführt worden sind, wird dieses in die Öffnung des Bohrkanals eingesetzt. Es wird vorgeschlagen mit dem Ziel, die Spongiosa an der unteren Zirkumferenz des tibialen Bohrkanals zu komprimieren. Anschließend wird das Setzgerät um 90° rotiert, um einen komplett runden Bohrkanaleingang zu erreichen. In dieses vorbereitete Bett wird der tibiale Fixationsbutton (Endotack) eingesetzt.

Mit dem Knotenhalter wird der Button auf die Eintrittsöffnung gepreßt. Ein Verkippen des Buttons (Endotack) ist durch den speziellen Tubus, der in das zuvor präparierte Bett eingeführt wird, nicht möglich. Unter manuellem Zug werden zunächst die Fäden mit zwei Knoten bei einer Flexion von 40°, dann die Fäden mit einem Knoten in einer Flexion von 20–30° geknotet. Die ersten Knoten werden jeweils mit dem Knotenhalter auf dem Fixationsbutton fixiert, um eine Lockerung zu vermeiden. Mit einer Klemme werden die Fäden dann fixiert und die Spannung des Transplantates mit dem Tensiometer gemessen. Findet sich eine Lockerung des Knotens bzw. ein Abkippen des Endotacks, wird dieser mit dem Buttonschlüssel nachgedreht (Abb. 16). Hierdurch verdrehen die Fixationsfäden im tibialen Bohrkanal, was zu einem Spannungsanstieg des Transplantates führt. Da bei diesem Button ein Verkippen nicht möglich ist, ist ein Nachspannen des Transplantats durch Drehen des Buttons um mehr als 1 Umdrehung fast kaum erforderlich.

Die Fäden werden anschließend abgeschnitten.

Wundverschluß

Nach Einlegen einer Redondrainage intraartikulär und in den Bereich der anteromedialen Hautinzision erfolgt eine Subkutan- und fortlaufende Intrakutannaht im Bereich der Hautinzision sowie Einzelknopfnähte der Arthroskopzugänge. Das Bein wird elastisch gewickelt und in einer 0° Schiene ruhiggestellt.

Femorale Doppelkanaltechnik

Beträgt der Transplantatdurchmesser mehr als 8,5 mm, sollte die femorale Fixation über 2 Bohrkanäle erfolgen. Hierdurch wird die Anatomie des VKB mit seinem anteromedialen und posterolateralen Bündel imitiert. Bei diesem Vorgehen werden demnach ein anteromediales und ein posterolaterales Bündel isoliert eingezogen. Ein weiterer Vorteil ist die vergrößerte Sehnen-Knochenkontaktfläche durch die zwei Bohrkanäle. Wird z.B. ein 10 mm-Strang auf zwei Einzelsträngen mit einem 7- und einem 8 mm-Strang verteilt, vergrößert sich die Sehnen-Knochenkontaktfläche um 50%. Bedingt durch die kleineren femoralen Bohrkanäle ist auch im Revisionsfall nach einer zuvor erfolgten Kreuzbandrekonstruktion z.B. mit Patella- oder ST-Sehne ein instabiler Bereich im Areal der zuvor angelegten femoralen Bohrkanäle zu umgehen. Bedingt durch den geringen Abstand von Transplantat und Knochen nach dem Wendepunkt ist eine geringere Inzidenz von Bohrkanalerweiterungen bei der Doppelkanaltechnik zu verzeichnen.

Der besondere Unterschied der Doppelkanaltechnik zur Einkanaltechnik besteht in der Plazierung von 2 femoralen Bohrkanälen. Hierzu hat es sich bewährt, zunächst mit dem Zielgerät den anteromedialen Bohrkanal in der ½ 12- bzw. ½ 1 Uhr-Position zu plazieren. Ein komplettes Anlegen des Bohrkanals ist aber nicht vorteilhaft. Es ist viel sinnvoller, zunächst mit dem Bohrdraht die Stelle des Bohrkanalzentrums zu markieren. Anschließend kann das Zielgerät in die ½ 2- bzw. ½ 11 Uhr-Position umgesetzt werden und der posterolaterale Bohrkanal plaziert werden. Ist dies nicht möglich und rutscht der Bohrdraht von der Innenseite des lateralen Femurcondylus ab, hat es sich bewährt, zunächst den Eingangspunkt vorzukörnen. Das gelingt z.B. mit einem geraden Mikrofrakturmeißel oder einem speziellen Körner. In diese Körnung wird dann der Bohrdraht, der etwas kürzer in die Bohrmaschine eingespannt wird, eingesetzt und in Richtung der lateralen Femurkortikalis vorgebohrt. Es wird somit zunächst der posterolaterale Bohrkanal angelegt, wobei zuerst der Kopfbohrer mit dem Durchmesser des posterolateralen Sehnenstrangs bis zu einer Tiefe von 35 mm vorgebohrt wird und die Bohrung dann mit dem 4,5 mm Bohrer komplettiert wird. Anschließend wird der Bohrdraht in die Öffnung für den anteromedialen Bohrkanal eingesetzt und bis zur lateralen Femurkortikalis vorgebohrt. In identischer Weise wird dann der anteromediale Bohrkanal angelegt. Vor dem Einzug werden zunächst zwei Bohrdrähte eingeführt und dann zuerst das anteromediale und danach das posterolaterale Bündel eingezogen.

Die additive femorale und tibiale Fixation erfolgt in identischer Weise wie oben beschrieben. Das weitere Vorgehen bei der tibialen Fixation wie auch die Nachbehandlung sind identisch.

Nachbehandlung

Für 1 Woche trägt der Patient die 0°-Schiene Tag und Nacht. Aus dieser Schiene heraus können schon leichte Bewegungsübungen erfolgen. Im wesentlichen dient die 1. postoperative Woche aber dazu, daß sich das Kniegelenk von der Operation erholt. Lymphdrainagen wirken einem Schwellungszustand entgegen. Eine Belastung mit halbem Körpergewicht ist für 4 Wochen gestattet. Danach kann auf Vollbelastung gesteigert werden.

Die 0°-Schiene wird nach 1 Woche tagsüber gegen eine Knieorthese (z.B. Don-Joy-ACL-Schiene), die ein Bewegungslimit von 0-10-90° aufweist, getauscht. Nachts wird aber weiterhin die 0°-Schiene getragen. In den ersten 4 postoperativen Wochen ist eine krankengymnastische Übungsbehandlung 1-2 mal wöchentlich ausreichend, da ein zu forciertes Übungsprogramm zu einer vermehrten Transplantatmobilität in den Bohrkanälen führt und damit eine Aufweitung der Bohrkanäle unterstützt. Nach 4 Wochen wird die Vollbelastung erlaubt, mit dem eigentlichen Krafttraining darf aber erst ab der 6. postoperativen Woche begonnen werden.

Zusammenfassung

Die ST-Sehne ist zur VKB-Rekonstruktion sehr geeignet. In den meisten Fällen führt sie zu einem sehr zufriedenstellenden funktionellen und klinischen Ergebnis. Die Nachteile dieser Rekonstruktionstechnik sind durch die entfernt liegenden Fixationspunkte bedingt (Bungee-Effekt, Scheibenwischereffekt). Durch eine präzise Operationstechnik mit exakter Bestimmung des Transplantatdurchmessers sowie einer additiven Fixation und gleichzeitig kontrollierter (dosierter) Nachbehandlung sind diese Probleme weitgehend zu vermeiden. Eine zu aggressive Nachbehandlung, wie sie jahrelang bei der Patellasehne praktiziert und auch heute noch durchgeführt wird [28], ist eine ungeeignete Nachbehandlungsstrategie nach VKB-Rekonstruktion mit der ST-Sehne.

Bei der VKB-Rekonstruktion mit der ST-Sehne sollten daher folgende Punkte exakt beachtet werden, um postoperative Probleme zu vermeiden:
1. Exakte Bestimmung der Transplantatdicke
2. Exakte Sehnenfixation
3. Straffes Einziehen des Transplantates
4. Exakte Bestimmung der Transplantatqualität und Transplantatlänge im femoralen und tibialen Bohrkanal vor dem Einziehen
5. Additive femorale Fixation
6. Additive tibiale Fixation
7. Einscheidung des Transplantates durch tibialen VKB-Stumpf
8. Dosierte Nachbehandlung
9. Femorale Doppelkanaltechnik (wenn möglich).

Literatur

1. Aglietti P, Zaccherotti G (1993) Komplikationen bei Eingriffen am vorderen Kreuzband. Arthroskopie 6:146–152
2. Aglietti P, Buzzi R, Zaccherotti G, De Biase P (1994) Patellar tendon versus doubled semitendinosus and gracilis tendons for anterior cruciate ligament reconstruction. Am J Sports Med 22:211–217
3. Almekinders LC, Chiavetta MS, Clarke JP (1998) Radiographic evaluation of anterior cruciate ligament graft failure with special reference to tibial tunnel placement. Arthroscopy 14:206–211
4. Bach BR, Levy ME, Bojchuk J, Tradonsky S, Bush-Joseph CA, Khan N (1998) Single-incision endoscopic anterior cruciate ligament recon struction using patellar tendon autograft. Am J Sport Med 26:30–39
5. Barrett GR, Papendick L, Miller C (1995) Endobutton button endoscopic fixation technique in anterior cruciate ligament reconstruction. Arthroscopy 11:340–343
6. Bernard M, Hertel P (1996) Die intraoperative und postoperative Insertionskontrolle bei vorderen Kreuzbandplastiken. Unfallchirurg 99:332–340
7. Bonamo JJ, Krinick RM, Sporn AA (1984) Rupture of the patellar ligament after use of its central third for anterior cruciate reconstruction. J Bone Joint Surg 66A:1294–1297
8. Bosch U, Kasperczyk WJ (1992) Healing of the patellar tendon autograft after posterior cruciate ligament reconstruction – a process of ligamentization? Am J Sports Med 20:558–566
9. Breitegger E, Tambornino I (1996) Ergebnisse und Komplikationen der vorderen Kreuzbandplastik mit Lig. patellae. Arthroskopie 9:119–123
10. Buss DD, Warren RF, Wickiewicz TL, Galinat BJ, Panariello R (1993) Arthroscopically assisted reconstruction of the anterior cruciate ligament with use of autogenous patellar-ligament grafts. J Bone Joint Surg 75A:1346–1355
11. DeLee JC, Craviotto DF (1991) Rupture of the quadriceps tendon after a central third patellar tendon anterior cruciate ligament reconstruction. Am J Sports Med 19:415–416
12. Hefzy MS, Grood ES, Noyes FR (1989) Factors affecting the region of most isometric femoral attachments. Part II: The anterior cruciate ligament. Am J Sports Med 17:208–216
13. Houseworth SW, Mauro VJ, Mellon BA, Kieffer DA (1987) The inter condylar notch in acute tears of the anterior cruciate ligament: a computer graphics study. Am J Sports Med 15:221–229
14. Howell SM, Clark JA, Farley TE (1992) Serial magnetic resonance study assessing the effects of impingement on the MR image of the patellar tendon graft. Arthroscopy 8:350–358
15. Howell SM, Taylor MA (1993) Failure of reconstruction of the anterior cruciate ligament due to impingement by the intercondylar roof. J Bone Joint Surg 75A:1044–1055
16. Howell SM, Barad SJ (1995) Knee extension and its relationship to the slope of the intercondylar roof. Am J Sports Med 23:288–294
17. Jackson DW, Schaefer RK (1990) Cyclops syndrome: loss of extension following intraarticular anterior cruciate ligament reconstruction. Arthroscopy 6:171–178
18. Jackson DW, Gasser SI (1994) Tibial tunnel placement in ACL reconstruction. Arthroscopy 10:124–131
19. Jerosch J, Drescher H, Schröder M, Lewejohann B (1994) Aktuelle Konzepte bei der Behandlung der vorderen Kreuzbandruptur – Ergebnisse einer bundesweiten Befragung. Deutsche Zeitschrift für Sportmedizin 45:48–57
20. Kleipool AE, van Loon T, Marti RK (1994) Pain after use of the central third of the patellar tendon for cruciate ligament reconstruction. Acta Orthop Scand 65:62–66
21. Maeda A, Shino K, Horibe S, Nakata K, Buccafusca G (1996) Anterior cruciate ligament reconstruction with multistranded autogenous semitendinosus tendon. Am J Sports Med 24:504–509
22. McGuire DA, Hendricks SD, Sanders HM (1997) The relationship between anterior cruciate ligament reconstruction tibial tunnel location and the anterior aspect of the posterior cruciate ligament insertion. Arthroscopy 13:465–473
23. Melhorn JM, Henning CE (1987) The relationship of the femoral attachment site to the isometric tracking of the anterior cruciate ligament graft. Am J Sports Med 15:539–546
24. Miller MD, Olszewski AD (1997) Posterior tibial tunnel placement to avoid anterior cruciate ligament graft impingement by the intercondylar roof. Am J Sport Med 25:818–822
25. Otto D, Pinczewski LA, Clingeleffer A, Odell R (1998) Five-year results of single-incision arthroscopic anterior cruciate ligament reconstruction with patellar tendon autograft. Am J Sport Med 26:181–188
26. Rodeo SA, Arnoczky SP, Torzilli PA, Hidaka C, Warren RF (1993) Tendon healing in a bone tunnel. J Bone Joint Surg 75A:1795–1803
27. Rosenberg TD, Franklin JL, Baldwin GN, Nelson KA (1992) Extensor mechanism function after patellar tendon graft harvest for anterior cruciate ligament reconstruction. Am J Sport Med 20:519–525
28. Shelbourne KD, Nitz P (1990) Accelerated rehabilitation after anterior cruciate ligament reconstruction. Am J Sports Med 18:292–299
29. Strobel M (1998) Arthroskopische Chirurgie. Springer, Berlin Heidelberg New York
30. Webb JM, Corry IS, Clingeleffer AJ, Pinczewski LA (1998) Two year comparison of patellar tendon versus hamstring tendon for endoscopic ACL reconstruction. J Bone Joint Surg 80B:288–294

Kapitel 6
Aktuelle Trends in der Kreuzbandchirurgie

L. Bös, A. Ellermann, J.-U. Bülow

Die Erfahrungen in der Kreuzbandchirurgie sind bereits 100 Jahre alt [70], aber erst seit Brückner 1966 [20, 21] wurden Techniken mittels Patellarsehnentransplantat vorgestellt, welche auch heute noch Gültigkeit besitzen.

Um die aktuellen Trends verstehen und einordnen zu können, ist es hilfreich, aus der Vergangenheit, ihren Erfahrungen und Fehlschlägen zu lernen.

Frühere Standards, welche ausgedient haben

- *Ein Knie über 40 wird nicht mehr operiert*
  Aus Respekt vor der komplexen und damals weniger vertrauten Biomechanik des Kniegelenkes und den traumatisierenderen offenen OP-Verfahren war restriktives konservatives Vorgehen früher sicher gerechtfertigt. Erst nach Einführung der Arthroskopie beschäftigten sich dann immer mehr Operateure mit der Kniegelenkdiagnostik, den pathologischen Binnenbefunden, der operativen Therapie und schließlich auch mit der Biomechanik.
- *Muskuläres Aufbautraining reicht als konservative Therapiemaßnahme aus*
  Ein Konzept, getragen von den kurzfristig guten Erfolgen der konservativen Stabilisierung, ein Kniegelenk rascher als nach operativen Eingriffen wieder funktionstüchtig zu bekommen. Noch weitgehend unbekannt bis in die 80er Jahre hinein waren die Folgen einer chronischen Instabilität auf sekundäre Meniskus- und Knorpelläsionen. Folgerichtig wurden deshalb bei chronischer Instabilität sekundäre Meniskusläsionen durch komplette Resektion angegangen, um ungehinderte Sportfähigkeit zu gewährleisten. Die Gelenke wurden somit unbewußt weiterer Degeneration ausgesetzt, obwohl Fairbank bereits 1948 [32] auf die Probleme einer Meniskektomie hingewiesen hatte.
  Inzwischen wird das erhebliche Arthroserisiko durch chronische Instabilität in zahlreichen Studien, z.B. McDaniel und Dameron 1980 [59], Kannus und Järvinen [53], Odenstein et al. 1985 [67], Dupont und Scellier 1990 [28], Johnson et al. 1992 [51], Thompson und Fu 1993 [88] belegt.
- *Extraartikuläre Stabilisierung kann Instabilität und Pivot shifting beseitigen*
  Hier waren noch bis weit in die 80er Jahre hinein die vor allem aus Frankreich kommenden Seitenbandversetzungen und Tractusumlenkungen verbreitet, z.B. Ellison 1980 [31] oder MacIntosh 1976 [57] bei anterolateraler Rotationsinstabilität, O'Donoghue 1973 [68] bzw. Slocum und Larson 1974 [84] bei anteromedialer Instabilität, aber auch die eine Zeit lang beliebte Tractus-Tenodese nach W. Müller 1982 [63] oder Jäger und Wirth 1978 [50]. Inzwischen ist klar, daß all diese Verfahren mit biologisch schwächerem Gewebe an nichtanatomischer Position scheitern müssen (Amirault et al. 1988 [3] und Reid et al. 1992 [74]).

- *Kunststoff-Kreuzbandprothesen sind ein suffizienter Bandersatz*
  Ein langes Kapitel leidvoller Erfahrungen startete zu Beginn der 80er Jahre in den USA. Dem damaligen technikgläubigen Trend folgend traute man Kunststoffasern wie Polyester, Dacron, Kohlenstoffaser usw. zu, dauerhaft die Funktion der Kreuzbänder zu übernehmen, da diese biomechanisch im Prüflabor durchaus geeignete mechanische Festigkeiten aufwiesen. Allzu bestechend war die Vorstellung, ohne weitere Traumatisierung des Kniegelenkes mit einem Transplantat aus der Schublade die Funktion sofort belastungsstabil wieder herstellen zu können. In der Tat stellten sich auch beachtliche Früh-

erfolge ein: Fußballer waren 8 Wochen nach OP bereits wieder Torschützen, Schüler konnten ihr Sportabitur bestehen, Profis konnten ohne Rücksicht auf Neuverletzungen gleich wieder trainieren und an Wettkämpfen teilnehmen (eigene Beobachtung). Nach etwa 10 Jahren der klinischen Anwendung war jedoch dieses Kapitel als gescheitert abgeschlossen: neben unausweichlichen Rupturen der Prothesen (Savarese et al. 1993 [77]) war auch die durch Abriebpartikel verursachte Kunststoffarthritis eine oft beobachtete Komplikation (Klein und Jensen 1992 [54]), wahrscheinlich. Frank und Jackson veröffentlichten 1997 [35] ein follow up bis zu 15 Jahren nach VKB-Prothesen und fanden bis zu 78% Versager. Auch die eigenen Erfahrungen, gesammelt zwischen 1985 und 1992 lassen mich kategorisch formulieren: es gibt keine Kunststoffprothesen, welche die Kreuzbandfunktion auf Dauer ersetzen können. Sie werden alle wieder ausgebaut, oft mit erheblichen arthrotischen Degenerationen einhergehend, wie auch Maletius und Gillquist 1997 [58] bei 83% nach 9 Jahren fanden.

- *Naht der frischen Kreuzbandruptur ist eine gute Erstversorgung*
Ein bis vor 10 Jahren noch übliches Procedere, innerhalb von 10 Tagen die rupturierten Bandenden des intraligamentär gerissenen Kreuzbandes zu nähen oder bei proximaler Ruptur mittels Durchzugsnaht wieder transossär zu inserieren. Hierbei wurden auch verschiedene Augmentationen ausprobiert: Semitendinosussehne als Autograft, PDS-Kordel als resorbierbares Kunstband oder eine nicht resorbierbare Augmentation mittels Polypropylenband (Kennedy-LAD™). Alles in allem sind die Langzeitergebnisse wegen Elongation der fibrösen, wenig zugfesten Vernarbung nicht befriedigend, so daß sich sowohl die DGOT [93] als auch die Arthroscopy Association of North America (AANA) [33] in ihren Leitlinien gegen eine primäre Kreuzbandnaht aussprechen. Ballmer et al. 1990 [8] sehen, wie auch andere Autoren nur in Verbindung mit einer Semitendinosus- oder Gracilis-Augmentation noch eine Indikation zu einer VKB-Naht.

Standards der Mid-90er Jahre

- Arthroskopische Technik setzt sich langsam durch
- Grundlagenforschung
  - Kreuzband-Biomechanik
  - Heilungsvorgänge
- Patellarsehne als 'gold-standard'
- Renaissance der Semitendinosus-Sehne
- Allografts als Alternative
- Aggressive Frühmobilisierung und Sport um jeden Preis.

Arthroskopische Technik setzt sich langsam durch

1980 führte Dandy [26] erstmals eine arthroskopische Kreuzbandplastik mittels Carbonfaserprothese durch. Inzwischen darf die arthroskopische Technik auch bei Kreuzbandplastiken als Standard angesehen werden.

Grundlagenforschung

Kreuzband-Biomechanik. Menschik 1974 [60, 61] zeigte die Kinematik von vorderem und hinterem Kreuzband als Ergebnis der überschlagenen Viergelenkkette, was den Roll-Gleit-Mechanismus bei unterschiedlichem Krümmungsradius der Kondylen ermöglicht. Fehlt der zentrale Pfeiler, dann kommt es beim giving way zu einer verstärkten Translationsbewegung mit pathologischer Scherbewegung besonders am Knorpel des lateralen Kompartimentes und durch die vordere Schublade zu einer Überlastung des als „Bremsklotz" wirkenden Innenmeniskushinterhornes, was auf Dauer beide Strukturen zerstört.

Reißfestigkeit. Die Reißfestigkeit des vorderen Kreuzbandes wird mit 2160 N ± 157 angegeben bei einem Elastizitätsmodul von 242 ± 28 N/mm^2 (Woo et al. 1991 [95]). Entsprechend sollte dann auch die langfristig zu erwartende Festigkeit und Elastizität des Transplantates sein. Hinreichend verläßlich bekannt ist derzeit nur die initiale Festigkeit für verschiedene Transplantatgewebe (Tabelle 1 in Anlehnung an Fu et al., 1999 [36]).

Tabelle 1.

Transplantat	Reißfestigkeit (N)
Normales Kreuzband	2160 ± 157
Patellarsehne 10 mm btb	2376 ± 151
Quadrizepssehne 10 mm b	2352 ± 495
Semitendinosus 1fach	1216 ± 50
Quadruple Hamstring	4108 ± 200

Es ist allerdings zu beachten, daß bei Alltagsbelastung natürlich wesentlich geringere Kräfte auftreten. Nach Noyes 1984 [65] beansprucht normale Alltagsaktivität das Kreuzband mit ca. 25% seiner maximalen Reißkraft, anstrengende Aktivität mit 50% und Extrembelastungen mit 75%, einem Bereich, wo auch schon Partialrupturen vorkommen können.

Heilungsvorgänge

Spontaner Heilungsvorgang bei frischer Läsion. Anders als bei weichteilbedeckten Bändern, wie dem medialen Kollateralband am Knie oder dem OSG-Bandapparat zeigt ein komplett rupturiertes Kreuzband keine Heilung, sondern es atrophiert (Hefti 1990 [42] und 1991 [43]). Er fand allerdings auch, ebenso wie Steadman 1998 [87] und eigene Beobachtungen bestätigten, daß es in Ausnahmefällen bei einer proximalen Partialruptur und erhaltenem Synovialschlauch zu einer suffizienten Vernarbung kommen kann. Dieser Vorgang einer Fibroblasten-Einsprossung findet in einem durch das Hämatom und organisiertem Fibrin bereitgestellten Netzwerk statt, in welchem durch die frühe Entzündungsaktivität mit Ausschüttung von Cytokinen und einer natürlichen Zusammenstellung verschiedener Wachstumsfaktoren optimale Voraussetzungen zur Kollagenbildung bestehen (Fu et al. 1999 [36]. Steadman stimuliert in diesen Fällen mittels der Microfracture-Technik am proximalen Kreuzbandinsertionspunkt diese Vernarbung. Hefti fand 1991 [43], daß sich Fibroblasten innerhalb des synovialen Kreuzbandüberzuges aktiv zur Läsionsstelle hin bewegen können.

Es kristallisieren sich langsam die Unterschiede zu den Heilungsvorgängen weichteilbedeckten Bänder, z.B. Lig. collaterale mediale, heraus. In diesen scheinen die Fibroblasten bessere Migrations- und Proliferationseigenschaften zu haben (Schreck et al. 1991 [79]). Inzwischen ist bei solchen Bändern, anders als beim Kreuzband, die konservative Behandlung (Ballmer und Jakob 1988 [7]) anerkanntermaßen akzeptiert.

Intraligamentäre Heilungsvorgänge nach Patellarsehnentransplantation. Bosch und Kasperczyk 1992 [13], 1993 [14], 1994 [15] sowie Butler et al. 1989 [24] beschreiben die Einheilungsphasen und Ligamentumwandlung bei HKB-Rekonstruktion durch Patellarsehnendrittel im Schafsmodell. Bei aller Vorsicht der Übertragung solcher Ergebnisse auf den Menschen kann jedoch davon ausgegangen werden, daß nach initial guter, nur durch die Transplantatfixation begrenzter Reißfestigkeit diese nach etwa 6-10 Wochen auf ein Minimum von ca. 20-25% der ursprünglichen Festigkeit durch partielle Nekrose, Degeneration und frühe Reparation mit Desorganisation des Gewebes im Transplantat abfällt. Durch Revaskularisierung um die 8. Woche verdrängen nun einwandernde Fibroblasten das granulolymphocelluläre Granulationsgewebe. Die Synthese von Fibronectin und das mechanisch weniger widerstandsfähige Kollagen Typ III nimmt als Ausdruck einer gesteigerten Zellmigration zu. Nach etwa 4 Monaten zeigen sich die Fibroblasten mehr spindelförmig differenziert. Nach einem halben Jahr steigt die Reißfestigkeit wieder auf etwa 60% an, der Band-Querschnitt ist konstant höher als der Ausgangswert, die Steifigkeit liegt ebenfalls wieder bei ca. 50% des Ausgangswertes. Nach einem Jahr sind intraligamentäre Degenerationsvorgänge durch Microtraumata zu beobachten und führen erneut zu Transplantatumbau mit dünnen Kollagenfibrillen, vermehrt Kollagen Typ III, inhomogener Synthese von Glycosaminoglycanen und einer Reißfestigkeit von 60% und einem Elastizitätsmodul von 70% im Vergleich zu Kontrollwerten. Somit unterliegt jedes autologe und auch allogene Graft einem Remodeling-Prozeß, welcher auch 2 Jahre nach OP noch nicht abgeschlossen zu sein scheint.

Verglichen mit der physiologisch auftretenden Kreuzbandbelastung von 25% der Reißfestigkeit für normale Alltagsbelastungen, ca. 50% bei sportlicher Betätigung und 75% bei extremen Sportarten (nach Noyes [65]) decken jedoch sämtliche Transplantate auch in ihrer schwächsten Phase die Alltagsaktivität ab. Offen ist noch, welchen Einfluß der unterschiedliche Elastizitätsmodus von Quadrizeps-, Patellar- und Hamstring-Sehnen auf die plastische Fließverformung des Transplantatkollagens und somit auf die Festigkeit und Bandelongation hat.

Heilungsvorgänge bei Hamstring-Transplantaten im Knochenkanal. Der intraligamentäre Umbauprozeß dürfte analog zu dem geschilderten Patellarsehnen-Remodeling ablaufen. Anders als die rasche Einheilung der Knochenblöcke eines Patellarsehnentransplantates innerhalb von 6 Wochen benötigt ein sehniges Ende wie bei Hamstring- oder Quadrizepssehnentransplantat jedoch länger zur biomechanisch stabilen Einheilung.

Weiler et al. 1999 [92] konnten nachweisen, daß sich nach 6 Wochen Sharpey-ähnliche Fasern zwischen Knochen und Band dort ausbildeten, wo die höchsten Streßmomente auftraten und interpretierten dies als Frühzeichen einer ossären Integration. Nach 9 Wochen verringerte sich diese Osteoblastentätigkeit. Um die 12. Woche ließ sich eine große Zahl von Sharpey-Fasern und die Ausbildung einer Tidemark beobachten. Nach einem halben Jahr waren die in diesen Versuchen verwendeten Bio-Interferenzschrauben (Sysorb®, Sulzer Orthopedics) weitgehend aufgelöst und mit ungerichtetem Fasergewebe ausgefüllt. Der Tunneleingang war weitgehend knöchern überwachsen. Somit kann in aller Regel von einer stabilen Einheilung um die 12. Woche ausgegangen werden.

In 3 Fällen konnten wir, wie auch Pässler bei Revisions-Operationen beobachten, daß selbst nach über 1 Jahr keine osteo-ligamentäre Verbindungen im tibialen Kanal zu erkennen war, wenn das Hamstringtransplantat (2 Fälle) mit übermäßig viel nichtresorbierbarem Nahtmaterial durchflochten wurde. Der dritte Fall betraf das sehnige Ende eines Achillessehnen-Allograft.

Patellarsehne als „gold-standard"

Seit Brückner [20] spielte die Patellarsehne als bone-tendon-bone Transplantat sowohl in der offenen als auch in der arthroskopischen Kreuzbandchirurgie die dominierende Rolle. Neben der ausreichend hohen initialen Reißfestigkeit war die sichere Fixierung mit den beliebten Interferenzschrauben und der rasche knöcherne Einbau der Knochenenden Hauptgrund für die weite Verbreitung. Die Quadrizepssehne war als Transplantat nur wenig geläufig.

Renaissance der Semitendinosus-Sehne. Ursprünglich als Einfach- oder gedoppelte Sehne verwendet zeichnete sich das Semitensinosus-Transplantat in den Augen der meisten Autoren nicht als ausreichend zugfesten Ersatz aus. Erst durch die 3fache bzw. 4fache Faltung erreichte der Semitendinosus eine genügend hohe Reißfestigkeit und Steifigkeit, war jedoch für herkömmliche extraartikuläre Fixierung mittels Krampen nun zu kurz. Erst durch Einführen der Endobutton-Technik durch Rosenberg fand der vierfach-Semitendinous langsam wieder Verbreitung. Nachteil war jedoch die mit ca. 1,5–2 cm immer noch relativ kurze intraossäre Ligamentstrecke.

Allografts als Alternative. Im Gegensatz zu den bisher noch unbefriedigenden Ergebnissen mit tierischen Transplantaten (Xenografts) haben inzwischen Studien nachweisen können, daß zwischen den humanen Fremdtransplantaten und Autografts nur minimale Unterschiede auch 3–5 Jahre post OP bestehen (Harner et al. 1996 [41] und Shelton et al. 1997 [82]). In Frage kommen Patellarsehnen und Achillessehnen, beide mit Knochenblock lieferbar, meistens als steril entnommene und kryokonservierte Präparate. Hierdurch entsteht kaum eine Schwächung in der Reißfestigkeit oder Steifigkeit. Eine Sterilisierung durch Ethylenoxid oder Gamma-Bestrahlung schädigt dagegen die mechanischen Eigenschaften des Transplantates (Smith et al. 1986 [85]).

Hauptindikation für den Einsatz von Allografts sind auch nach unserer Erfahrung von über 400 Implantationen vorwiegend Revisionseingriffe oder multiple Bandersatzoperationen, z. B. VKB und HKB (Bülow et al., in Vorbereitung [22]), obwohl Allografts auch bei primärer OP gute Ergebnisse zeigten. Bei 325 nachuntersuchten Patienten mit einem follow up von 2 Jahren fanden wir 31 Rerupturen, davon 25 traumatisch und 6 Rupturen ohne Unfallereignis, also durch Ligamentinsuffizienz bedingt. Die Stabilität im instrumentellen Lachman-KT1000-Test betrug 2,3 mm „max. man. displacement" gegenüber 1,8 mm bei Autografts und sind somit nur geringfügig weicher.

Aggressive Frühmobilisierung und Sport um jeden Preis. Nachdem bereits Pässler und Burri 1972 [71] durch Einführen des Bewegungsgipses das Ende der 6wöchigen Gipsruhigstellung und Salter et al. 1980 [76] die überragenden Vorteile der continous passive motion (CPM) auf der

Knie-Motorschiene auf Knorpel und Gelenkheilung zeigen konnten, unterstrichen Shelbourne und Nitz 1990 [80] und Shelbourne und Trumper 1997 [81] die Bedeutung der Frühmobilisierung und beschleunigten Rehabilitation. Im Sog dieser Erkenntnisse versuchten sich jedoch oft Operateure und Physiotherapeuten gegenseitig zu übertreffen, aus den Patienten möglichst frühzeitig wieder Elite-Wettkämpfer zu machen.

Aktuelle Trends

- Transplantatwahl
  - Quadruple-Hamstring
  - Quadrizepssehne (BT)
  - Patellarsehne (BTB)
  - Allograft
- Transplantatfixierung
  - Anatomische und nicht isometrische Plazierung
  - Resorbierbare Fixations-Implantate vs. Titan
  - Pressfit Technik
- Meniskuserhalt um jeden Preis
- Moderate Frühmobilisierung
- Das Arthrofibroseproblem
- Computerunterstütze Operationen
- Bio- und Gentechnologie
- Sinn und Unsinn der Kreuzbandrekonstruktion.

Transplantatwahl

Eindeutiger Trend ist die Verwendung autogener oder allogener Transplantate statt Kreuzbandnaht oder Kunststoffprothesen.

Quadruple-Hamstring. Der Verbund eines Semitendinosus- und Grazilissehnen-double-loop zu einem Vierfach-Transplantat beschert dem Hamstring Transplantat eine genügend hohe Festigkeit und gleichzeitig Länge zur besseren Einheilung in den Knochenkanälen.

Ein Beispiel hierzu gibt Abbildung 1: Kernspinaufnahme 1 Jahr nach Quadruple-Hamstring VKB-Plastik. Gut zu sehen sind zwei der vier Bündel des Verbundtransplantates. Durch korrekte dorsale Plazierung sowohl proximal als auch distal ist ausreichend Platz zwischen Transplantat und Notchdach und verhindert somit ein Roof-Impingement.

Von vielen Operateuren werden neben der kürzeren OP-Zeit vor allem die geringeren Probleme an der Transplantatentnahmestelle geschätzt (Simonian et al. 1997 [83]). Kniende Tätigkeit wird kaum beeinträchtigt und das bei Patellarsehnenentnahme häufige Patellaspitzensyndrom kommt nur selten vor. Weiterhin scheint es nicht zu einer signifikanten Schwächung der synergistisch zum vorderen Kreuzband agierenden Hamstrings zu kommen [83], denn 3 Jahre nach Entnahme der Hamstrings ist die Muskelkraft wieder bei 95% des praeoperativen Ausgangswertes. Im Kernspin wird auch über Ausbildung eines Sehnenregenerates im Verlauf der Fasczienhülle berichtet [83]. Insgesamt bedeutet die Hamstringentnahme also keine wesentliche Beeinträchtigung der postoperativen Kniefunktion.

Hauptvorteile der Quadruple-Hamstring-Transplantate sind:
- Geringere Morbidität an der Entnahmestelle
- Hohe initiale Reißfestigkeit
- Dickere Sehnenportion als Patellarsehne im Knochenkanal
- Kosmetisch kleinere Narben
- Raschere OP-Zeit

Nachteile:
- Längere Einheilungszeit der Sehne im Knochenkanal
- Gelenknahe (anatomische) Fixierung nicht ohne Hilfsmittel wie Schrauben usw. zu erzielen.

Quadrizepssehne (bt). Die Verwendung der Quadrizepssehne gewinnt zunehmend an Bedeutung, da mit ihr ein vergleichbares wenn nicht stabileres Transplantat als die Patellarsehne vorliegt (Fulkerson und Langeland 1995 [38]) und gleichzeitig die Morbidität an der Entnahmestelle, wie das häufige Patellaspitzensyndrom, sowie Schmerzen beim Knien umgangen wird. Mit dem etwa 10 × 25 mm großen Knochenblock aus dem oberen Patellapol ist eine auch voll arthroskopisch sichere gelenknahe proximale pressfit-Fixierung möglich (Boszotta 1994 [17] und 1997 [18]; Bös 1997 [10] und 1999 [12]). 8–10 mm Bandbreite reichen in jedem Falle aus, da die Quadrizepssehne dicker als die Patellarsehne ist. In unserem Patientengut war die Morbidität an der Entnahmestelle ebenso gering wie bei Hamstringentnahme.

Hauptvorteile der Quadrizeps-Transplantate sind:
- Proximal anatomisch gelenknahe Fixierung implantatfrei durch pressfit-Methode möglich und damit Knochen-Knochen-Heilung
- Hohe initiale Reißfestigkeit
- Geringe Morbidität an der Entnahmestelle verglichen mit Patellarsehnenentnahme
- Dickere Sehnenportion als Patellarsehne im Knochenkanal

Nachteile:
- Zweite Inzision am oberen Patellapol
- Längere OP-Zeit als bei Hamstring-Transplantaten.

Patellarsehne (btb). Nach wie vor das bestdokumentierte Transplantat mit den längsten follow-up-Studien. Sie wird von vielen immer noch als Standardtransplantat angesehen. Während Komplikationen wie Patellafraktur oder Ruptur der Patellarsehne äußerst selten sind, stellt der vordere Knieschmerz und das Patellaspitzenproblem bei manchen Studien in bis über 30% der Fälle ein Problem dar. Diskutiert wird einerseits die Ausbildung einer Patella baja (Breitfuss et al. 1996 [19]), andererseits eine chronische Insertionstendinitis der überlasteten Restsehne. Wir selber haben in den letzten 7 Jahren mit Spongiosaplastik der knöchernen Entnahmedefekte und Verschluß des Paratenon die Häufigkeit des postoperativen Patellaspitzenproblemes deutlich reduzieren können. Im Gegensatz zu unseren Erfahrungen mit einer gemäßigten postoperativen Rehabilitation setzen Shelbourne und Trumper 1997 [81] eher auf die aggressive Frühmobilisierung zur Reduktion des vorderen Knieschmerzes.

Bezogen auf die Zahl der Operateure weltweit sicher noch das am häufigsten verwendete Transplantat. Bezogen auf die absolute Zahl der VKB-OP's in spezialisierten Kreuzbandzentren scheint jedoch das Quadruple-Hamstring-Transplantat derzeit häufiger eingesetzt zu werden.

Hauptvorteile der Patellarsehnen-Transplantate sind:
- Anatomisch gelenknahe Fixierung implantatfrei durch pressfit-Methode femoral möglich
- Hohe initiale Reißfestigkeit
- Rasche knöcherne Einheilung
- Ermöglicht rasche Rehabilitation und frühere Aufnahme sportlicher Tätigkeit

Nachteile:
- Deutlich höhere Morbidität an der Entnahmestelle, besonders Patellaspitzensyndrom
- Größere Narben
- „graft-tunnel-mismatch", d.h. bei proximal gelenknaher Fixierung ist der distale Knochenblock zu weit im tibialen Kanal und schließt nicht gelenknahe ab
- Dünne Sehnenportion im tibialen Knochenkanal
- Längere OP-Zeit als bei Hamstring.

Zusammenfassend bestehen in Langzeitstudien nur minimale Unterschiede zwischen den verschiedenen Autografts (Aglietti et al. 1994 [1], Otero und Hutcheson 1993 [69]), so daß die Entscheidung für das eine oder andere Transplantat auch heute individuell auf die Erfordernisse des Patienten sowie auf das Können und die Vorliebe des Operateurs abgestimmt werden sollte. Es sollte jedoch das gesamte Spektrum der heute gängigen Methoden in einem operativen Zentrum abgedeckt werden können.

Allograft. Sehnen von Organspendern sind eine gute Alternative, besonders im Revisionsfall. Wie bereits erwähnt, scheint die Stabilität auch in Langzeitstudien vergleichbar, allenfalls nur gering und statistisch nicht signifikant geringer als bei Autografts zu sein (Bülow et al. in Vorbereitung [22], Noyes und Barber-Westin 1996 [66]).

Wir gehen heute davon aus, daß auch im Allograft prinzipiell die gleichen Umbauvorgänge auftreten, wie sie im Autograft beschrieben wurden [14, 15], mit initialer Transplantatschwächung durch Nekrose und Abbau sowie langsame Erholung durch Revaskularisierung, Fibrozytenmigration und kollagenem Remodeling (Arnoczky et al. 1986 [5]).

Das Risiko übertragbarer Erkrankungen, z.B. Hepatitis oder AIDS ist durch sorgsame Selektion und Freigabe der tiefgefrorenen Spendersehnen erst nach komplikationsloser Transplantation frischer Organe wir z.B. Niere nahezu ausgeschlossen. Nachteil ist die begrenzte Verfügbarkeit und der hohe Preis von durchschnittlich 2000,– DM.

Transplantatfixierung

Anatomische und nicht isometrische Plazierung. Bislang stand aus gutem Grund die isometrische Anlage der Bohrkanäle im Vordergrund (Hefzy, Grood und Noyes 1989 [44]), war doch ein Hauptgrund von Transplantatversagen allzu oft die zu weit ventrale femorale Fixation gewesen. Durch die isometrische Fixierung sollte eine Dehnung des Transplantates bei Beugung/Streckung vermieden werden, weil dadurch Bandelongation verursacht würde.

Neuere Untersuchungen u. A. von Bernard et al. 1997 [9], Amis und Jakob 1998 [4] sowie Howell et al. 1991 [48] machten jedoch klar, daß das vordere Kreuzband keine rein isometrische Struktur ist, sondern allenfalls das anteromediale Bündel. Dieses zeigt in biomechanischen Studien (Sakane et al. 1997 [75]) nur eine geringe Spannungszunahme bei Beugung, während das posterolaterale Bündel ähnlich wie das intakte VKB eine leichte Spannungszunahme von Streckung in 30° Beugung erfährt und bei weiterer Beugung einen Spannungsabfall.

Somit wird neuerdings die anatomische Lage des posterolateralen Bündels als optimaler tibialer Insertionspunkt postuliert. Diese Lage verhindert außerdem ein Impingement des Transplantates am Notchdach. Der tibiale Kanal sollte dabei einen Winkel von ca. 45–55° zur Tibiaschaftachse haben. Wenn der tibiale Austritt mehr in das Zentrum des originären VKB-Fußpunktes gelegt wird, wie früher üblich, muß besonders bei Transplantaten mit großem Querschnitt eine Notchplastik zur Verhinderung eines Impingements am Notchdach, der Blumensaat'schen Linie, durchgeführt werden. Eine ausgiebige Notchplastik kann jedoch häufiger zu Komplikationen führen, wie z.B. Nachblutung, Schwellneigung und vor allem einer hypertrophen Knorpelregeneration (eigene Beobachtungen, LaPrade et al. 1998 [55]) und möglicherweise arthrotische Frühveränderungen durch eine unphysiologische Lateralisierung der femoralen Insertion [55].

Der femorale Insertionspunkt kann auf eine einfache Formel gebracht werden: am rechten Knie in der 10 oder 11 Uhr-Position, am linken Knie zwischen 1 und 2 Uhr und soweit dorsal, daß nur noch eine knapp 1mm dicke Knochenwand nach dorsal stehen bleibt (Müller 1982 [63]) und Fu 1999. Bernard et al. 1997 [9] postulieren sogar eine noch weiter dorsal gelegene Lage des femoralen Bohrkanales, so daß erst in der Tiefe von einigen mm wieder die hintere knöcherne Begrenzung des Kanales wirksam wird.

Gelenknahe Fixierung. Zur ungestörten Einheilung des Transplantates sollte dieses nahe am Austritt aus den Knochenkanälen fixiert werden.

Der „bungee-cord" Effekt (graft-tunnel motion) tritt insbesonders bei gelenkferner Fixation von Hamstring-Sehnen auf, z.B. in der ursprünglichen Hamstring-Technik nach Rosenberg über einen Endobutton mit langer, handgeknoteter Mersilene-Schlaufe. Dieses Konstrukt zeigt mit 238 N Zugfestigkeit die geringsten Werte im Vergleich zu 320–500 N bei Interferenzschrauben sowohl bei bone-tendon Fixation als auch bei reiner Hamstring-Sehnenkompression im Knochenkanal. Pinczewski et al. 1999 [25] fixiert seine Hamstring-Sehnen mit einer speziell dafür konstruierten Titan-Interferenzschraube (RCI-Screw), welche sogar mit Rechts- und Linksgewinde erhältlich ist, proximal und distal.

Morgan (1994) prägte hier den Begriff der „Transplantatverkürzung" [62]. Ganz rigoros verdrehen Augé und Yifan 1999 [6] das distale Patellarsehnen-Transplantatende im Außenrotationssinne bis zu 360° und mehr um es soweit zu verkürzen, daß das kaudale Knochenblockende gelenknahe verschraubt werden kann. Sie finden bei Außenrotation um 630° eine 25% Verkürzung der Ligamentlänge. Einjahresergebnisse von 3 Re-Operationen zuvor insuffizienter Kreuzbandergebnisse aufgrund eines „graft-tunnel length mismatch" zeigten gute Ergebnisse, so daß die Autoren diese Technik sogar für die primäre VKB-Plastik empfehlen.

Ein Beispiel für gelenknahe Fixierung an der Tibia zeigen die Abbildungen 3 und 5. Durch die dicht unter der subchondralen Kortikalis platzierte Interferenzschraube werden Bandbewegungen im Knochenkanal minimiert, der sog. „windshield wiper-Effekt" wird vermieden, was im Zusammenhang mit dem „tunnel-widening" diskutiert wird. Aglietti et al. 1998 [2] sowie eigene Untersuchungen (Bülow et al. 1999 [23]) konnten bislang jedoch keine relevanten Unterschiede zwischen dem radiologischen Ausmaß des tunnel-widening und dem klinischen Stabilitätsbefund nachweisen.

To und Howell et al. 1999 [89] verglichen die proximale Fixierung von Hamstring-Transplantaten (Endobutton mit geknoteter Schlinge, Anker an Schlinge und transfemoraler Fixationsstift) in Hinblick auf die Steifigkeit. Die an sich hohe Steifigkeit des Quadruple-Hamstring-Graft von 954 N/mm sank bei Endobutton bzw. Anker mit geknoteter Schlinge um den Faktor 40 auf 25 N/mm, während der transfemorale Fixationsstift, hier Bone Mulch Screw™, (vergleichbar z.B. mit Transfix™ oder Cross Pin™) mit 225 N/mm die besten Werte aufwies, allerdings immer noch eine um den Faktor 4 geringere Steifigkeit als die Sehne selber hatte. Schlußfolgerung ist, daß es zur Erhöhung der Steifigkeit nicht ausreicht, den Transplantatquerschnitt zu vergrößern oder die Ligamentstrecke zu verkürzen, sondern es muß das schwächste Glied in der Kette, die Steifigkeit der femoralen bzw. tibialen Verankerung, erhöht werden.

Eine andere Möglichkeit, die Steifigkeit bei Hamstringfixation proximal zu verbessern, ist der weiterentwickelte Endobutton mit einer kurzen, zugfesten, in sich geschlossenen Endlosschlaufe (Endobutton-CL™).

Resorbierbare Fixations-Implantate vs. Titan. Über ein Jahrzehnt hin haben sich Titan-Interferenzschrauben zur Transplantatfixierung bewährt. Als Hauptvorteil resorbierbarer Schrauben wird die Auflösung dieser artifiziellen Fixationshilfen nach einiger Zeit gesehen. Somit liegt wieder ein biologisch „sauberes" Knie vor, welches für jeden Revisionseingriff geeignet ist. Desweiteren wird mit ungestörter Bildgebung im postoperativen Kernspin argumentiert. Bleibt kritisch anzumerken, daß weder die verbliebene Interferenzschraube für einen Operateur, welcher sich an die Revision eines fehlgeschlagenen Kreuzbandeingriffes heranwagt, noch dieses Titanimplantat für moderne Kernspinbildgebung u.E. ein Problem darstellt.

Die Ausreißfestigkeit der resorbierbaren Schrauben liegt vergleichbar mit den Titanschrauben, sowohl bei Patellarsehnen als auch bei Hamstrings (Fu et al. 1999 [36]), also im sicheren Bereich über 350 N.

Es kommen verschiedene Materialien zur Anwendung. PGA (polyglycolic acid) scheint mit einer höheren Rate an Fremdkörperreaktion behaftet zu sein als PLA (polylactic acid). Man diskutiert hier z.B. die raschere Resorptionsrate des PGA, was zu einer kurzfristig hohen lokalen Konzentration von Degradationsprodukten führen könnte. Unterstützt wird diese These durch eigene Beobachtungen erhöhter synovialer Entzündungsreaktion bei mehr als zwei Bioschrauben in Gelenknähe. Zum anderen entstünden bei PGA-Degradation größere kristalline Fragmente als bei PLA-Zerfall, welche ebenfalls eine Fremdkörperreaktion auszulösen im Stande seien. Warden et al. 1999 [91] zeigten in 2 Jahres-Verläufen nach PLA-Interferenz-Fixation von Patellarsehnen-VKB-Plastiken den komplikationslosen Verlauf ohne Fremdkörperreaktionen oder Entwicklung von Knochenzysten. Allerdings fand sich auch nach 2 Jahren noch kein Anhalt für eine Resorption dieser Schrauben.

Noch ungelöst ist die Frage, ob sich nach vollständiger Resorption der Schraube der Hohlraum spongiös oder nur fibrös füllt. Vereinzelte, auch eigene Beobachtungen zeigen innerhalb von 2 Jahren keine Tendenz einer ossären Durchsetzung, hier müssen Spätverläufe 4–8 Jahre nach Implantation abgewartet werden.

Pressfit-Technik

Ziel ist, auf künstliche Implantatfixationen zu verzichten. In unserem Sprachraum zeigte zuerst Hertel 1990 [46] die proximale pressfit-Verankerung bei Patellarsehne in offener Technik. Modifikationen erfolgten von Pässler 1994 [73], sowie in arthroskopischer Technik von Boszotta 1994 [17] und Bös 1997 [10]. Zumindest bei Patellarsehne oder Quadrizepssehne kann somit eine implantatfreie Verankerung gelenknahe, also anatomisch, erfolgen. Weder „bungee-cord-effect" noch „windshield-wiper-effect" können die Einheilung des Transplantates stören. Zudem kann hier von einer echten bone-to-bone Heilung innerhalb von 6 Wochen ausgegangen werden. Die Ausreißfestigkeit liegt bis zu einer Kniebeugung von 60° (somit auch Knochenblock-Ligamentwinkel > 60°) immer im sicheren Bereich von >600 N (Boszotta. 1997[18]).

Nachfolgend NMR-Bilder 9 Monate nach Quadrizeps-VKB-Plastik (Abb. 2–5):

Inzwischen werden bereits arthroskopische Techniken zur all-pressfit-Verankerung proximal und distal beschrieben (Halder 1997 [40], Fel-

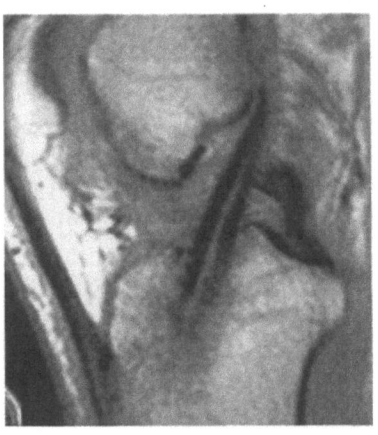

Abb. 1

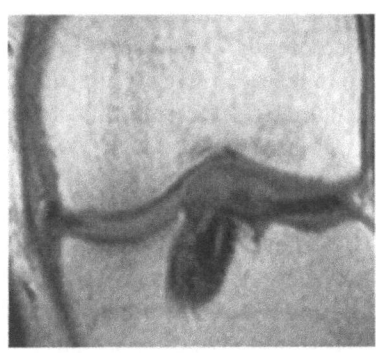

Abb. 2. 9 Monate nach Quadrizeps-VKB-Plastik. Distal noch gut die reizlos inliegende resorbierbare Interferenzschraube aus PLLA zu sehen

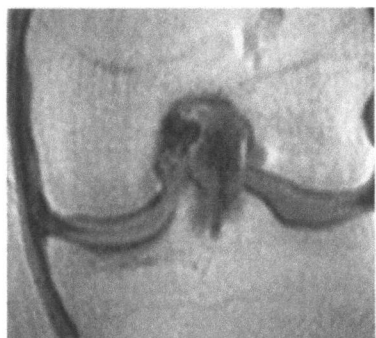

Abb. 3. Ein weiter dorsal gelegenes Schnittbild zeigt den anatomischen Verlauf der Kreuzbandplastik ohne Impingement an der Condylenwange. Der große Bandquerschnitt des Transplantates aus der Quadrizepssehne ist hier gut zu erkennen. Proximal ist der pressfit eingbolzte Knochenblock reizlos eingeheilt

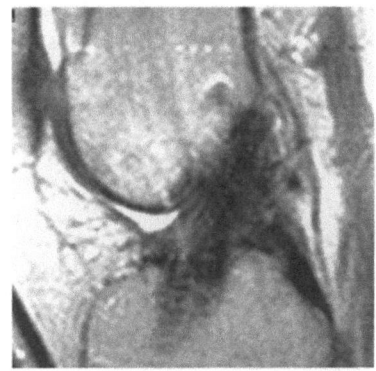

Abb. 4. Gleicher Patient wie Abb. 3; im sagittalen Schnittbild sieht man ebenfalls den anatomischen Verlauf sowie distal eine resorbierbare IF-Schraube gelenknahe platziert. Im Vergleich zu der vorhergehenden Abbildung einer Quadruple-Hamstring-Plastik fällt der dickere Transplantatquerschnitt auf mit deutlich geringerem Abstand zum Notchdach und somit Gefahr eines Impingements bei voller Streckung

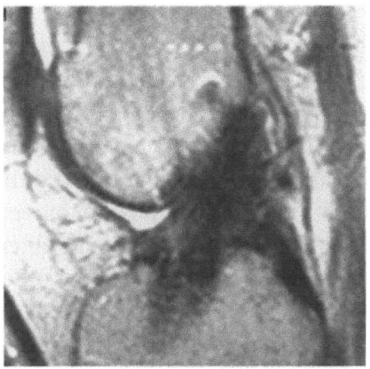

Abb. 5. Gleicher Patient wie Abb. 4, aber weiter lateral gelegener Schnitt: der proximale Knochenblock des Quadrizeps-Transplantates wurde in pressfit-Technik eingebracht und ist inzwischen reizlos knöchern fest eingeheilt

met 1999 [34]), so daß man auch hier dem Ziel einer anatomisch gelenknahen und zugleich implantatfreien Verankerung näher kommt. Allerdings sind diese Techniken noch nicht so ausgereift und vereinfacht, daß sie für den Routinebetrieb eine absolute Empfehlung darstellen.

Pässler veröffentlichte 1999 [72] die implantatfreie pressfit-Verankerung des Quadruple-Hamstring-Transplantates: proximal wird das mit sich selbst geknotete dicke Transplantatende in eine Stufenbohrung gezogen und nach caudal fest gezogen. Distal wird das Band mit einem Knochenkeil im Tibiakopf verklemmt. Vergleichende Langzeitergebnisse stehen jedoch noch aus.

Meniskuserhalt um jeden Preis. Nachdem die deletären Folgen einer Meniskusresektion, auch einer Teilresektion, auf sekundäre Knorpelschäden und auch auf eine chronische Überlastung des mühsam rekonstruierten Kreuzbandkomplexes bekannt sind, ist der Meniskuserhalt oberste Maxime. Gerade durch die Einführung neuer „all-inside" Techniken, z.B. der Bionx-Arrow™ und artverwandte resorbierbare Pfeilsysteme, ist die Naht im schwierig zugänglichen Hinterhornbereich leicht und rasch bewerkstelligt. Wie wir kürzlich zeigen konnten (Ellermann et al. 2000 [30]), betrug die Revisionsrate nach Arrow-Fixation kombiniert mit einer Kreuzbandrekonstruktion 7,2%, wohingegen bei reiner Meniskusversorgung ohne Kreuzbandläsion die Versagerquote mehr als doppelt so hoch lag. Dies unterstützt zum einen den alten Erfahrungswert „mit Kreuzband heilt alles" und zum anderen die These einer eher gemäßigten Rehabilitation, welche nach VKB-Ersatz gewöhnlich langsamer und schonender abläuft als nach Meniskuseingriffen üblich. Desweiteren fanden wir eine Gesamtversagerquote bei moderater Rehabilitation von 9,7% gegenüber 14,6% bei aggressiver Reha [30].

Moderate Frühmobilisierung

Wenn viele Autoren noch auf die Vorteile der aggressiven Frühmobilisierung hinweisen (Shelbourne und Trumper 1997 [81]), so haben wir in den letzten 10 Jahren intensiver Beschäftigung mit der Kreuzbandchirurgie erfahren, daß eine bewußt moderate Rehabilitation nach 1-2 Jahren stabilere Gelenkverhältnisse beschert als bei den rasch und kompromißlos Auftrainierten. Auch unsere Erfahrungen nach meniskuserhaltenden Eingriffen [30] ergaben eine deutliche Umkehr hin zur gemäßigten Rehabilitation.

Bei einer Nachbehandlung ohne bremsende Vorgabe schießt die Physiotherapie oft übers Ziel hinaus. Übungen im offenen System sowie Kraft- und Koordinationstraining noch vor dem Abklingen der postoperativen Entzündungsphase sowie Erreichen einer ausreichenden muskulären Stabilisierung unterhalten den Ablauf der zellulären Entzündungsvorgänge, führen zu anhaltender Ödembildung und verzögern einen geordneten Übergang in die Phase der Revaskularisierung und Restitution, wie Hermle 1999 [45] beispielhaft aufzeigte.

Das Arthrofibroseproblem

Bisher hält man sich an die Erfahrung, daß ein primärer rekonstruktiver Eingriff nach frischer Kniegelenkdistorsion die vulnerable inflammatorische Phase verstärkt und verlängert und man somit ein größeres Risiko einer postoperativen Arthrofibrose eingeht. Sie wird beschrieben als eine hypertrophe Bindegewebsproliferation nach Trauma oder Operation. So soll die vermehrte Fibroblastenaktivität auch eine vermehrte Synthese extrazellulärer Matrix bewirken (Murakami et al. 1995 [64]).

Die Faustregel lautet: Kreuzbandplastik nach 2-4 Wochen moderater Reha und Verbesserung der Streckung (falls nicht ein mechanisches Hindernis wie z.B. ein luxierter Korbhenkelriß vorliegt) kombiniert mit NSAR. Ausnahmen hiervon für eine rasche Primärversorgung sind komplexe Bandverletzungen mit Seitenbandinstabilität oder refixationsfähige instabile Meniskusläsionen, wie auch Lobenhoffer 1999 [56] ausführt.

Neue Aspekte zur Pathogenese der Arthrofibrose steuert Bosch et al. 1999 bei [16] und rükken dieses Phänomen in die Nähe immunreaktiver Prozesse: sie fanden eine synoviale Hyperplasie mit lymphoplasmazellulären Infiltraten, also eine chronisch inflammatorische Reaktion, welche sie als defensive Folgereaktion auf die posttraumatische Makrophagenaktivierung mit Freisetzung von Zytokinen wie TGF-β, PDGF usw., welche ihrerseits, wie schon bei der Ligamentheilung weiter oben und bei [43] und [79] beschrieben, die Proliferation und Mobilität von Fibroblasten fördern. Bosch et al. finden auch eine vermehrte Expression von Kollagen Typ VI, welches zur Netzwerkbildung mit Kollagen Typ I und III und zur Zelladhäsion beiträgt. Ob aus diesen Erkenntnissen ein immunsuppressiver Therapieweg abgeleitet werden kann, muß allerdings noch durch weitere Studien und Ergebnisse bewiesen werden.

Bis dahin dominieren individuelle Erfahrungswerte: mit einer Arthrolyse nicht zu lange zuwarten, bis das Kapselgewebe völlig kontrakt geschrumpft ist. Ferner neben Resektion eines Notch-Cyclops ggf. mit Notchplastik und völliger Lösung der drei Rezessus an die Einkerbung der dorsomedialen Gelenkkapsel denken. Beim „Hoffa-Kontraktur-Syndrom" sollte man diesen vom ventralen Tibiaplateau nach kaudal hin ablösen. Medikamentös wird anschließend von vielen Operateuren eine 6-8wöchige orale Kortison-Stoßtherapie durchgeführt.

Eigene Erfahrungen unterstreichen die große Effizienz von wiederholten Narkosebewegungen wenn das nach Arthrolyse erreichte Bewegungsausmaß wieder abnimmt.

Computerunterstütze Operationen

In der Kreuzbandchirurgie steht der Einzug der Computertechnik erst am Anfang. Hier ist grundsätzlich zwischen der computerisierten Planung und Durchführung einzelner Operationsschritte, z.B. das Platzieren und Aufbohren der Knochenkanäle und der computerunterstützten Navigation zu unterscheiden (Stäubli

1999 [86]). Als Vertreter des ersten Systems ist in unserem Sprachraum beispielsweise das System Caspar™ (Fa. Maquet) zu nennen, welches L. Gotzen 1999 [39] erstmals bei einer Kreuzbandoperation einsetzte. Problem hierbei ist die aufwendige praeoperative Planung mit Einbringung von Markierungsschrauben sowie eines CT von beiden Knien mit der damit verbundenen Strahlenbelastung. Ferner kann der Roboter nur das ausführen, was der Operateur in der Planungsphase vorgegeben hat, ist also auf die korrekte Zuweisung der Insertionspunkte angewiesen. Zudem ist momentan die OP-Zeit mit Einsatz des Roboters noch erheblich länger.

Logischer erscheint der Weg der computerunterstützten Navigation, z.B. mit dem Navitrack™-System (Fa. Sulzer Orthopedics). Hier wird nach praeoperativem Kernspin ein 3-D Modell im Computer generiert und erst intraoperativ nach Anschrauben zweier Meßsonden der genaue Ursprungs- und Ansatzort des neuen Kreuzbandes bestimmt. In Echtzeitmessung kann dabei das Isometrie- und Impingementverhalten des VKB-Transplantates erfaßt werden und die Platzierung bis zum Erreichen des Optimum korrigiert werden. Der Operateur muß dann wieder selber, unter real-time-Korrektur des Computers, die Knochenkanäle aufbohren (Ellermann et al. 2000 [29]). Bleibt anzumerken, daß all diese Systeme nicht nur teuer sind, sondern ihren Nutzen noch in Langzeitstudien erfahrener OP-Zentren beweisen müssen.

Bio- und Gentechnologie

Diese Techniken stehen erst ganz am Anfang der Entwicklung. Noch ist nicht abzusehen, welche Techniken demnächst zur klinischen Anwendung kommen. Ständig werden neue Wachstumsfaktoren entdeckt. Bisher bekannte Faktoren wir z.B. TGF-β (Transforming Growth Factor) und basic fibroblast growth factor (Hildebrand, Woo et al. 1998 [47], Scherping et al. 1997 [78]) beeinflussen die Ligamentheilung. Utopisch mutet noch die Vorstellung an, daß TGF-Faktoren differenziertes Ligamentgewebe induzieren können (Wolfman et al. 1997 [94]) und somit eine rasche Kompletheilung subtotal rupturierter Kreuzbänder ermöglicht wird.

Wir erhoffen uns in absehbarer Zukunft Materialien oder Methoden, welche die ossäre Integration der Transplantate im Knochenkanal beschleunigen und verbessern. Ansatz hierzu geben bereits markteingeführte Biomaterialien (Bös 2000 [11]), allerdings stehen noch eingehende experimentelle und klinische Untersuchungen aus.

Wünschenswert sind Lösungen, welche z.B. biotechnisch hergestellte, resorbierbare Kollagengerüste zur Verfügung stellen, angereichert mit der richtigen Kombination von Wachstumsfaktoren, wie z.B. Jackson et al. 1996 [49] bereits an Ziegen erprobten.

Sinn und Unsinn der Kreuzbandrekonstruktion

Können wir nun zum Schluß die Frage nach dem Benefit all dieser theoretischen, operativen und rehabilitativen Mühen beantworten? Schlagworte wie Arthroseprophylaxe, Lebensqualität, Sportfähigkeit, soziale Re-Integration lassen sich nicht mit einer einfachen betriebswirtschaftlichen Kosten-Nutzen-Kalkulation beantworten und führen in Sackgassen wie der Nachweis, daß es für die Volkswirtschaft ökonomischer sei, wenn alle Einwohner Kettenraucher seien. Natürlich kommen wieder Simplifizierungen (Sport ist Mord) hoch, wenn mal wieder eine Studie nicht nur wenige Unterschiede zwischen operierten und konservativ geführten Patientengruppen aufweist sondern sogar eine höhere Arthroseinzidenz zeigen. Daniel et al. 1994 [27] verglichen prospektiv 145 kreuzbandinsuffiziente und 91 kreuzbandoperierte Patienten im Mittel über 6 Jahre und fanden in der operierten Gruppe einen radiologisch deutlicheren Arthrosegrad. Hier dürfen wir nicht zuletzt aufgrund eigener, knapp 20jähriger Erfahrungen mit Kreuzbandpatienten kontern, daß gerade die Patienten mit suffizienter Kreuzbandrekonstruktion wieder sportfähig sind und dieses dann eben auch auskosten, im Vertrauen auf die moderne Technik, geschürt durch die Medien und allzu euphorische Versprechungen durch uns Operateure.

Dennoch hebt nicht nur die Mehrzahl der Publikationen den arthrosedämmenden Faktor sondern auch die Aktivitäts- und Mobilitätsverbesserung hervor. Stellvertretend hierfür Pinczewski und Mitarbeiter (Jomha et al. 1999 [52]): in einer 7-Jahre-Langzeitstudie von 72 sportaktiven VKB-Ruptur-Patienten mit giving way und nachfolgender arthroskopischer VKB-Plastik mit Patellarsehne fanden sie später deutlich höhere arthrotische Veränderungen in der Gruppe der zuvor bereits chronisch instabilen Patienten selbst wenn ursprünglich die Menisken noch intakt waren. Die geringsten Arthroseveränderungen lagen in der Gruppe der akut meniskuserhaltend und kreuzbandersetzend operierten Patienten. Die Autoren treffen eine entscheidende Feststellung: man sollte bereits in der Frühphase rekonstruktiv (Kreuzband und Meniskus) intervenieren, noch bevor Instabilitätsbeschwerden auftreten.

Sollte eine Rangfolge formuliert werden, dann stellen wir folgende Thesen auf:
- am besten ist das intakte Kreuzband,
- zweitbeste Lösung ist das anatomisch rekonstruierte Kreuzband,
- drittbeste Lösung ist die nichtoperierte Kreuzbandläsion,
- schlechteste Lösung ist ein fehlplatziertes Kreuzband.

Literatur

1. Aglietti P, Buzzi R, Zaccherotti G et al. (1994) Patellar tendon versus doubled semitendinosus and gracilis tendons for anterior cruciate ligament reconstruction. Am J Sports Med 22:211–218
2. Aglietti P, Zaccherotti G, Simeone AJV et al. (1998) Anatomic versus non-anatomic tibial fixation in anterior cruciate ligament reconstruction with bone-patellar tendon-bone graft. Knee Surg Sports Traumatol Arthrosc 6:343–848
3. Amirault JD, Cameron JC, Macintosh DL, et al. (1988) Chronic anterior cruciate ligament deficiency. Long-term results of Macintosh's lateral substitution reconstruction. J Bone Joint Surg 70B:622–624
4. Amis A, Jakob R (1998) Anterior cruciate ligament graft positioning, tensioning and twisting. Knee Surg sport Traumatol Arthrosc 6[Suppl 1]:S2–S12
5. Arnoczky SP, Warren RF, Ashlock MA (1986) Replacement of the anterior cruciate ligament using a patellar tendon allograft. An experimental study. J Bone Joint Surg 68A:376–385
6. Augé WK, Yifan K (1999) A technique for resolution of graft-tunnel length mismatch in central third bone-patellar tendon-bone anterior cruciate ligament reconstruction. Arthroscopy 15: 877–881
7. Ballmer PM, Jakob RP (1988) The non operative treatment of isolated complete tears of the medial collateral ligament of the knee. A prospective study. Arch Orthop Trauma Surg 107: 273–276
8. Ballmer PM, Kipfer WC, Grünig B, Stäubli H-U, Zehnder R, Jakob RP (1990) Spätergebnisse nach primärer Naht. In: Jakob RP, Stäubli H-U (Hrsg) Kniegelenk und Kreuzbänder. Springer, Berlin, pp 299–304
9. Bernard M, Hertel P, Hornung H, Cierpinski T (1997) Femoral insertion of the ACL Radiographic quadrant method. Am J Knee Surg 10:14–22
10. Bös L (1997) Arthroskopische press-fit-Verankerung bei VKB-Plastik; Vortrag Jahreskongreß Deutschsprachige Arbeitsgemeinschaft Arthroskopie AGA; Berlin
11. Bös L (2000) Behandlungsergebnisse mit einem nativen Kolagen Typ I (Colloss^{TM}) bei Knochendefekten in der Orthopädie und Traumatologie. 48. Jahrestagung der Süddeutschen Orthopäden. Baden-Baden
12. Bös L (1999) Endoscopic ACL Repair: bone-tendon-bone proximal pressfit. Arthroscopy 15:546
13. Bosch U, Kasperczyk WJ, Oestern HJ, Tscherne H (1994) Biology of posterior cruciate ligament healing. Sports Medicine Arthroscopic Review 2:88–99
14. Bosch U, Kasperczyk WJ (1992) Healing of the patellar tendon autograft after posterior cruciate ligament reconstruction-a process of ligamentization? An experimental study in a sheep model. Am J Sports Med 20:558–566
15. Bosch U, Kasperczyk WJ (1993) Heilungsvorgänge nach Kreuzbandplastik am Schafsmodell. Orthopäde 22:366–371
16. Bosch U, Zeichen J, Lobenhoffer P, Albers I, van Griensven M (1999) Arthrofibrose – Ein chronisch inflammatorischer Prozeß? Arthroskopie 12:117–120
17. Boszotta H, Helperstorfer W (1994) Verbesserte Entnahmetechnik des Lig.-patellae-Transplantats für die Rekonstruktion des vorderen Kreuzbandes in der Press-fit-Technik. Arthroskopie 7:139–141
18. Boszotta H (1997) Arthroskopische femorale Press-fit-Fixation des Lig.-patellae-Transplantats beim Ersatz des vorderen Kreuzbandes. Experimentelle Grundlagen und Operationstechnik. Arthroskopie 10:126–132
19. Breitfuss H, Fröhlich R, Povacz P et al (1996) The tendon defect after anterior cruciate ligament reconstruction using the midthird patellar tendon-a problem for the patellofemoral joint? Knee Surg Traumatol Arthrosc 3:194–198
20. Brückner H (1966) Eine neue Methode der Kreuzbandplastik. Chirurg 37:413–414
21. Brückner H (1981) Plastiken mit dem Kniescheibenband. Chir Praxis 28:105–118
22. Bülow J-U, Siebold R (2000) Allograft ACL-repair – long term follow up. JBJS (B) eingereicht
23. Bülow J-U, Ellermann A, Rieser B (1999) Tunnel widening in hamstring ACL reconstruction using three different fixation techniques. Arthroscopy 15:546
24. Butler DL, Grood ES, Noyes FR et al. (1989) Mechanical properties of primate vascularized vs non vascularized patellar tendon grafts; changes over time. J Orthop Res 7:68–79
25. Corry IS, Webb JM, Clingeleffer AJ, Pinczewski LA (1999) Arthroscopic reconstruction of the anterior cruciate ligament. A comparison of patellar tendon

autograft and four-strand hamstring tendon autograft. Am J Sports Med 27:444-454
26. Dandy DJ (1981) Arthroscopic surgery of the knee. Churchill Livingstone, Edinburgh London, pp 67-68
27. Daniel DM, Stone ML, Dobson BE et al (1994) Fate of the ACL-injured patient. A prospective outcome study. Am J Sports Med 22:632-644
28. Dupont JY, Scellier C (1990) Natürlicher Verlauf intraartikulärer Begleitverletzungen bei chronischer Insuffizienz des vorderen Kreuzbandes. In: Jakob RP, Stäubli H-U (Hrsg) Kniegelenk und Kreuzbänder. Springer, Berlin, pp 252-255
29. Ellermann A, Bülow J-U, Bös L, Rieser B (2000) Computer aided ACL-replacement with the Navitrack^{TM}. Asian Federation of Sports Medicine Congress, Oman
30. Ellermann A, Siebold R, Bülow J-U, Bös L (2000) Meniscus repair with BIONX^{TM} Arrow: Influence of combined ACL-replacement, age and rehabilitation. Eingereicht bei Am J Sports Med
31. Ellison AE (1980) The pathogenesis and treatment of anterolateral rotatory instability. Clin Orthop 147:51-55
32. Fairbank TJ (1948) Knee joint changes after meniscectomy. J Bone Joint Surg 30B:664
33. Fanelli G (2000) Anterior cruciate ligament surgical indications and timing.Veröffentlich bei: http://www.aana.org
34. Felmet G (1999) All-press-fit, eine neue Operationsmethode zum vorderen Kreuzbandersatz mit gleichzeitiger femoraler und tibialer press-fit-Verankerung. Arthroskopie 12:299-304
35. Frank CB, Jackson DW (1997) The science of reconstruction of the anterior cruciate ligament. J Bone Joint Surg 79A:1556-1576
36. Fu FH, Bennet CH, Lattermann C, Ma CB (1999) Current Trends in Anterior Cruciate Ligament Reconstruction. Part 1: Biology and Biomechanics of Reconstruction. Am J Sports Med 27:821-830
37. Fu FH, Bennet CH, Ma CB, Menetrey J, Lattermann C (2000) Current Trends in Anterior Cruciate Ligament Reconstruction. Part 2: Operative Procedures and Clinical Correlations. Am J Sports Med 28:124-130
38. Fulkerson JP, Langeland R (1995) An alternative cruciate reconstruction graft: The central quadriceps tendon [technical note]. Arthroscopy 11:252-254
39. Gotzen L (1999) Computerassistierte Kreuzbandoperation, Rastatt
40. Halder A, Kreusch-Brinker R (1997) Implantatfreie arthroskopische Kreuzbandplastik in Double-press-fit-Technik. Arthroskopie 10:298-302
41. Harner CD, Olson E, Irrgang JJ et al (1996) Allograft versus autograft anterior cruciate reconstruction. 3- to 5-year outcome. Clin Orthop 324:134-144
42. Hefti F (1990) Heilungsvorgänge. In: Jakob RP, Stäubli H-U (Hrsg) Kniegelenk und Kreuzbänder. Springer, Berlin, pp 263-267
43. Hefti FL, Kress A, Fasel J et al (1991) Healing of the transected anterior cruciate ligament in the rabbit. J Bone Joint Surg 73A:373-383
44. Hefzy MS, Grood ES, Noyes FR (1989) Factors affecting the region of most isometric femoral attachments. Part II: The anterior cruciate ligament. Am J Sports Med 17:208-216
45. Hermle V (1999) Wundheilung als Grundlage der Rehabilitation. 1. Internat. Arcus-Sportmedizinkongreß, Gardasee, Italien
46. Hertel P (1990) An new technique for ACL replacement. Fourth congress of the European society of knee surgery and Arthroscopy, 25-30 June, Stockholm Sweden
47. Hildebrand KA, Woo SL-Y, Smith DW et al (1998) The effects of platelet-derived growth factor-BB on healing of the rabbit medial collateral liga-ment. An in vivo study. Am J Sports Med 26:549-554
48. Howell SM, Clark J, Farley T (1991) A rationale for predicting anterior cruciate graft impingement by the intercondylar roof. Am J Sports Med 19:276-282
49. Jackson DW, Simon TM, Lowery W et al (1996) Biologic remodeling after anterior cruciate ligament reconstruction using a collagen matrix derived from demineralized bone. An experimental study in the goat model. Am J Sports Med 24:405-414
50. Jäger M, Wirth CJ (1978) Kapselbandläsionen - Biomechanik, Diagnostik und Therapie. Thieme, Stuttgart
51. Johnson RJ, Beynnon BD, Nichols CE et al (1992) The treatment of injuries to the anterior cruciate ligament [current concept review]. J Bone Joint Surg 74A:140-151
52. Jomha NM, Borton DC, Clingeleffer AJ, Pinczewski LA (1999) Long-term osteoarthritic changes in anterior cruciate ligament reconstructed knees. Clin Orthop 358:188-193
53. Kannus P, Järvinen M (1987) Conservatively treated tears of the anterior cruciate ligament: Long-term results. J Bone Joint Surg 69A:1007-1012
54. Klein W, Jensen K-U (1992) Synovitis and artificial ligaments. Arthroscopy 8:116-112
55. LaPrade RF, Terry GC, Montgomery RD et al (1998) The effects of aggressive notchplasty on the normal knee in dogs. Am J Sport Med 26:193-200
56. Lobenhoffer P (1999) Kniebandverletzungen. Teil II Operative Therapie bei vorderer und hinterer Knieinstabilität. Chirurg 70:326-338
57. MacIntosh DL, Darby TA (1976) Lateral substitution reconstruction. J Bone Joint Surg 58:142
58. Maletius W, Gillquist J (1997) Long-term results of anterior cruciate ligament reconstruction with a Dacron prosthesis. The frequency of osteoarthritis after seven to eleven years. Am J Sports Med 25: 288-293
59. McDaniel WJ jr, Dameron ThB jr (1980) Untreated ruptures of the anterior cruciate ligament. J Bone Joint Surg 62A:696-705
60. Menschik A (1974) Mechanik des Kniegelenkes. 1 Teil. Z Orthop 112:481-495
61. Menschik, A (1975) Mechanik des Kniegelenkes. 2 Teil. Z Orthop 113:388-400
62. Morgan CD (1994) Bone-hamstring-bone ACL autograft reconstruction. AANA Specialty Day Meeting, New Orleans, pp 116-120

63. Müller W (1982) Das Knie – Form, Funktion und ligamentäre Wiederherstellungschirurgie. Springer, Berlin Heidelberg New York
64. Murakami S, Muneta T, Furuya K, Saito I, Miyasaka N, Yamamoto H (1995) Immunhistologic analysis of synovium in infrapatellar fat pad after cruciate ligament injury. Am J Sports Med 23:763–768
65. Noyes et al (1984) J Bone Joint Surg 66A
66. Noyes FR, Barber-Westin SD (1996) Reconstruction of the anterior cruciate ligament with human allograft. Comparison of early and later results. J Bone Joint Surg 78A:524–537
67. Odensten M, Lysholm J, Gillquist J (1985) The course of partial anterior cruci-ate ligament ruptures. Am J Sports Med 13:183–186
68. O'Donoghue DH (1973) Reconstruction for medial instability of the knee. J Bone Joint Surg 55A:941–955
69. Otero AL, Hutcheson L (1993) A comparison of the doubled semitendinosus/gracilis and central third of the patellar tendon autografts in arthroscopic anterior cruciate ligament reconstruction. Arthroscopy 9:143–114
70. Paessler HH (1995) The history of cruciate ligaments. Sports Exercise and Injury 1:166–171
71. Pässler HH, Henkemeyer H, Burri C (1972) Funktionelle Behandlung nach Bandnaht und -plastik am Kniegelenk. Langenbecks Arch Chir (suppl) 89:51–53
72. Pässler HH (1999) All pressfit for Hamstrings. Bei: 2nd Heidelberg ACL-Symposium State of the art 2000
73. Pässler HH (1994) Anatomical reconstruction of the anterior cruciate ligament with a patellar tendon autograft using a miniarthrotomy technique. In: Surgical Technology International III International developments in surgery and surgical research. Universal Medical Press, San Francisco, pp 563–570
74. Reid JS, Hanks GA, Kalenak A et al (1992) The Ellison iliotibial-band transfer for a torn anterior cruciate ligament of the knee. Long-term follow-up. J Bone Joint Surg 74A:1392–1402
75. Sakane M, Fox RJ, Woo SL-Y et al (1997) In situ forces in the anterior cruciate ligament and its bundles in response to anterior tibial loads. J Orthop Res 75:285–293
76. Salter RB, Simmonds DF, Malcolm BW et al. (1980) The biolocical effect of continous passive motion on the healing of full thickness defects in articular cartilage: an experimental investigation in the rabbit. J Bone Joint Surg 63-A:1232–1251
77. Savarese A, Lunghi E, Budassi P et al. (1993) Remarks on the complications following ACL reconstruction using synthetic ligaments. Ital J Orthop Traumatol 79:79–86
78. Scherping SC Jr, Schmidt CC, Georgescu HI et al. (1997) Effect of growth factors on the proliferation of ligament fibroblasts from skeletally mature rabbits. Connect Tissue Res 36:1–8
79. Schreck PJ, Kitabayashi LR, Amiel D et al. (1995) Integrin display increases in the wounded rabbit medial collateral ligament but not the wounded anterior cruciate ligament. J Orthop Res 13:174–183
80. Shelbourne KD, Nitz P (1990) Accelerated rehabilitation after anterior cruciate ligament surgery. Am J Sports Med 18:292–299
81. Shelbourne KD, Trumper RV (1997) Preventing anterior knee pain after anterior cruciate ligament reconstruction. Am J Sports Med 25:41–47
82. Shelton WR, Papendick L, Dukes AD (1997) Autograft versus allograft anterior cruciate ligament reconstruction. Arthroscopy 73:446–449
83. Simonian PT, Harrison SD, Cooley VJ et al. (1997) Assessment of morbidity of semitendinosus and gracilis tendon harvest for ACL reconstruction. Am J Knee Surg 10:54–59
84. Slocum DD, Larson RL (1974) Late reconstruction of ligamentous injuries of the medial compartment of the knee. Clin Orthop 100:23–55
85. Smith CW, Young IS, Kearney JN (1996) Mechanical properties of tendons: Changes with sterilization and preservation. J Biomech Eng 118:56–61
86. Stäubli H-U, Käsermann S, Kunz M, Sati M (1999) Inter-Operator variance of ligament placement: endoscopic versus CAS CAS-Meeting 17.–19. März, Davos, Schweiz
87. Steadman JR unveröffentlichte Beobachtung. In: Fu FH et al. (1999) Current trends in anterior cruciate ligament reconstruction. Part 1: Biology and biomechanics of reconstruction. Am J Sports Med 27:821–830
88. Thompson WO, Fu FH (1993) The meniscus in the cruciate-deficient knee. Clin Sports Med 12:771–796
89. To JT, Howell SM, Hull ML (1999) Contributions of femoral fixation methods to the stiffness of anterior cruciate ligament replacements at implantation. Arthroscopy 15:379–387
90. Warden WH, Friedman R, Teresi LM, Jackson DW (1999) Magnetic resonance imaging of bioabsorbable polylactic acid interference screws during the first 2 years after anterior cruciate ligament reconstruction. Arthroscopy 15:474–480
91. Weiler A, Hoffmann RFG, Bail HJ, Rehm O, Südkamp NP (1999) Tendon Healing in a bone tunnel – Histological analysis after biodegradable interference fit fixation. Arthroscopy 15:546
92. Wirth CJ, Kohn DJ et al. (1999) Frische und alte vordere Kreuzbandruptur. Leitlinien von DGOT und BVO Konsenskommission Stand 1999. Veröffentlich bei: http://www2.orthonet.de/?DOK_ID=2906
93. Wolfman NM, Hattersley G, Cox K et al (1997) Ectopic induction of tendon and ligament in rats by growth and differentiation factors 5, 6, and 7, mem-bers of the TGF-beta gene family. J Clin Invest 100:321–330
94. Woo SL-Y, Hollis JM, Adams DJ et al (1991) Tensile properties of the human femur-anterior cruciate ligament-tibia complex: The effects of specimen age and orientation. Am J Sports Med 19:217–225

Nachbehandlung nach VKB-Plastik –
Schaden oder Nutzen der Knieorthese?

H.-W. Ulrich, J. Hassenpflug

Die frühfunktionelle Behandlung nach Kreuzbandoperationen ist heute ein anerkanntes Behandlungsverfahren, welches davon ausgeht, daß gute Ergebnisse am ehesten durch eine frühzeitige Bewegung und Muskeltraining der operierten Gliedmaße erreicht werden.

Für die operative Behandlung von vorderen Kreuzbandverletzungen muß deshalb eine anatomiegerechte Rekonstruktion gefordert werden, um eine Überdehnung und Auslockerung der genähten oder plastisch ersetzten Bänder zu vermeiden.

Diesen Forderungen galt das spezielle operative Interesse in den vergangenen Jahren, wobei durch biomechanische Versuche die günstigsten Kompromißlösungen erarbeitet wurden, die inzwischen auch praktische Anwendung finden. Dies gilt besonders für die Wahl der Insertionsorte der Kreuzbänder.

Aber auch bei anatomiegerechter Rekonstruktion müssen wir mit Spannungsänderungen in den Kreuzbändern rechnen. Experimentelle Untersuchungen belegen einen unterschiedlichen Spannungszustand im vorderen Kreuzband in Abhängigkeit vom Beugegrad. So finden wir die stärksten Zugspannungen in der Extension, ein geringeres Spannunsniveau dagegen zwischen etwa 25 und 65° Beugung [12] (Abb. 1).

Das Konzept der frühfunktionellen Behandlung wird durch den Einsatz von Orthesen ergänzt.

Ihre Aufgabe soll es sein, den Bewegungsablauf des Kniegelenkes in einem vorgegebenen Sektor zu kontrollieren und das Knie vor äußeren Kräften zu schützen.

Die Diskussion um die Notwendigkeit, den Sinn und Nutzen und vor allem um die Wirkungsweise eines solchen Hilfsmittels ist heute heftiger als noch vor wenigen Jahren.

Deshalb sollen einige Grundzüge der Orthesenversorgung dargestellt und deren Leistungsgrenzen aufgezeigt werden.

Die Anforderungen, die an Orthesen in der Nachbehandlung von Kreuzbandverletzungen gestellt werden, sind z.B.:
- Sichere Begrenzung der Kniebewegung in einem vorgegebenen Sektor

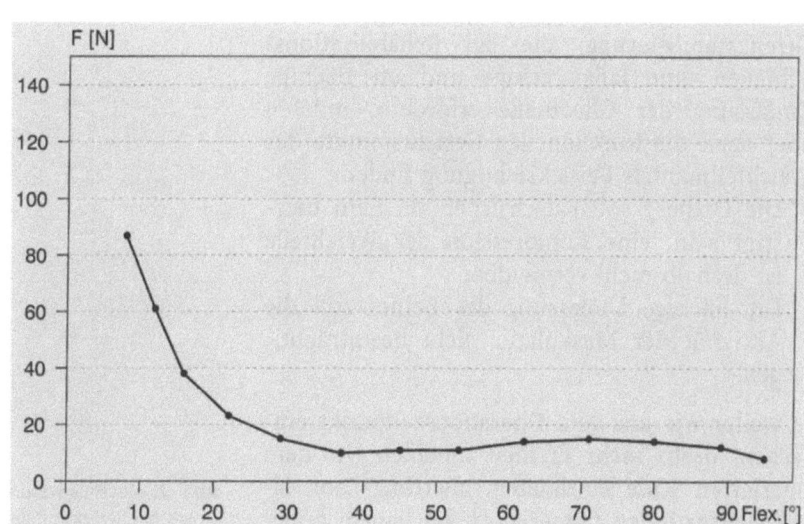

Abb. 1. Spannungsverlauf im vorderen Kreuzband ohne äußere Zwangsführung. In den letzten 20° der Extension beobachtet man einen deutlichen Spannungsanstieg

- Sicherer Schutz gegen Varus-/Valgusstreß
- Führung des Kniegelenkes in der Sagittalebene
- Kontrolle der Rotation des Unterschenkels.

Wir können aber bis heute nicht mit Sicherheit sagen, ob das operierte Gelenk wirklich kontrolliert werden muß, zumindest beim isolierten vorderen Kreuzbandersatz, denn die praktische Erfahrung mit Rehabilitationsprogrammen ohne den Einsatz von Orthesen hat auch sehr gute Ergebnisse hervorgebracht.

Zunächst ist genau zu definieren, welches Problem mit der Orthese behandelt werden soll, nämlich:
- ist es Instabilität (z.B. nach Operation verblieben)?
- soll die Orthese als Schutz gegen eventuelle erneute Traumatisierung eingesetzt werden?
- Zu welchem Zeitpunkt soll das Hilfsmittel eingesetzt werden?

Die Ansprüche an die Leistungsfähigkeit sind demnach unterschiedlich und die Orthese muß dem Rechnung tragen.

Aus diesem Grunde ist die Palette der auf dem Markt befindlichen Hilfsmittel kaum noch zu überschauen. Aus der praktischen Anwendung heraus können drei Typen unterschieden werden.
- Reha-Schienen für die erste postoperative Phase
- sog. funktionelle Schienen (nach Wiederaufnahme der Belastung, oder bei verbliebener Restinstabilität)
- sog. prophylaktische Schienen.

Neben den mechanischen Anforderungen an die Gelenkstabilisierung, die bei Rehabilitations-Schienen eine langstreckige und oft flächige Einfassung der Gliedmaße erfordern, müssen aber auch die funktionellen Gesichtspunkte des Weichteilmantels Berücksichtigung finden.
- Die Orthese soll rutschsicher am Bein befestigt sein, eine Kompression der Weichteile ist deshalb nicht vermeidbar.
- Die flächige Umfassung des Beines soll die Aktivität der Muskulatur nicht beeinträchtigen.

Je weiter wir uns vom Operationszeitpunkt entfernen, desto mehr Freiheit möchten wir dem operierten Knie einräumen, allerdings aus Sicherheitsgründen immer noch mit einem äußeren Schutz in Form einer sog. funktionellen Orthese.

In dieser Phase treffen die stärksten Kontraste aufeinander:
- einerseits der Wunsch nach mechanischer Stabilisierung in der Frontal- und Sagittalebene, möglichst auch noch mit Kontrolle der Rotation
- andererseits der Anspruch, das Hilfsmittel soll möglichst klein und leicht sein und keine Behinderung darstellen.

Allein die Gegenüberstellung dieser Ansprüche macht deutlich, daß hier Welten aufeinandertreffen und eine Lösung immer ein mehr oder weniger schlechter Kompromiß sein muß.

Der Grund dafür ist der überaus komplizierte Bewegungsablauf des Kniegelenkes.

Die Bewegung findet bei vereinfachter zweidimensionaler Betrachtung um eine während der Beugung von ventral nach dorsal wandernde Knieachse statt.

Betrachtet man den Bewegungsablauf dreidimensional, so ergibt sich im Rechnermodell das Bild einer im Raum taumelnden unsteten Achse [4] (Abb. 2). Der Versuch, eine derart komplizierte Bewegung durch ein Orthesengelenk nachzuahmen, wobei auch noch große individuelle Unterschiede beachtet werden müssen, kann deshalb nur in einem Kompromiß bestehen. Die bisherigen Erfahrungen mit Orthesen in der Nachbehandlung nach Kreuzbandoperationen

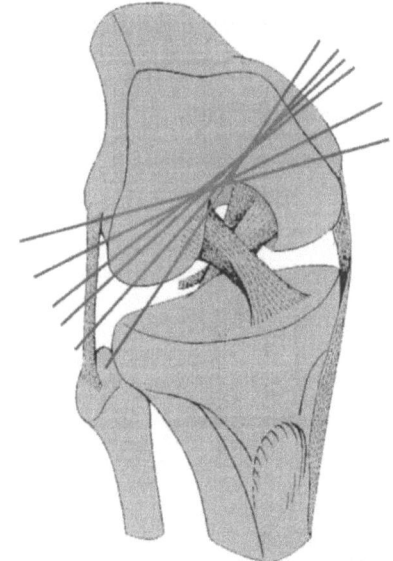

Abb. 2. Modelldarstellung von virtuellen Drehachsen des Kniegelenkes bei Berücksichtigung aller Freiheitsgrade (helical axes)

haben uns gezeigt, daß trotz aller Anstrengungen in der Konstruktion eine sichere Führung des Gelenkes von außen nicht möglich ist [1, 2, 7, 13, 17]. Zwar werden mit einigen Orthesen Reduktionen der tibialen Translation von etwa 50% mitgeteilt, dies gilt jedoch nur für den niedrigen Belastungsbereich von etwa 60 N. Stärkere Krafteinleitungen werden mit Orthesen nur unzureichend aufgefangen.

Eines der *Hauptprobleme bei Knieorthesen ist die Festlegung des Achspunktes für das Orthesengelenk*, weshalb hierzu von den Herstellern auch nur annäherungsweise Angaben gemacht werden. Die Vorstellung, daß das Orthesengelenk am Bein mit knöchern bestimmbaren Kompromißachspunkten [14] kongruent sein soll, läßt sich jedoch aufgrund der starken Verschiebbarkeit des Weichteilmantels in vivo nicht verwirklichen. Ebenso gilt es, die wesentlich größere Bahnkurve der Achsverschiebung am Bein gegenüber dem Knochenbandpräparat zu berücksichtigen.

Beunruhigend war für uns die Beobachtung, daß die allermeisten von uns verordneten Knieorthesen deutliche Differenzen zwischen dem Kompromißachspunkt des Kniegelenkes und dem Drehzentrum der Orthese aufwiesen [5]. Es handelte sich dabei um individuell nach Gipsabguß hergestellte Orthesen, die von einem erfahrenen Orthopädietechniker angepaßt waren. Dennoch verrutschten die Orthesen unter der normalen Bewegung am Bein. Es bestand also die Sorge, daß sich neben einer unzureichenden mechanischen Stabilisierung des Gelenkes auch unerwünschte Zugspannungen in den genähten oder plastisch ersetzten Bändern ergeben könnten.

Wir haben deshalb experimentell die möglichen Auswirkungen auf die Zugspannung im vorderen und hinteren Kreuzband durch Messung der relativen Spannungsänderung im Leichenexperiment erfaßt. Dafür wurden feine Stahlseile zentral durch das vordere und hintere Kreuzband gezogen und mit Zugaufnehmern versehen.

Bei diesen Untersuchungen konnte der bereits bekannte Spannungsverlauf im vorderen und hinteren Kreuzband an unverletzten Kniegelenken bestätigt werden. Für das vordere Kreuzband ergab sich ein kontinuierlicher Spannungsanstieg in den letzten 20° der Streckung und deutlich geringer ab etwa 70° Beugung. Das hintere Kreuzband hat dem gegenüber einen eher gleichmäßigen Spannungsverlauf.

Keines der untersuchten Orthesengelenke war auch bei bestmöglicher Zentrierung der Gelenke am Leichenpräparat in der Lage, den natürlichen Spannungsverlauf in den Kreuzbändern zu imitieren [16] (Abb. 3 und 4).

Um ein Verrutschen der Gelenke am Präparat zu vermeiden, wurden die Schienen am Knochen fest verschraubt. Diese Art der Fixation stellt somit die Extremform der äußeren Zwangsführung der Gelenke dar. Verändert man jedoch die Lage von Knie- und Orthesendrehzentrum voneinander nur um 5 mm, so lassen sich bereits deutliche Änderungen der Bandspannung darstellen, unter Umständen sogar Bewegungseinschränkungen der Gelenke. Dabei sind Abweichungen in der Sagittalebene mit stärkeren Spannungsänderungen verbunden als leichte Verschiebungen der Drehzentren nach distal oder proximal (Abb. 3 und 4).

Ähnlich stellt sich die Situation auch bei der in vivo Messung von Spannungsänderungen im vorderen Kreuzband dar. Über Orthesen, die dem Kniegelenk einen Zwangslauf aufdrängen, lassen sich Spannungsänderungen im vorderen Kreuzband herbeiführen, bis zu dem Punkt, wo die Haftung der Orthese am Bein versagt [11].

Die Untersuchungen von Bennyon et al. demonstrieren, daß die maximal möglichen Kräfte bei 100 N liegen [3].

Aus den genannten Untersuchungen müssen wir schließen, daß die Leistungsfähigkeit von Knieorthesen bei einer Kraft von etwa 100 N, die von außen auf das Knie einwirkt, begrenzt ist. Bis zu einer maximalen Krafteinleitung ist bei gutem und korrektem Sitz der Orthese ein gewisser Schutz möglich, darüber hinaus läßt sich das Knie mit einem solchen Hilfsmittel nicht vor äußeren Kräften schützen, speziell was die Translation des Schienbeinkopfes angeht.

Ob diese Größenordnung für eine suffiziente Funktion und korrekte Zentrierung des Kniegelenkes ausreichend ist, läßt sich heute nicht eindeutig beantworten.

Trotz dieser eher ernüchternden Daten ist die Bereitschaft zur Verordnung von Knieorthesen weiterhin gegeben, was an der Verunsicherung der Behandler, aber auch an dem Begehren der Patienten liegt.

Wir wissen, daß eine ganze Reihe von Patienten mit Knieinstabilitäten oder postoperativen Restinstabilitäten subjektiv ein vermehrtes Sicherheitsgefühl bei angelegter Orthese angeben. Die Rückkehr zum Sport auf dem alten Niveau erreichen die allermeisten Patienten aber auch

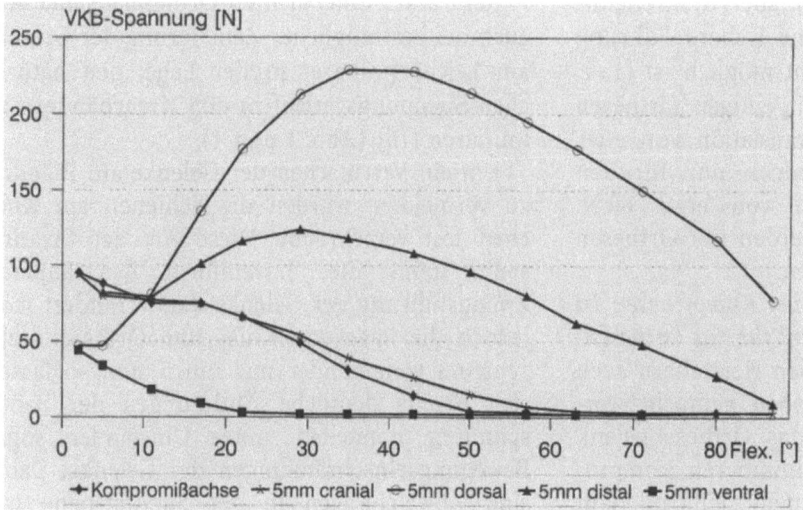

Abb. 3. Spannungsverlauf im vorderen Kreuzband bei Führung des Gelenkes über ein Scharniergelenk. Die Positionierung des Scharniers auf den Kompromißachspunkt führt bereits zu einer Abweichung von der Ausgangssituation, die Verschiebung um nur 5 mm vom Kompromißachspunkt führt zu erheblichen Spannungsänderungen

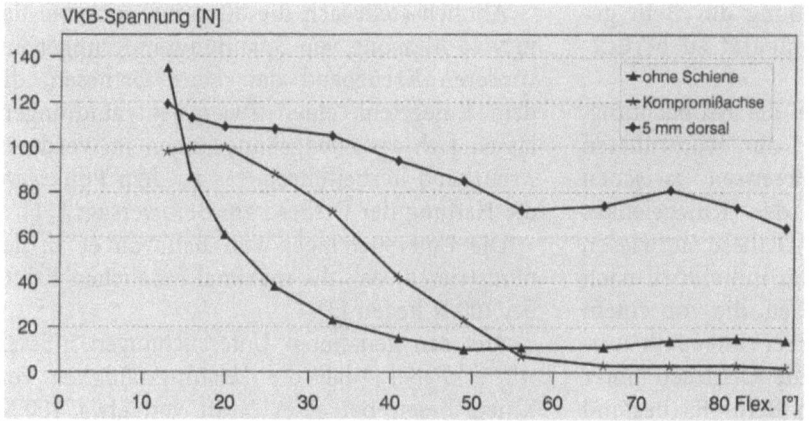

Abb. 4. Spannungsverlauf im vorderen Kreuzband bei Führung des Gelenkes über eine Viergelenkschiene. Die Positionierung auf den Kompromißachspunkt führt zu keiner groben Abweichung von der Ausgangssituation, die Verschiebung um nur 5 mm vom Kompromißachspunkt führt zu erheblichen Spannungsänderungen

mit einer Orthese nicht. Die objektive Stabilitätsprüfung der Kniegelenke mit angelegten Orthesen hat keine wesentliche Zunahme der Stabilität belegen können, speziell bei höheren Krafteinleitungen als 89 N. Vielfach wird deshalb eine Verbesserung der Propriozeption über die angelegte Orthese diskutiert, weil auch Patienten, die nur mit Bandagen versorgt sind, über ein vermehrtes Sicherheitsgefühl berichten.

Die Versuche, den Ortheseneffekt als Verbesserung der muskulären Koordination deutlich zu machen, basieren in der überwiegenden Mehrzahl auf der Registrierung des Oberflächen-EMG's [6, 8–10]. Diese Methode ist leider sehr störanfällig, weshalb die publizierten Ergebnisse zum Teil sehr stark voneinander abweichen.

Wir haben bislang in einer eigenen Serie von Patienten mit Kniebandinstabilitäten, die mit funktionellen Orthesen versorgt werden, bei einer Oberflächen-EMG-Ableitung keine signifikanten Unterschiede mit und ohne Orthese feststellen können.

Andere Untersucher [15] haben dagegen festgestellt, daß Orthesen Einfluß auf die muskuläre Koordination nehmen können, und zwar um so mehr, je früher nach einem Eingriff die Muskulatur wieder gefordert und beübt wird. Orthesen nehmen auf der anderen Seite aber auch Einfluß auf das Gangbild der Patienten, ein Effekt, dem erst in den letzten Jahren mehr Beachtung geschenkt wird. Das von nahezu allen Behandlern als unerwünscht betrachtete Streckdefizit wird durch das Tragen einer Orthese begünstigt, selbst dann, wenn an der Orthese keine Extensionsbegrenzung vorgegeben ist und das Knie aktiv und passiv frei streckbar ist.

Über die Orthese werden offenbar Extensionsmomente am Kniegelenk aktiviert, die in der postoperativen Phase unerwünscht sind, weil sie direkt auf das vordere Kreuzband wirksam werden.

Diese Erkenntnisse stehen im Gegensatz zu den Feststellungen vieler Untersucher, die eine verminderte Quadrizepsaktivität bei der Verwendung von Knieorthesen gefunden haben.

Sollten sich die Ergebnisse unerwünschter Extensionsmomente am Kniegelenk bei der Verwendung von Orthesen bestätigen, so wäre dies ein Argument gegen die Verwendung von Orthesen, speziell beim isolierten vorderen Kreuzbandersatz.

Wir können zusammenfassend bis heute sagen, daß Orthesen keinen ausgeprägten stabilisierenden Effekt für das Kniegelenk bezogen auf die Translation des Schienbeinkopfes aufweisen, besonders nicht im höheren Belastungsbereich, und darauf kommt es ja wahrscheinlich doch an. Orthesen können, wenn sie entsprechend stabil konstruiert sind, eine ausreichende Stabilisierung gegen Varus-/Valgusstreß bewirken und auch, falls dies gewünscht ist, eine Bewegungsbegrenzung ermöglichen.

Ein weiterer Teil ihrer Wirkung liegt möglicherweise in der Verbesserung der Propriozeption und muskulären Koordination, wenngleich dies schwer meßbar und beweisbar ist. Zumindest erscheint es notwendig, sich von einem ausschließlich mechanischen Konzept der Wirkung von Knieorthesen zu trennen.

Die Vorstellung, daß auch mit wesentlich weniger Aufwand der gleiche Effekt zu erzielen sein könnte, fällt heute jedoch noch schwer.

Literatur

1. Baker B, van Hanswyk E, Bogosian S, Werner FW, Murphy D (1987) A biomechanical study of the static stabilizing effect of knee braces on medial stability. Am J Sports Med 15:566-570
2. Beck Ch, Drez D, Young J, Cannon W, Stone M (1986) Instrumented testing of functional knee braces. Am J Sports Med 14:253-256
3. Bennyon BD, Pope WH, Wertheimer CM, Johnson RJ, Fleming BC, Nichols CE, Howe JG (1992) The effect of functional knee braces on strain on the anterior cruciate ligament in vivo. J Bone Jt Surg 74A:1298-1312
4. Blankevoort L, Huiskes R, De Lange A (1988) The envelope of passive knee joint motion. J Biomech 21:705-720
5. Blauth W, Ulrich H-W, Hahne HJ (1990) Sinn und Unsinn von Knieorthesen. Unfallchirurg 93:221-227
6. Branch TP, Hunter R, Donath M (1989) Dynamic EMG analysis of anterior cruciate deficient legs with and without bracing during cutting. Am J Sports Med 17:35-41
7. Daniel D, Malcolm LL, Losse G, Stone ML, Sachs R, Burks R (1989) Instrumented measurement of anterior laxity of the knee. J Bone Joint Surg 67A:720-726
8. Eckhardt R, Scharf HP, Puhl W (1994) Die Bedeutung der neuromuskulären Koordination für die sportliche Belastbarkeit des Kniegelenkes nach vorderen Kreuzbandverletzungen. Sportverl Sportschad 8:16-24
9. Fink C, Hoser C, Benedetto KP, Judmaier W (1994) (Neuro)Muskuläre Veränderungen der kniegelenkstabilisierenden Muskulatur nach Ruptur des vorderen Kreuzbandes. Sportverl Sportschad 8:25-30
10. Freiwald J, Jäger A, Starker M (1993) EMG-gestützte Funktionsanalyse im Rahmen einer Nachuntersuchung nach arthroskopisch versorgten vorderen Kreuzbandverletzungen. Sportverl Sportschad 7:122-128
11. Henning CE, Lynch MA, Glick KR (1985) An in vivo strain gage study of elongation of the anterior cruciate ligament. Am J Sports Med 13:22-26
12. Kennedy JC, Hawkins RJ, Willis RB, Danylchuk KD (1976) Tension studies of human knee ligaments. J Bone Jt Surg 58A:350-355
13. Mishra DK, Daniel DM, Stone ML (1989) The use of functional knee braces in the control of pathologic anterior knee laxity. Clin Orthop 241:213-220
14. Nietert M (1975) Untersuchungen zur Kinematik des menschlichen Kniegelenkes im Hinblick auf ihre Approximation in der Prothetik. Dissertation, TU Berlin
15. Schaff PS, Luber M, Mößmer Ch, Rosemeyer B (1995) Der Effekt infrapatellarer Sehnenbandagen auf das EMG-Muster. Sportorthop/Sporttraumatol 11:118-124
16. Ulrich H-W (1994) Knieorthesen bei Kreubandverletzungen. Heft Unfallheilk Bd 236. Springer, Berlin Heidelberg New York
17. Wojtys EM, Kothari S, Huston LJ (1996) Anterior cruciate ligament functional brace in sports. Am J Sports Med 24:539-546

Rekonstruktion des hinteren Kreuzbandes und posterolaterale Stabilisierung

M. Strobel

Verletzungen des hinteren Kreuzbandes (HKB) zählen zu den Verletzungen des Kniegelenkes, die am häufigsten übersehen werden. Bei schweren Knieverletzungen ist bis zu 38% das HKB mitverletzt. Aus Problemen der primären Diagnostik, aber auch eines falschen therapeutischen Managements entstehen schwerwiegende Folgezustände, die eine weitere Therapie oft massiv erschweren.

In unserer Praxis (Orthopädische Gemeinschaftspraxis, Straubing) wurden vom 01.01.1993 bis zum 31.12.1999 insgesamt 598 Patienten mit einer HKB-Läsion therapiert.

Klinische Diagnostik

Wurde früher angenommen, daß die Hauptursache für HKB-Läsionen PKW-Unfälle und Motorradunfälle sind (dashboard injury), zeigt die Analyse unseres Patientengutes, daß zu 50% Sportunfälle als Ursache für diese schwerwiegenden Verletzungen anzuschuldigen sind. Insbesondere der Fußball ist die Hauptursache, wobei insbesondere der Torwart von direkten Anpralltraumen betroffen ist.

Bei massiven Kapselband-Läsionen mit Beteiligung des HKB ist ein Hämarthros nicht obligat. Sehr häufig findet sich ein Druckschmerz in der Kniekehle, der einen ersten Hinweis auf eine Mitbeteiligung des HKB gibt. Eine spontane hintere Schublade, wie sie bei chronischen Verletzungen häufig zu finden ist, tritt nach einer frischen Verletzung nicht bei isolierten HKB-Läsionen, sondern nur bei komplexen Kapselband-Zerreißungen auf. Die Schubladenbewegung ist schmerzbedingt in 90° Flexion nur minimal erhöht, was häufig zu einem Übersehen dieser ernsten Verletzung führt. Besteht sowohl anamnestisch (Unfallmechanismus) als auch klinisch der Verdacht auf eine HKB-Läsion, sollte eine MR-Tomographie erfolgen, um diese Verletzung zu verifizieren.

Bei politraumatisierten Patienten stehen oft andere, vital bedrohliche Verletzungen im Vordergrund und bestimmen somit notgedrungen das primäre therapeutische Handeln.

Bei chronischen Verletzungen gestaltet sich die klinische Untersuchung einfacher, da schon inspektorisch nicht selten das spontane Zurücksinken des Tibiakopfes (spontane hintere Schublade) zu erkennen ist. Der hintere Schubladentest wird sowohl in 90° als auch in 30° Flexion geprüft (Abb. 1). Gefährlich ist die Interpretation des Lachman-Tests. Bedingt durch den nach posterior zurückgefallenen Tibiakopf ist dieser Test meist deutlich positiv, weist aber endgradig einen harten Anschlag auf. Dieser Befund darf den Untersucher nicht zur Diagnose einer VKB-Läsion verleiten.

Gleichfalls wird der mediale Bandapparat durch die mediale Aufklappbarkeit in Extension und in 20° Flexion geprüft. Besondere Aufmerksamkeit muß bei HKB-Verletzungen der lateralen und posterolateralen Kapselband-Ecke geschenkt werden. Geprüft wird nicht nur die laterale Aufklappbarkeit in Extension und 20° Flexion, sondern auch das Ausmaß der Außenrotation in verschiedenen Beugegraden (30, 60

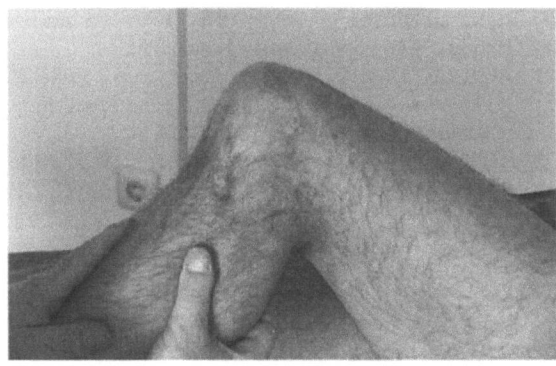

Abb. 1. Prüfung der hinteren Schublade in 90° Flexion. Es fällt eine deutliche außenrotatorische Komponente als Hinweis auf eine bestehende posterolaterale Instabilität auf

und 90°). Ist die Außenrotation einseitig erhöht, ist dies ein Hinweis auf die Läsion der posterolateralen Kapselecke. Der einseitig positive Ausfall des reversed Pivot-Shift-Tests weist ebenfalls auf eine posterolaterale Instabilität hin. Derartig kombinierte Instabilitäten sind nicht durch eine alleinige HKB-Rekonstruktion zu beseitigen.

Ziel der klinischen Diagnostik muß es sein, eine HKB-Läsion auszuschließen oder den Verdacht zu bestätigen, daß eine derartige Läsion vorliegt. Besteht der Verdacht einer HKB-Läsion bei einer frischen (<7 Tage post Trauma) oder bei einer chronischen Verletzung ist die Anfertigung von gehaltenen Röntgenaufnahmen in 90° Knieflexion das Diagnostikum der Wahl, um das Ausmaß der posterioren Tibiaverschiebung zu quantifizieren.

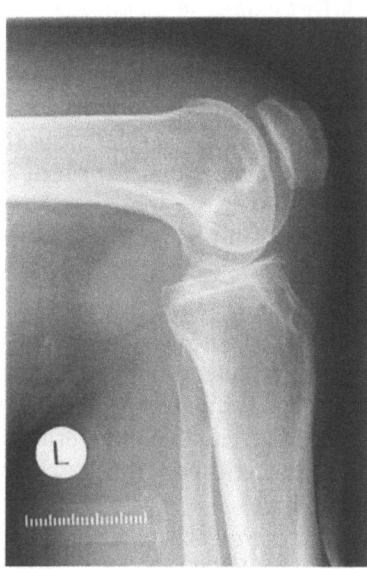

Abb. 2. Gehaltene Röntgenaufnahme in 90° Flexion mit deutlicher posteriorer Tibiaverschiebung. Bei dem Patienten war bereits vor 3 Jahren eine VKB-Rekonstruktion durchgeführt worden

Gehaltene Röntgenaufnahmen

Gehaltene Röntgenaufnahmen werden im Apparat nach Scheuba in verschiedenen Positionen angefertigt. So hat sich als Standardröntgenprogramm bei dem Verdacht einer HKB-Läsion die seitliche Röntgenaufnahme für die hintere Schublade in 90° Flexion bewährt. Aber auch im frischen Zustand (<7 Tage nach der Verletzung) ist eine gehaltene Röntgenaufnahme hilfreich, um das Ausmaß der hinteren Schublade zu verifizieren. Findet sich eine posteriore Tibiaverschiebung (gemessen nach der Meßmethode nach Jacobsen oder mit der Meßschablone nach Pässler) von mehr als 3 mm, ist der Verdacht einer hinteren Kreuzbandläsion gegeben. In diesem Falle wird auch das intakte Kniegelenk mit einer gehaltenen Röntgenaufnahme in 90° untersucht, um die Seit-zu-Seitdifferenz zu ermitteln. Bei frischen Verletzungen wird der Tibiakopf mit einer Kraft von 5 kg nach posterior gedrückt, um elongierte, aber noch in Kontinuität erhaltene Kreuzbandfasern nicht noch zusätzlich zu schädigen.

Bei chronischen klinisch sicher diagnostizierten HKB-Verletzungen erfolgen gehaltene Röntgenaufnahmen unter einer Streßapplikation von 15 kp:
1. Hintere Schublade in 90° Flexion intaktes und verletztes Bein (Abb. 2)
2. Vordere Schublade in 90° Flexion verletztes und intaktes Bein.

Die Anfertigung einer gehaltenen Röntgenaufnahme für die vordere Schublade erscheint zunächst paradox, da der Folgezustand einer HKB-Läsion in einem vermehrten Anstieg der posterioren Tibiaverschiebung zu sehen ist. Es fand sich aber in unserem Patientengut bei über 40% der Patienten mit einer chronischen HKB-Läsion eine sog. *fixierte hintere Schublade*. Hierunter ist ein Zustand zu verstehen, bei dem es unter vorderem Schubladenstreß nicht zu einer ausreichenden anterioren Bewegung des Tibiakopfes kommt. Der Tibiakopf verbleibt trotz anterior gerichtetem Streß in einer posterioren Position, d.h. er liegt mehr als 3 mm posterior der Neuralstellung (0 mm). Bei Vorliegen einer fixierten hinteren Schublade ist eine HKB-Rekonstruktion nicht erfolgversprechend, da zunächst die dorsalen Kapselbandstrukturen aufgedehnt werden müssen. Gegebenenfalls ist zunächst ein arthroskopischer Eingriff zur Verbesserung der Mobilität erforderlich, falls ein Streckdefizit besteht. Eine Aufdehnung der posterioren Kapsel ist nur nach Erreichen der kompletten Streckung möglich.

Sollte eine fixierte hintere Schublade bestehen, muß dieses hinsichtlich des therapeutischen Managements berücksichtigt werden.

Arthroskopische Diagnostik

Bei frischen Verletzungen gestaltet sich die arthroskopische Diagnostik der HKB-Läsion nicht immer einfach. Bei der Inspektion des HKB von anterior kann dieses nahezu intakt erscheinen. Erst die Inspektion über einen dorsomedialen Zugang gibt eine bessere Übersicht über bestehende HKB-Läsionen (Abb. 3). Als Diagnostikum sollte daher zunächst die klinische Untersuchung, die MR-Tomographie und die Anfertigung gehaltener Röntgenaufnahmen bevorzugt werden. Lediglich die Anfertigung von gehaltenen Röntgenaufnahmen ermöglicht das Ausmaß der posterioren Tibiaverschiebung zu erfassen (s. oben).

Bei chronischen HKB-Läsionen gestaltet sich das arthroskopische Vorgehen wesentlich schwieriger. Da das HKB sehr gut vaskularisiert ist und zusätzlich von anterior durch das VKB und den Synovialschlauch abgedeckt ist, weist es eine sehr gute spontane Heilungstendenz auf.

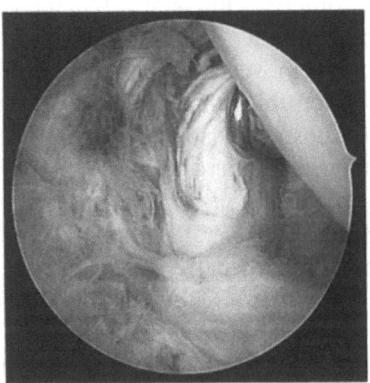

Abb. 3. Inspektion des HKB nach frischer Partialruptur über einen dorsomedialen Zugang

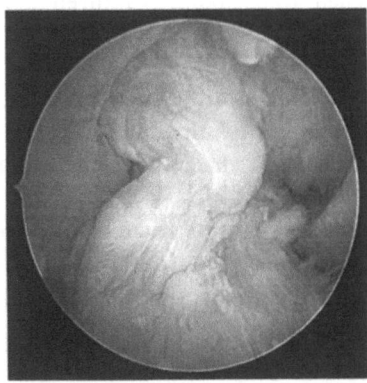

Abb. 4. Elongation des VKB bei chronischer HKB-Insuffizienz

Diese Heilungstendenz beinhaltet das sich wieder eine Bandstruktur bildet, die jedoch bei inadäquater konservative Therapie oder bei gar keiner Therapie (übersehene Verletzung) in einem „elongierten" Endzustand endet. Arthroskopisch ist bei diesem Patienten nach Entfernen des Fettkörpers ein nahezu „intaktes" HKB darzustellen. Als führender arthroskopischer Befund ist in diesen Fällen dagegen eine Elongation des vorderen Kreuzbandes festzustellen. Bedingt durch das nach posterior Fallen des Tibiakopfes kommt es zur Elongation des VKB wie auch mit dem Tasthaken leicht nachvollziehbar ist (Abb. 4). Schaut das HKB intakt aus und ist das VKB elongiert, wird häufig die Diagnose *„intaktes HKB und Elongation des vorderen Kreuzbandes"* gestellt. Der therapeutische Reflex ist anschließend dann primär auf das VKB gerichtet und bei instabiler Gesamtsituation wird dann auch eine VKB-Rekonstruktion vorgenommen. In unserem Patientengut wurden bei 15% der Patienten mit einer chronischen HKB-Läsion in der Vorgeschichte eine VKB-Rekontruktion vorgenommen.

Daher ist der arthroskopischen Diagnose einer chronischen HKB-Läsion nur ein sehr limitierter Stellenwert zuzuordnen. Arthroskopisch können dagegen besser instabilitätsbedingte Knorpelschäden am medialen und lateralen Femurcondylus und Meniskusschäden erfaßt werden. Gleichfalls ist die Arthroskopie hilfreich um eine laterale und posterolaterale Instabilitätskomponente auszuschließen. Stellt sich bei Umlagerung des Beines in die Vierer-Position ein weiter lateraler Gelenkspalt dar, ist von einer posterolateralen Instabilitätskomponente auszugehen. Bei einem sehr weiten Gelenkspalt ist zu beachten, ob sich der laterale Meniskus sehr weit vom Tibiaplateau abhebt (Insuffizienz des meniscotibialen Komplexes) oder ob der laterale Meniskus auf dem Tibiaplateau verbleibt (häufiger).

Präoperatives Management

Das Management bei einer HKB-Läsion wird im wesentlichen vom Ausmaß der posterioren Tibiaverschiebung, vom Zeitpunkt der Verletzung und vom Vorliegen einer fixierten hinteren Schublade bestimmt. Darüber hinaus muß bereits präoperativ entschieden werden, ob eine laterale bzw. posterolaterale Stabilisierung erfolgen soll.

Frische Verletzung

Findet sich eine frische Verletzung mit einer posterioren Tibiaverschiebung von mehr als 10 mm ist ein operatives Vorgehen indiziert. In Frage kommen die primäre Naht ggfl. mit Augmentation aber auch eine primäre HKB-Rekonstruktion mit ST-Sehne und Gracilisschlinge (s. unten). Bei geringerer posteriorer Tibiaverschiebung empfiehlt sich ein konservatives Vorgehen. Das Bein wird für 6 Wochen in einer PTS-Schiene gelagert. Diese Schiene beinhaltet einen posterioren tibialen Support, der den Unterschenkel in eine anteriore Position drückt (s. Abb. 13). Hierdurch werden die rupturierten HKB-Fasern aneinander angenähert, um das Heilen in „Normalposition" zu unterstützen. Die sog. „Elongation des HKB" wird damit signifikant verringert, wie eigene Untersuchungen zeigten.

Chronische Insuffizienz

Bei chronischen Verletzungen ist eine Indikation zur Stabilisierung dann gegeben, wenn der Patient über Instabilität klagt oder eine posteriore Tibiaverschiebung von mehr als 10 mm zu verzeichnen ist (gehaltene Röntgenaufnahme in 90° Flexion). Gleichfalls muß eine fixierte hintere Schublade ausgeschlossen werden. Dies erfolgt durch die gehaltene Röntgenaufnahme (vordere Schublade in 90°, s. oben).

Fixierte hintere Schublade

Besteht eine fixierte hintere Schublade muß diese zunächst behandelt werden, bevor die HKB-Rekonstruktion erfolgt. Dies erfolgt nach Beseitigung von mechanischen Hindernissen, die möglicherweise eine komplette Streckung des Gelenkes behindern, durch Aufdehnung der posterioren Kapsel in der PTS-Schiene (s. Abb. 13). Unterstützend sind physiotherapeutische Traktionsmaßnahmen zu empfehlen.

Posterolaterale Stabilisierung

Beträgt die posteriore Tibiaverschiebung mehr als 13 mm ist davon auszugehen, daß nicht das HKB sondern auch der laterale und posterolaterale oder seltener der mediale und dorsomediale Kapselbandkomplex insuffizient ist. In diesem Fall ist die alleinige HKB-Rekonstruktion nicht ausreichend, so daß additiv eine zusätzlich periphere laterale und posterolaterale Stabilisierung erfolgen muß.

Bereits präoperativ sollte geklärt werden, ob eine laterale bzw. posterolaterale Stabilisierung erforderlich ist, da in diesem Fall die ST-Sehne der Gegenseite für diese Stabilisierungsmaßnahme verwendet wird.

Operationstechnik

Es ist ein identisches Instrumentarium wie zum VKB-Ersatz erforderlich (siehe Kapitel 5, Abb. 1). Jedoch sind zur Plazierung des tibialen Bohrkanales verschiedene Zielgeräte erforderlich. Darüber hinaus empfiehlt sich auch eine femorale Messlehre für den Beginn des femoralen Bohrkanals. Spezialinstrumente wie ein spezielles Elevatorium und ein halbmondförmiges Rasparatorium sind ebenfalls hilfreich.

ST-Sehnenentnahme von der Gegenseite (intakte Seite)

Ist eine posterolaterale Stabilisierung erforderlich wird zunächst am gesunden Bein mit dem operativen Vorgehen begonnen. Hier wird die ST-Sehne entnommen, wobei auf die Entnahme eines Periostlappens oder der gesamten periostalen Insertion des Sehnenansatzes verzichtet wird (vgl. Kapitel 5). Das Vorgehen unterscheidet sich nicht von dem bei der VKB-Rekonstruktion (siehe Kap. 5).

Sehnenentnahme der ST- und Gracilissehne (verletzte Seite)

Wie auch bei der VKB-Rekonstruktion wird die ST-Sehne aber auch die Gracilissehne entnommen, da für das HKB-Transplantat eine Länge von 9 cm angestrebt wird.

Arthroskopie

Der Arthroskopzugang wird hoch anterolateral angelegt. Erfolgt der Zugang zu weit lateral ist die Passage des Arthroskops in den dorsomedialen Rezessus erschwert. Diese ist aber für die Präparation des dorsalen Austrittspunktes des tibialen Bohrkanals essentiell. Daher ist unbedingt auf die exakte Plazierung des Arthroskopzuganges zu achten. Der mediale Instrumentenzugang wird hoch anteromedial angelegt. Über diesen Zugang wird sowohl die Plica infrapatellaris entfernt, als auch der Fettkörper, der den HKB-Ursprung bedeckt. Gleichfalls muß hierüber der dorsale Gelenkbereich mit dem tibialen Zielgerät erreicht werden können.

Nach der kompletten Gelenkinspektion und der Sanierung von evtl. ebenfalls vorliegenden Knorpel- und Meniskusschäden erfolgt ein Debridement der Fossa intercondylaris. Hierzu wird zunächst die Plica infrapatellaris entfernt, ebenso der Fettkörper vor dem HKB-Ursprung. In den meisten Fällen zeigt sich inspektorisch eine „suffiziente HKB-Struktur", so daß der unerfahrene Operateur leicht zu der Erkenntnis gelangen kann, sich im gesunden Knie zu befinden.

Von der Beschaffenheit der HKB-Struktur hängt das weitere Vorgehen ab. Findet sich, wie in seltenen Fällen, überhaupt kein HKB mehr, ist eine Doppelkanaltechnik (zwei femorale und zwei tibiale Kanäle) zu empfehlen. Finden sich jedoch noch Bandstrukturen des posteromedialen Bündels, wird lediglich das anterolaterale Bündel ersetzt und die posteromedialen Bündelstrukturen belassen. Meines Erachtens ist die gleichzeitige posterolaterale Stabilisierung wesentlich wichtiger als erzwungenermaßen eine HKB-Rekonstruktion in einer Doppelkanaltechnik durchzuführen.

Vorbereitung des Transplantates

Sämtliche entnommene Sehnen werden von Muskelfasern befreit und aufgesplissene Sehnenenden entfernt. Für die posterolaterale Stabilisierung ist ein Sehnenzügel von 24 cm Länge, für die HKB-Rekonstruktion eine Transplantatlänge von 9 cm erforderlich. Sollte genügend Sehnenmaterial vorhanden sein, kann das Transplantat auch bis 10 cm lang sein. Die Gracilis- und ST-Sehne werden in gleicher Weise vernäht wie die Sehnenstränge bei der VKB-Rekonstruktion (siehe Kapitel 5). Die Vorbereitung des Transplantats, die Bestimmung des Transplantatdurchmesser wie auch das Vorspannen erfolgen in gleicher Weise wie beim VKB (siehe Kapitel 5).

Femoraler Bohrkanal

Zunächst wird der femorale Bohrkanal plaziert. Hierzu wird mit dem femoralen Meßgerät der Abstand der Knorpel-Knochengrenze und dem Zentrum des Bohrkanals für das anterolaterale Bündel ermittelt. Dieser Abstand sollte 8 mm betragen. Die Stelle wird mit der Hakenelektrode des Elektromesser markiert (Abb. 5) und nochmals mit dem femoralen Zielgerät kontrolliert. Im rechten Knie wird der Bohrkanal in der ½ 1 Uhr Position, im linken in der ½ 12 Uhr Position angelegt. Für den Bohrvorgang wird zunächst ein tiefer anterolateraler Zugang mit der Zielkanüle ausgelotet. Diese sollte den Markierungspunkt, der das Zentrum des Beginns des femoralen Bohrkanales vorgibt, ohne Kontakt zur anterioren Begrenzung des lateralen Femurkondylus erreichen. Nach Schlitzung der Haut wird ein Bohrdraht vorgeschoben, im Markierungspunkt plaziert und in anteromediale Richtung vorgebohrt. Während des Bohrvorgangs ist das Kniegelenk ca. 110° gebeugt. Zu bedenken ist, daß die mediale Femurkortikalis keinen so starken Bohrwiderstand bietet wie die Kortikalis auf der lateralen Seite (vgl. Kap. 5, VKB-Rekonstruktion). Zudem ist die Strecke wesentlich kürzer (meist 38–48 mm). Hat der Bohrdraht die mediale Femurkortikalis passiert, wird er mit einem 4,5 mm Bohrer überbohrt und anschließend die Länge des femoralen Bohrkanals bestimmt (meist 38–45 mm). Dann wird der Bohrdraht erneut über den tiefen anterolateralen Instrumentenzugang in den femoralen Bohrkanal eingeführt. Der Draht wird dann mit dem Kopfbohrer, der dem Durchmesser des HKB-Transplantats entspricht, bis zu einer Tiefe von 35 oder 38 mm überbohrt. Es muß unbedingt verhindert werden,

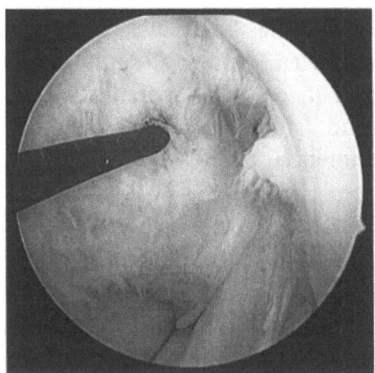

Abb. 5. Markierung des Zentrums des femoralen Bohrkanals

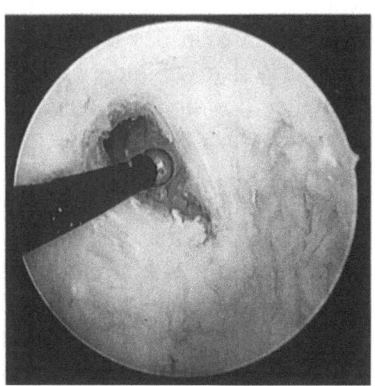

Abb. 6. Debridement des Eingangs des femoralen Bohrkanals

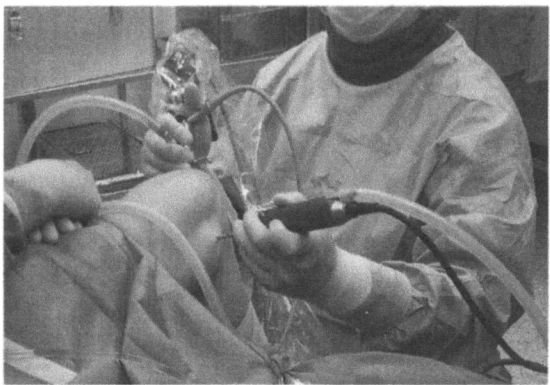

Abb. 7. Posteriore Synovektomie mit dem Shaver, der über den dorsomedialen Zugang eingeführt wird

daß mit dem Kopfbohrer die mediale Femurkortikalis durchbrochen wird. In einem derartigen Fall ist eine Fixation mit einem femoralen Button nicht mehr möglich.

Danach werden Restfasern des anterolateralen Bündels entfernt, wenn sie den Zugang zum femoralen Bohrkanal behindern (Abb. 6). Manchmal müssen auch vernarbte Anteile des anterolateralen Bündels entfernt werden.

Präparation des HKB-Restes

Nach der Präparation von anterior und der Anlage des femoralen Bohrkanals erfolgt die Präparation des tibialen HKB-Ansatzes. Hierzu wird ein hoher dorsomedialer Instrumentenzugang plaziert. Dieser wird mit einer Zielkanüle exakt ausgelotet. Ein häufiger Fehler ist das zu anteriore und zu distale Plazieren dieses wichtigen Instrumentenzugangs. Durch das nach posterior ausladende mediale Tibiaplateau oder den medialen Femurcondylus können die Operationsinstrumente gegen die dorsale Kapsel abgelenkt werden. Der HKB-Ansatz auf der Tibiarückseite ist über einen ungünstig angelegten dorsomedialen Instrumentenzugang nur insuffizient zu erreichen.

Mit dem Shaver (Synovia-Resektor) erfolgt zunächst eine posteriore Synovektomie (Abb. 7). Der synoviale Überzug, der dem HKB von dorsomedial aufliegt, wird entfernt. Oft sind hier Narbenzüge vorhanden, die das Erreichen des eigentlichen HKB-Ansatzes erschweren. Es sind essentiell auch diese Fasern zu durchtrennen. Dabei ist mit dem Shaver sehr vorsichtig vorzugehen, um eine Läsion der dorsalen Kapsel und des dorsal davon verlaufenden Gefäß-Nerven-

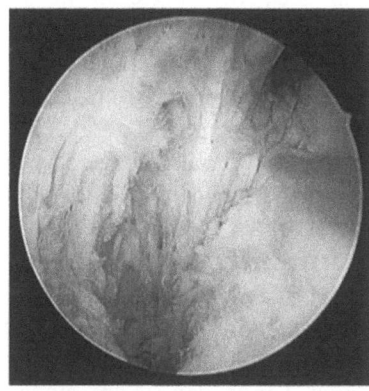

Abb. 8. Inspektion des HKB Ansatzes von posterior nach Synovektomie

Bündels sicher zu verhindern. Die Öffnung des Shaverblades sollte immer nach anterior zeigen. Anschließend erfolgt das Abschieben der dorsalen Kapsel nach distal, da der Kapselansatz den tibialen HKB-Ansatz bedeckt. In diesem Operationsschritt liegt eines der Geheimnisse der arthroskopischen HKB-Rekonstruktion. Der HKB-Ansatz liegt distaler als zunächst angenommen, so daß die Kapsel ausreichend weit nach distal abgeschoben werden muß. Die Ausdehnung dieses Vorgehens kann mit einem Spiegel, der über den dorsomedialen Zugang eingeführt wird, kontrolliert werden. Ist das Debridement beendet, wird ein Wechselstab dorsomedial eingeführt, um die Schleuse sicher im dorsomedialen Gelenkbereich zu plazieren. In die Schleuse wird anschließend die Optik eingeführt und angekoppelt, so daß die Inspektion des HKB einschließlich seiner tibialen Insertionszone von posterior möglich ist (Abb. 8).

Tibialer Bohrkanal

Über den medialen Instrumentenzugang wird das tibiale Zielgerät eingeführt. Es ist hilfreich, verschieden gebogene Zielgeräte zur Verfügung zu haben, da in Anbetracht eines noch belassenen HKB-Anteils ein gebogener Ansatz hilfreich sein kann, um die HKB-Ansatzzone leicht und ohne „Verwringung" des Zielgerätes zu erreichen. Jede Verwringung des Zielgerätes führt zur ungenauen und unkontrollierten K-Drahtplazierung. So sind neben einem geraden Zielgerät auch Zielgeräte mit einem nach links bzw. nach rechts gebogenen Ansatz erhältlich. Besonderers zu beachten ist, daß bereits vor dem Bohrvorgang die Länge des tibialen Bohrkanals am Zielgerät abgelesen werden kann. Der K-Draht wird dann in genau ermittelter Länge in der Bohrmaschine eingespannt. Damit wird verhindert, daß er unkontrolliert in die posteriore Gefäß-Nervenregion gerät.

Ist das tibiale Zielgerät eingeführt und der Ansatzbereich des HKB erreicht, wird das Zielgerät durch Vordrücken des Stößels von anterior fixiert und die Länge des tibialen Bohrkanales abgelesen. Beträgt die Bohrkanallänge z. B. 70 mm wird hierzu die Länge des Stößels addiert (170 mm). Somit wird der K-Draht mit einer Länge von 24 cm eingespannt. Läßt sich arthroskopisch die Spitze des Bohrdrahtes erkennen oder läßt sich am Zielgerät fühlen, daß der Draht den Zielbereich errreicht hat, ist dies ausreichend (Abb. 9). Ansonsten wird der Draht um 5 mm verlängert, bis seine Spitze mit der in den dorsomedialen Rezessus eingeführten Optik dargestellt werden kann. Der Stößel des Zielgerätes wird entfernt und der Draht mit einem Kopfbohrer (Durchmesser 6 mm) überbohrt. Ein Vorschieben des K-Drahtes in dorsale Richtung läßt sich verhindern, indem dieser mit der Zielteller des tibialen Zielgerätes nach anterior gehalten wird. Somit dient das tibiale Zielgerät nicht nur als Zielgerät, sondern auch als Schutz und Führungshilfe des K-Drahtes bei der weiteren Tunnelpräparation. Der Bohrkanal wird anschließend mit dem Kopfbohrer bei wiedereingeführten K-Draht mit dem Durchmesser des HKB-Transplantates überbohrt. Beträgt der Durchmesser weniger als 9 mm wird der tibialen Bohrkanal von anterior mit einem 9 mm Bohrer über eine Länge von ca. 1 cm erweitert. Dieses erleichtert nicht nur das Einziehen des Transplantates, sondern auch die Plazierung des tibialen Fixationsbuttons (Endotack) (s. unten).

Der posteriore Austritt des tibialen Bohrkanals wird anschließend von überstehenden HKB-Resten gesäubert. Mit der Hakenelektrode des Elektromessers ist ein Debridement dieses Bereiches unter arthroskopischer Kontrolle möglich. Es ist zu beachten, daß über den tibialen Bohrkanal ein permanenter Verlust von Spülflüssigkeit auftritt (outflow), was zu einem verminderten Abstand zwischen knöchernen Strukturen und dorsaler Kapsel führt. Daher sollte der Eingang des tibialen Bohrkanales von anterior entweder manuell oder mit einem kleinen Stöpsel verschlossen werden.

Vorbereitung des Transplantateinzugs

Abschließend wird von anterior eine Ahle mit eingelegtem Faden durch den tibialen Bohrkanal eingeführt, bis die Instrumentenspitze im posterioren Gelenkbereich lokalisiert ist. Der Faden wird mit der Faßzange, die über den hohen medialen Instrumentenzugang vorgeschoben wird, gefaßt und durch diesen Zugang ausgezogen.

Durch den tiefen anterolateralen Instrumentenzugang wird der Bohrdraht mit einem in die Öse eingelegten Faden eingeführt und nach medial vorgeschoben. Dieser Faden dient als femoraler Durchzugsfaden. Der Bohrdraht wird durch den femoralen Bohrkanal durchgeschoben, bis er samt eingelegtem Faden auf der medialen Seite das Hautniveau passiert hat. Dieser femorale Durchzugsfaden wird dann mit der Faßzange, die durch den medialen Instrumentenzugang eingeführt wird, gefaßt und durch diesen Zugang herausgezogen (Abb. 10). In die-

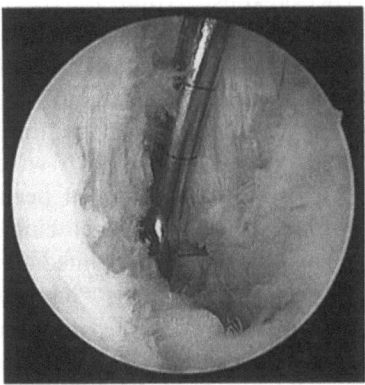

Abb. 9. Der Bohrdraht hat die posteriore Tibiakortikalis passiert und ist arthroskopisch zu erkennen. Die Optik befindet sich im dorsomedialen Zugang

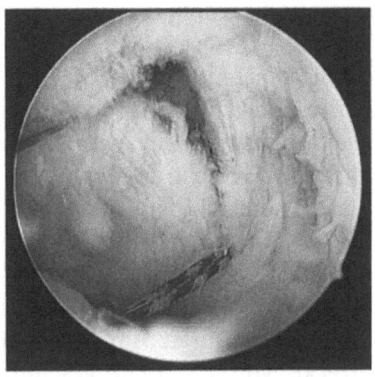

Abb. 10. Femoraler (grün) und tibialer (dunkelgrün-weiß gestreift) Durchzugsfaden

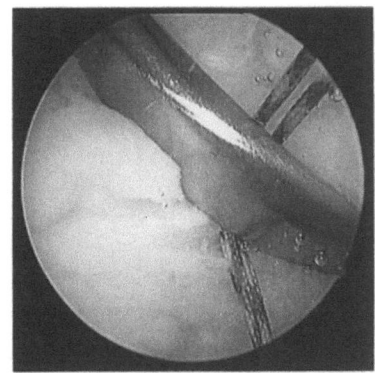

Abb. 11. Einführen und Positionieren des Elevatoriums anterior des Durchzugsfadens

sem Durchzugsfaden wird der tibiale Durchzugsfaden, der durch den gleichen medialen Instrumentenzugang das Gelenk verläßt, eingelegt und durch Ziehen nach medial femoral geführt. Der Durchzugsfaden verläuft jetzt von anterior durch den tibialen Kanal in den dorsalen Gelenkbereich, von dort wie das HKB nach anterior, um in den femoralen Kanal einzutreten und das Gelenk zu verlassen. Jetzt wird ein spezielles Elevatorium durch den dorsomedialen Zugang eingeführt und der Durchzugsfaden unterfahren. Dieses Elevatorium ist äußerst wichtig, damit hier eine schonende, und gleichzeitig kontrollierte Umlenkung des einzuziehenden Transplantates erfolgen kann.

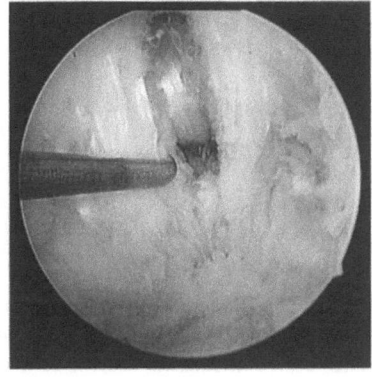

Abb. 12. Nach Einzug des HKB-Transplantates zeigt sich die Flippmarkierung wieder im Gelenk

Transplantateinzug

Nachdem der Fixationsbutton über das Dakrontape mit den beiden Sehnensträngen im vorher bestimmten Abstand verbunden worden ist – es sollte ein Einzug des Transplantats in den femoralen Kanal von ca. 22–25 mm angestrebt werden – wird das Transplantat eingezogen. Hierzu wird der Zug- und Flippfaden in den Durchzugsfaden eingelegt und dieser nach femoral medial gezogen, bis Zug- und Flippfaden das Hautniveau an der Medialseite passiert haben. Vor dem definitiven Einziehen wird kontrolliert, ob überstehende Periostanteile am Eingang des tibialen Kanals den Einzug behindern und sich zwischen Transplantat und Bohrkanaleingang verklemmen können. Gleichfalls wird die Stellung des Fixationsbuttons kontrolliert (Zugfaden führt). Unter permanentem Zug am Zugfaden und gleichzeitigem Hebeln mit dem Elevatorium, das über den dorsomedialen Zugang einge-

führt worden ist (Abb. 11), wird das Transplantat so weit eingezogen bis die Markierung die Eingangsebene des femoralen Kanals erreicht. Ist dies geschehen, wird der Fixationsbutton durch Zug am Flippfaden geflippt und das Transplantat zurückgezogen, die Flippmarkierung erscheint im Gelenk (Abb. 12). Unter Zug am Transplantat stellt sich anterior des Transplantats ein Spalt dar, der mit Spongiosa gefüllt werden kann (siehe additive Fixation beim VKB-Ersatz, Kapitel 5). Ansonsten besteht auch die Möglichkeit der additiven Fixation mit einer bioresorbierbaren Interferenzschraube.

Tibiale Fixation

Nach Separieren der Fäden und mehrmaligen Durchbewegen des Kniegelenkes zwischen Extension und 100° Flexion erfolgt die tibiale Fixation, sofern keine posterolaterale Stabilisierung erforderlich ist. Ist diese jedoch notwendig, er-

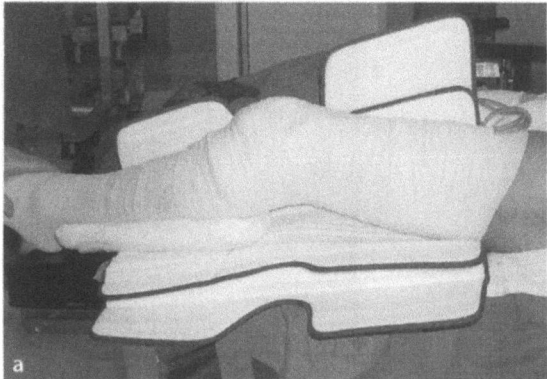
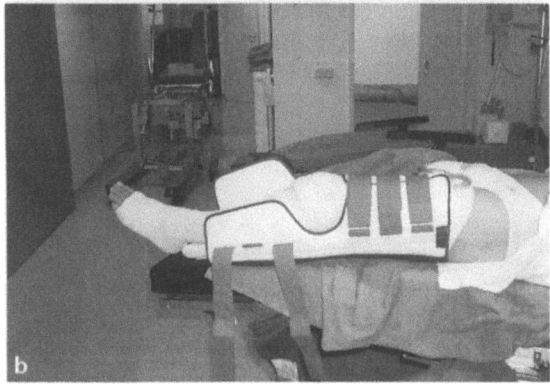

Abb. 13 a,b. Postoperative Lagerung des Beines in der PTS-Schiene. Im geöffneten Zustand (a) ist der posteriore Support unter dem Unterschenkel deutlich zu erkennen. Geschlossener Zustand (b)

folgt zunächst das Einziehen des posterolateralen Sehnenzügels und dessen Fixierung (s. unten).

Die tibiale Fixation erfolgt in identischer Weise wie bei der VKB-Rekonstruktion beschrieben (siehe Kapitel 5, S. 43).

Wundverschluß

Nach Einlegen einer Redon-Drainage, Faszien- und Subkutannaht erfolgt eine fortlaufende Intracutannaht. Die Haut wird mit Einzelknopfnähten verschlossen. Nach elastischer Wicklung wird das Bein in einer PTS-Schiene gelagert (Abb. 13).

Posterolaterale Stabilisierung

Die posterolaterale Stabilisierung erfolgt bevor das HKB-Transplantat tibial fixiert wird.

Operationstechnik

Ein Hautschnitt von ca. 5 cm Länge wird über dem Fibulaköpfchen plaziert. Nach Spreizung des Subkutangewebes wird stumpf auf die oberflächliche Schicht des M. biceps femoris vorpräpariert, die das Fibulaköpfchen bedeckt. Distal des M. biceps femoris läßt sich der N. peroneus palpatieren. Ca. 1 cm proximal davon wird am Hinterrand des Fibulaköpfchens der oberflächliche Bizepsansatz im Faserverlauf über eine Strecke von ca. 1 cm geschlitzt und mit der Schere das Muskelgewebe gespreizt bis palpatorisch die posteriore Zirkumferenz des Fibulaköpfchens erreichbar ist. Ein Bohrdraht wird dann von anterior nach posterior mit nach dorsal ansteigendem Verlauf durch das Fibulaköpfchen vorgebohrt, bis er posterior zu palpieren ist bzw. in einen scharfen Löffel eintritt. Der Bohrdraht wird in Abhängigkeit des Durchmessers des Sehnenzügels für die posterolaterale Stabilisierung mit einem kanülierten Kopfbohrer von 4,5 oder 5 mm überbohrt. In den Bohrkanal wird eine Öse von anterior eingeführt, bis sie posterior den Kanal, der durch das Fibulaköpfchen verläuft, verläßt. In die Öse wird posterior ein Durchzugsfaden eingehängt und diese dann wieder nach anterior gezogen.

Anschließend wird der laterale Femurepicondylus palpiert und über diesen eine Hautinzision von 3–4 cm angelegt. Nach stumpfer Vorpräparation auf den Tractus iliotibialis wird dieser in Höhe des Ursprunges des lateralen Seitenbandes längsgespalten und etwas nach proximal gehalten. Ca. 1 cm proximal des Ursprungs des lateralen Seitenbandes wird ein Bohrdraht senkrecht zum Femurschaft 2 cm tief eingebohrt. Unter dem Traktus wird dann sowohl anterior als auch posterior der Durchzugsfaden, der durch den fibularen Bohrkanal verläuft, nach anterior gezogen und über dem Bohrdraht gekreuzt. Durch Ziehen nach anterior und posterior läßt sich die Isometrie des Durchzugsfadens und damit auch des späteren Sehnenverlaufs der posterolateralen Stabilisierung testen. Der posteriore Schenkel dieses Sehnendreiecks sollte keine Längenveränderung aufweisen. Bei anterioren Schenkel ist eine Bewegung von maximal 2–3 mm akzeptabel. Sollte sich der posteriore Fadenanteil in seiner Länge mehr als 1 mm verändern, ist eine mehr anteriore bzw. mehr posteriore Position des Bohrdrahtes erforderlich, um einen isometrischen Verlauf der Sehnenschlaufe zu erhalten.

Finden sich isometrische Verhältnisse, wird der Bohrdraht erneut in die Bohrmaschine eingespannt, etwas zurückgezogen und in anteromediale Richtung vorgebohrt bis er die anteromediale Femurkortikalis passiert. Hierbei ist darauf zu achten, daß nicht in die Region der femoralen HKB-Fixation vorgebohrt wird. Anschließend erfolgt eine Überbohrung mit einem kanülierten Kopfbohrer (Durchmesser 8 mm) bis zu einer Tiefe von 50 mm. Der Sehnenstrang für die posterolaterale Stabilisierung wird anschließend über den Durchzugsfaden zunächst von femoral nach distal anterior, dann durch den anterioren Eingang des fibularen Bohrkanals nach posterior durchgezogen und anschließend nach proximal weitergezogen bis sich eine triangelförmige Sehnenschlinge gebildet hat. Die freien Sehnenenden werden in den lateralen femoralen Kanal eingezogen. An den Sehnenenden wird getrennt gezogen, damit eine ausreichende Ausrichtung des Transplantates erreicht wird. Unter gleichzeitigem Zug am Sehnenzügel der posterolateralen Stabilisierung und am HKB-Transplantat wird das Kniegelenk mehrfach durchbewegt. Unter maximalen vorderem Schubladenstreß erfolgt dann zunächst die femorale Fixation der posterolateralen Stabilisierung, mit einer resorbierbaren Interferenzschraube, die in den lateralen femoralen Bohrkanal eingedreht wird.

Anschließend erfolgt die tibiale Fixation des HKB-Transplantates (s. oben). Die Fixation erfolgt in Innenrotation des Unterschenkels und einer Knieflexion von 60–70°.

Wundverschluß

In die laterale Inzision wird eine Redondrainage eingelegt. Nach Naht des längsgespaltenen Tractus iliotibialis erfolgen Subkutannähte und eine fortlaufende Intrakutannaht. Anterior erfolgt der Wundverschluß in gleicher Weise.

Nachbehandlung

Unmittelbar postoperativ wird das Bein in der PTS-Schiene gelagert (Abb. 13). Aus dieser sind passiv geführte Bewegungen in der 1. und 2. Woche bis 20°, in der 3. und 4. Woche bis 45° und in der 5. und 6. Woche bis 60° erlaubt. Bei Bewegungsübungen wird der Unterschenkel immer von dorsal abgestützt, um ein Zurückfallen der Tibia in eine hintere Schublade zu verhindern. Besser ist es die Übungen in Bauchlage des Patienten durchzuführen. In den ersten beiden postoperativen Wochen wird Bodenkontakt erlaubt. In der 3. und 4. Woche kann die Belastung auf 20 kg, in der 5. und 6. Woche auf halbes Körpergewicht gesteigert werden. Ab der 7. Woche ist der Übergang zur Vollbelastung erlaubt.

Nach der 6. Woche wird die PTS-Schiene, die zunächst tagsüber und nachts getragen wird, gegen eine Orthese gewechselt (z.B. Don-Joy PCL), die für weitere 12 Wochen getragen wird. Neben Lymphdrainagen erfolgt eine Elektrotherapie zur Kräftigung des M. vastus medialis und des M. quadriceps als wichtigsten HKB-Agonisten.

Ab der 10. Woche ist eine stationäre Nachbehandlung in einer physiotherapeutischen Einrichtung vorgesehen. Gerade bei der Nachbehandlung dieser komplexen Verletzungen ist die enge Zusammenarbeit von Physiotherapeut und Operateur von großer Bedeutung. Keinesfalls darf es passieren, daß ein Patient nach einer HKB-Rekonstruktion mit dem gleichen physiotherapeutischen Konzept nachbehandelt wird, wie bei einer VKB-Rekonstruktion.

Kontrolluntersuchung

Neben den üblichen Wundkontrollen und einer Kontrolle bei Erreichen der Vollbelastung erfolgt 3 Monate nach der HKB-Rekonstruktion eine erste Kontrolluntersuchung mit Stabilitätsprüfung und auch gehaltener Röntgenaufnahme in 90°-Flexion für die hintere Schublade. Gleiches wird nach 6 Monaten und 1 Jahr wiederholt.

Zusammenfassung

Standen in früheren Jahren viele der Indikation zur operativen Versorgung einer HKB-Läsion oft schon wegen der zu erwartenden hohen Morbidität sehr kritisch gegenüber, haben die neuen Operationstechniken zu einem wesentlichen Umdenken geführt. Gerade die arthroskopische HKB-Rekonstruktion in der beschriebenen Technik unterstreicht die essentiellen Vorteile des arthroskopischen minimal invasiven Vorgehens. Die meisten unserer Patienten sind bereits am 2 Tag nach der Operation nahezu komplett schmerzfrei. Damit unterscheidet sich die Morbidität nicht mehr von der einer VKB-Rekonstruktion. Die Verbindung von exakter präoperativer Diagnostik, routinemäßig angefertigten Röntgenaufnahmen zur Erfassung der posterioren Tibiaverschiebung und zum Ausschluß einer fixierten hinteren Schublade sowie die in über 90% der Operationen gleichzeitig durchgeführte posterolaterale Stabilisierung hat zu einer deutlichen Verbesserung der postoperativen Ergebnisse geführt. Dennoch stellt die arthroskopische HKB-Rekonstruktion sehr hohe Anforderungen nicht nur an den Operateur, sondern an das gesamte Operationsteam.

Der Knorpelschaden

Kapitel 9

Therapiemöglichkeiten des Knorpelschadens – Eine Übersicht

A. Burkart, A. B. Imhoff

Einleitung

Knorpelschäden besitzen lediglich eine begrenzte Heilungsmöglichkeit. Defekte, die größer als 2-4 mm im Durchmesser betragen, heilen selten [19, 26, 53, 56]. Insbesondere bei jungen Patienten stellen Gelenkknorpelschäden gerade im Kniegelenksbereich ein zunehmend häufiger auftretendes Problem dar. In einer Studie von Hardaker und Mitarbeitern [34] traten bei 16% von 132 Patienten mit Knieverletzungen Knorpelschäden auf. Knorpelschäden führen zu frühzeitiger Arthrose [50], was wir ja insbesondere bei jüngeren Patienten vermeiden wollen. Sicherlich profitieren ältere Patienten mit einem Lebensalter über 65 Jahre von einer endoprothetischen Versorgung, im jüngeren Lebensalter ist jedoch mit deutlich höheren Lockerungsraten zu rechnen, weshalb die Möglichkeit der Endoprothesenversorgung als letzte Therapiemöglichkeit in Erwägung gezogen werden sollte [69]. So bleibt insgesamt eine große Patientengruppe übrig, der wir Behandlungsmethoden zum Knorpelersatz anbieten müssen.

Knorpelaufbau

Die Dicke des Knorpels im Kniegelenk reicht von 1-5 mm. Knorpel kann aufgrund seiner Zusammensetzung zum einen Belastungskräfte vom 5-fachen Körpergewicht aufnehmen, zum anderen wird das reibungslose Artikulieren der Gelenkpartner ermöglicht. Knorpel ist weder innerviert, noch vaskularisiert. Die Ernährung erfolgt über die Synovialflüssigkeit und über den subchondralen Knochen. Die zelluläre Komponente des hoch organisierten und komplexen Knorpelgewebes ist der Chondrozyt, der lediglich 1% oder weniger des Gewebsvolumens ausmacht. Eingebettet in eine extrazelluläre Matrix, die aus Kollagenen, Proteoglykanen und nichtkollagenen Proteinen besteht, wird so der Wassergehalt des Knorpels gesteuert, der wesentlich zu den biomechanischen Eigenschaften beiträgt [10, 15].

60-80% des hyalinen Knorpels bestehen aus Wasser [10]. Das Kollagen setzt sich aus Typ II, IX und XI zusammen, wobei Typ II mit 90-95% den Hauptteil einnimmt [9, 10]. Das Kollagen macht etwa 65% des Knorpeltrockengewichts aus. Die Typ II-Kollagenfasern sind extrem stark und besitzen einen enormen Belastungswiderstand. Typ XI-Kollagen bildet den Kern der Kollagenfibrillen, Typ IX-Kollagen ist über spezielle kovalente Bindungen an Typ II-Kollagen gebunden und besitzt eine intermediäre Stelle zwischen Kollagenfasern und Proteoglykanen. Ein Proteoglykanmolekül besteht aus einem zentralen Proteinkern, an den viele negativ geladene sulfatierte Glykosaminoglykanseitenketten wie Chondroitinsulfat und Keratansulfat gebunden sind. (Abb. 1) Ein Proteoglykanaggregat besteht aus vielen solchen Molekülen, die an eine Hyaluronsäurekette gebunden sind. Stabilisiert wird dieser Komplex über Bindungsproteine. Da die Glykosaminoglykanseitenketten

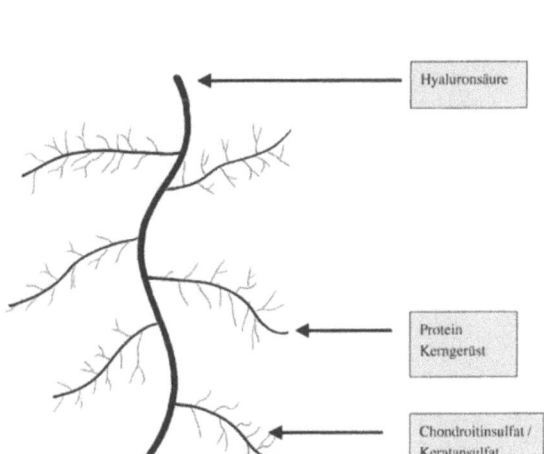

Abb. 1. Proteoglykangerüst

negativ geladen sind, ziehen sie Wasser an, wodurch sich die Proteoglykane ausdehnen und so Widerstand gegen Kompression leisten [9, 13, 15]. Die Proteoglykane im hyalinen Knorpel müssen jedoch durch die Kollagenfasern zusammengepreßt werden, da sie ansonsten wesentlich mehr Platz benötigen würden [10]. So wäre es theoretisch möglich, daß es aufgrund eines Knorpelschadens mit Schädigung der Kollagenfasern zu einer vermehrten Wasseraufnahme kommt, wie dies bei der Chondromalazie beobachtet wird. Direkt um die Chondrozyten befindet sich wenig Kollagen, jedoch massenhaft Proteoglykan. Diese „Schicht" wird von einem dünnen Kollagenfasernetz umgeben, das vermutlich dem Zellschutz dient. Schließlich läßt sich der Knorpel in 4 Zonen einteilen [10] (Abb. 2):

1. Oberflächliche Zone (10–20%): Sie ist am dünnsten und bildet die Gleitschicht des Knorpels. Die dünnen Kollagenfasern sind parallel zur Gelenkoberfläche angeordnet, darunter liegen elongierte und inaktive Chondrozyten.
2. Mittlere Zone (40–60%): Sie ist dicker als die oberflächliche Zone, die Chondrozyten rundlicher, die Kollagenfasern größer und nicht orientiert.
3. Tiefe Zone (30–40%): Hier sind die Chondrozyten rund und säulenartig angeordnet, die Kollagenfasern parallel, jedoch vertikal zur Oberfläche, angeordnet.
4. Kalzifizierungszone: Die Kollagenfasern inserieren in den verkalkten Knorpel, wodurch eine mechanische Verankerung zwischen Knorpel und Knochen erreicht wird.

Reaktion des Knorpels auf Schädigung

Aufgrund seiner Avaskularität unterscheidet sich Knorpel in der Heilung von anderen Geweben [50]. Auch sind die Chondrozyten in einem Netz aus Kollagenfasern und Proteoglykanen eingefangen, wodurch es ihnen nicht möglich ist, zum Ort der Schädigung zu wandern. Bei oberflächlichen Knorpelverletzungen konnten am geschädigten Rand eine Nekrosezone mit Geisterzellen in Chondrozytenlakunen gesehen werden. Es kommt hier zu einer kurzen Matrixsynthese und mitotischen Aktivität durch die angrenzenden Chondrozyten, allerdings mit rasch abnehmender Tendenz. Diese Zellproliferation führt zum Auftreten von Chondrozytenhaufen, sog. Clustern, die beispielsweise auch bei der Arthrose gesehen werden [11, 16, 29, 51]. Derartige oberflächliche Läsionen zeigen keinerlei Heilungstendenz, schreiten wohl aber auch nicht zur Arthrose fort [11, 83]. Kommt es zur Verletzung der vaskularisierten subchondralen Zone, so wird der Defekt mit einem Fibrinpfropf gefüllt, verbunden mit einer Zelleinwan-

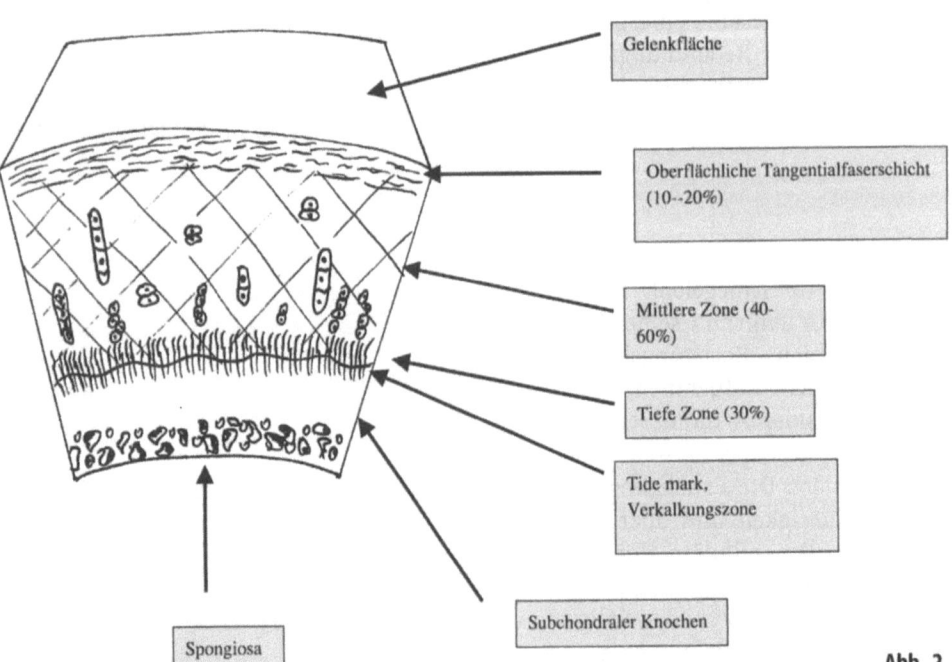

Abb. 2. Knorpelaufbauschema

derung aus dem Blut und dem Knochenmark [11, 12, 19]. Shapiro konnte mit seiner Arbeitsgruppe nachweisen, daß die Quelle der Reparation von der undifferenzierten mesenchymalen Stammzelle des Knochenmarks ausgeht [78]. In den tieferen Zellschichten des Reparationsgewebes wird Knochen zur Wiederherstellung der subchondralen Zone gebildet, der Knorpeldefekt selbst macht eine Metaplasie zu hyalinartigem Knorpelgewebe durch [78]. Nach etwa 2 Wochen erscheinen rundliche Chondrozyten und produzieren Typ II-Kollagen. Typ I-Kollagen ist jedoch auch noch später zu einem Anteil von 20-35% nachweisbar [11]. Der Proteoglykangehalt nimmt immer mehr ab, die tangentiale oberflächliche Knorpelfaserschicht wird nicht aufgebaut [57] und eine vollständige Verbindung der Kollagenfasern des Reparationsgewebes mit den Kollagenfasern des angrenzenden gesunden Knorpels findet nicht statt [78, 89]. Dadurch könnten vertikale Scherkräfte zwischen Reparationsgewebe und Restknorpel auftreten, die über Mikrobewegungen zur Arthrose führen. Nach 6-12 Monaten werden Matrix und Zellen in Faserknorpel umgewandelt. Nach längerer Zeit werden schließlich oberflächliche Auffaserungen und azelluläre Bezirke beobachtet, die nachfolgend zur Arthrose führen [8, 78].

Die Reparation wird desweiteren noch von anderen Faktoren wie der Defektgröße/-tiefe, dem Alter und Körpergewicht, gleichzeitigen Meniskusläsionen, Bandinstabilitäten und Beinachsenfehlstellungen beeinflußt. So zeigte Convery in einem Pferdemodell, daß Defekte < 3 mm komplett verheilen, während ein proportionales Verhalten zwischen Defektgröße und fehlender Heilung bestand [19]. Auch konnte gezeigt werden, daß Chondrozyten von noch nicht ausgewachsenen Tieren eine größere Proliferationsfähigkeit besitzen und größere Proteoglykanpartikel synthetisieren [47, 62].

Therapiemöglichkeiten für Knorpelschäden

Prinzipiell bestehen zwei Therapieprinzipien. Zum einen kann das Selbstheilungspotential des Knorpels und der subchondralen Zone ausgenützt werden, zum anderen kann die Wiederherstellung der Gelenkoberfläche durch Maßnahmen wie durch die Transplantation autologer Chondrozyten, chondrogener Zellen oder von Gewebe, das das Potential zum Knorpelwachstum besitzt, erfolgen. Auch finden Transplantationen von Knochen-Knorpel-Zylindern bzw. Kondylen in der Therapie von Knorpelschäden zunehmend mehr Akzeptanz.

Um das Selbstheilungspotential auszunutzen, wurden Methoden entwickelt, die die pluripotente Stammzelle aus dem Knochenmark zur Proliferation reizen sollen, wie z.B. durch die Eröffnung der subchondralen Zone.

Lavage, Shaving und Debridement

Durch die arthroskopische *Lavage* wird das Gelenk von Detritus und Entzündungsmediatoren freigespült. In einer Studie von Jackson [42] erzielte die Lavage bei 45% der Patienten eine symptomatische Verbesserung bis zu 3,5 Jahren, bei 20% der Patienten blieb sie erfolglos.

Beim *Shaving* werden abgescherte Knorpelteile, die mechanische Probleme verursachen können, arthroskopisch entfernt [2, 14]. Der therapeutische Nutzen ist jedoch nur vorübergehend. Klinisch und experimentell werden zudem Nekrosen und Auffaserungen im angrenzenden gesunden Knorpel beschrieben [45, 76].

Beim *Debridement*, das von Magnuson 1941 erstmals als offene Operation beschrieben wurde und heutzutage meist arthroskopisch erfolgt, werden instabile und freie Knorpelfragmente sowie Gelenkkörper mit Faßzangen und Shavern entfernt, Knorpelränder und -Knorpeloberfläche geglättet und zusätzlich Eingriffe an Meniskusrissen, Abtragung von Osteophyten und Teilsynovektomien vorgenommen (Abb. 3). Allein durch die Entfernung von freien Gelenkknorpelstücken und Resektion von degenerativen Meniskusrissen können nach Untersuchungen von Magnuson [49] und Haggart [32] bis zu 70% der behandelten Patienten eine temporäre Besserung des funktionellen Befundes und der Symptomatik erfahren. Jackson und Mitarbeiter [42] fanden im Vergleich zwischen Lavage plus Debridement mit alleiniger Gelenk-Lavage bei

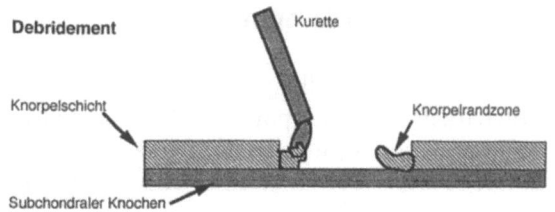

Abb. 3. Debridement

einer mittleren Nachuntersuchung von 18 Monaten nur geringe Unterschiede. Ihre Studie an 202 Patienten mit Gonarthose zeigte bei 80–85% eine signifikante temporäre Besserung ihrer Symptome nach Lavage und Debridement [42]. Allerdings sind die Ergebnisse schlecht, wenn bereits ein Knochen-Knochen-Kontakt besteht. Sowohl Kim [45] als auch Mitchell und Shepard [56] berichten, daß durch das Debridement weder die Regeneration der Gelenkflächen stimuliert, noch das Fortschreiten des degenerativen Prozesses aufgehalten wird. In einer prospektiv randomisierten Studie mit 76 Patienten – verglichen wurde Lavage versus Debridement bei isolierten Knorpeldefekten III°/IV° bei einer Nachuntersuchungszeit von 4,5 Jahren – konnten Hubbard und Mitarbeiter [37] zeigen, daß das Debridement mittelfristig effektiver ist als die Lavage und es bei mehr als 50% der Patienten zu einer Beschwerdebesserung bis zu 5 Jahren kommt. Bei Messners Arbeitsgruppe [55] entwickeln in einer prospektiven Studie – 28 junge Patienten mit isolierten traumatischen Knorpeldefekten III°/IV° bei einer Nachuntersuchung von 14 Jahren nach Lavage und Debridement – fast 50% eine Arthrose des betroffenen Kompartiments. Dabei sind noch 25% der Patienten sportlich aktiv. Moseley [60] weist in einer prospektiven randomisierten Pilotstudie – Arthroskopie versus Arthroskopie und Lavage versus Arthroskopie und Debridement – an 10 Patienten auf einen möglichen signifikanten Placeboeffekt der Arthroskopie bei Kniegelenksarthrose hin.

Lavage, Shaving und *Debridement* sind also rein symptomatische Therapieverfahren, die kurzfristig eine Erfolgsrate von bis zu 80% aufweisen und mittelfristig in etwa 50% zufriedenstellende Resultate bis zu 5 Jahren aufweisen. Es wird kein Regeneratgewebe gebildet und die Arthoseentwicklung bzw. -fortschreitung wird nicht gebremst. Dabei zeigen Studien, daß mittelfristig das Debridement bessere Resultate zeigt als die Lavage [45, 57].

Knochenmarkstimulationstechniken

Unter dieser Behandlungstechnik wird sich die Nutzbarkeit der pluripotenten Knochenmarksstammzelle zu eigen gemacht. Diese primär undifferenzierten Zellen können sich unter dem Einfluß biologischer und mechanischer Faktoren in Knochen und Knorpel umwandeln. Bei jeder dieser Technik wird der subchondrale Knochen penetriert um die Vaskularisationszone zu erreichen und die Bildung eines Fibrinclots hervorzurufen, der die gewünschten pluripotenten Stammzellen enthält. Der so erzeugte Fibrinpropf differenziert sich dann zu fibrokartilaginärem Ersatzgewebe. Zusätzlich sollen pluripotente, von der Synovialis abstammende Zellen, im so erzeugten Clot vorhanden sein, die sich wiederum in Knorpelgewebe differenzieren können [38]. Der leicht verletzbare Fibrinpropf muß desweiteren vor der Vollbelastung geschützt werden.

Abrasion, Drilling oder Mikrofrakturierung. Bei der Abrasionsarthroplastik wird der Knorpeldefekt bis zum angrenzenden gesunden Knorpel debridiert und der subchondrale Knochen mit einem Bohrer oberflächlich abgetragen (Abb. 4). Das anfänglich fibröse Ersatzgewebe wandelte sich nach 4–6 Monaten in faserknorpeliges Gewebe um, obgleich bei einigen Patienten Typ II-Kollagen und hyaliner Knorpel nachgewiesen werden konnte. Die Abrasionschondroplastik erzeugt eine Knorpelheilungsreaktion die nicht hyalinem Knorpel entspricht, wie Altman nachweisen konnte. Johnson [43] therapierte 399 Patienten mit einem durchschnittlichen Alter von 60 Jahren auf diese Art. Nur 12% der Patienten hatten postoperativ keine Beschwerden. 66% hatten Schmerzen, 44% benötigten Analgetika, 24% litten unter zunehmender Beweglichkeitseinschränkung und 99% waren in ihrer alltäglichen Aktivität eingeschränkt [43]. In einer retrospektiven Studie von Bert und Maschka mit 126 Patienten, die durchschnittlich 60 Monate nach operativer Therapie bei unikompartimentaler Arthrose nachuntersucht wurden, berichteten 67% der 59 Patienten, die mit Abrasion und Debridement therapiert wurden, im Vergleich zu 79% von 67 Patienten, die nur mit arthroskopischem Debridement therapiert wurden, über eine Besserung. Die Arbeitsgruppe um Vachon [85, 86] konnte zeigen, daß sich Knorpeldefekte

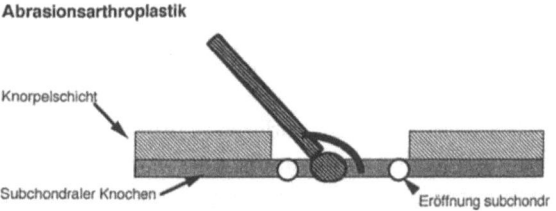

Abb. 4. Abrasionsarthroplastik

beim Pferd nach subchondraler Eröffnung mit faserknorpeligem Ersatzgewebe füllen. Auch Kim ist der Meinung, daß ein wirksamer Effekt von der Abrasion nur durch die Eröffnung der subchondralen Zone erfolgen kann. Friedman [25] fand, daß die Abrasion bei 60% seiner insgesamt 110 therapierten Patienten mit einem Knorpelschaden, der bis zum Knochen reichte, kurzzeitig Besserung (1 Jahr) brachte. Dabei waren die Ergebnisse bei Patienten, die jünger als 40 Jahre alt waren, besser. Rand [69] berichtet über 28 Patienten mit bis auf den Knochen reichende Knorpeldefekte, dabei zeigten nach durchschnittlich 3,8 Jahren nach Abrasionsarthroplastik 11 Patienten keine Verbesserung, 8 keine Veränderung und 9 eine Verschlechterung. Bei 14 Patienten mußte nach durchschnittlich 3 Jahren nach Abrasion eine Knieprothese implantiert werden.

Drilling. Bei dieser Technik wird der Defekt über einen Draht bis zur Vaskularisationszone mehrmals angebohrt, wodurch sich ein Fibrinpfropf bilden soll. Es konnte nachgewiesen werden, daß das Reparationsgewebe in den Bohrungen teils aus hyalinem, teils aus Faserknorpel besteht. Tippet und Mitarbeiter [84] bestätigten den positiven Effekt nach einer durchschnittlichen Verlaufszeit von 62 Monaten, wobei 70,8% der Patienten ein exzellentes Ergebnis angaben, 15,5 % ein gutes und lediglich 6,9% ein schlechtes. Allerdings muß berücksichtigt werden, daß alle Patienten zusätzlich mit einer Umstellungsosteotomie therapiert wurden, wobei hier unklar ist, welches Ergebnis ohne Osteotomie vorgelegen hätte [84] Meachim und Roberts [53] führten bei 21 Kniegelenken von Hasen mit denudierten Knorpeldefekten Bohrungen durch, konnten jedoch 2 Jahre danach bei keinem Defekt eine vollständige Knorpelheilung feststellen. Mitchell und Shepard [56] machten ähnliche Beobachtungen bei Bohrungen von 30 mm - Löchern durch den subchondralen Knochen von 25 ausgewachsenen Hasen.

Mikrofrakturierung. Die Bildung des Fibrinclots wird hier über kleine „picks" erreicht, die in den subchondralen Bereich eingeschlagen werden (Abb. 5). Dadurch sollen lediglich Mikrofrakturen der Trabekel auftreten ohne weitere Knochenzerstörung. Auch eine Hitzenekrose wird vermieden. Diese Mikrofrakturen induzieren schließlich eine sogenannte healing response. Leider fehlen hierzu Studien. Rodrigo

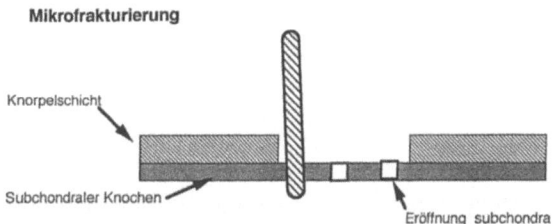

Abb. 5. Mikrofrakturierung

publizierte die Ergebnisse der Anwendung von „continous passive motion", CPM bei gleichzeitiger Mikrofrakturierung. So konnte er ein statistisch signifikantes besseres Heilungsverhalten des Ersatzgewebes feststellen [72]. Auch experimentell konnte der positive Einfluß der CPM auf die Qualität des Regenerationsgewebes nachgewiesen werden [66].

Continous Passive Motion

Salter konnte in seinen Studien zeigen, daß sich die Heilung von Knorpeldefekten bei Hasen durch Anwendung postoperativer kontinuierlicher passiver Beweglichkeit verbessert. In einer Serie wurden 4 je 1 mm große Knorpeldefekte im Knie eines Hasen gemacht, nach 4 Wochen wurde bei 60% der 40 Defekte von 10 heranwachsenden Hasen und in 44% der 40 Defekte von 10 ausgewachsenen Hasen hyalinartiger Knorpel gefunden. Im Vergleich dazu wurde lediglich bei 10% der im Gips immobilisierten Hasen derartige Heileffekte gefunden [75]. Jedoch zeigten Studien von O'Driscoll, daß dieser Heilungseffekt bei Defekten >3 mm im Durchmesser weit weniger ausgeprägt war. Allerdings konnte der positive Effekt der CPM nach Periostlappenplastik bestätigt werden [45, 59, 65].

Laser

Zu den Lasern, die mit einem Flüssigkeitsmedium arbeiten, gehören der Ho:YAG-Laser (Holmium-Yttrium-Aluminium-Garnett), der Nd:YAG (Neodymium:YAG) und der Excimer-Laser. Der Ho:YAG-Laser arbeitet in einer Wellenlänge von 2,1 µm und wird im kontaktnahen oder Kontakt-Modus eingesetzt. Gefäße können hierbei photokoaguliert werden. Der degenerative Knorpel scheint unter der Wirkung des Lasers zu schmelzen und die Ränder der Knorpelläsion können vollkommen geglättet werden. In der klinischen Anwendung zur Therapie der Gonarthrose hat der Laser derzeit aber keinen Stellenwert [39]. Studien berichten über eine Arthroseinduktion nach laserassistierter Meniskusresektion [39]. Über die Möglichkeit der Knorpelschädigung sowie einer induzierten Osteonekrose durch Lasereinsatz bei Meniskuschirurgie wird berichtet. Hardie [35] fand keinen positiven Effekt der Laseranwendung bei Knorpeldefekten. Er benutzte niedrige Dosen eines Nd:YAG-Lasers bei 20 Kniegelenken junger Hunde mit Knorpeldefekt. Auch Reed [70] fand keinen positiven Effekt eines Excimer-Lasers verglichen mit Arthrotomie und Lavage bei 18 Kniegelenken ausgewachsener Hasen, die eine mechanisch induzierte Arthrose hatten.

Periostales und perichondrales Transplantat

Periostlappenplastik. O'Driscoll [64,65,66] konnte nachweisen, daß osteochondrale Defekte in Hasenkniegelenken, die mit autologem Periostlappen behandelt wurden (Abb. 6), ausheilten und zwar mit hauptsächlich nachweisbarem hyalinem Knorpel, der zu über 90% aus Typ II-Kollagen, normalem Wassergehalt, Proteoglykan, Chondroitin und Keratansulfat bestand. Die Qualität des Reparationsgewebes verbesserte sich signifikant durch die Anwendung von kontinuierlicher passiver Beweglichkeit (CPM) postoperativ. Nach 1 Jahr waren in den mit CPM therapierten Defekten keine Degenerationsanzeichen nachweisbar. Die subchondrale Zone war komplett wiederhergestellt. Dies erscheint besonders wichtig, da Veränderungen der Biomechanik der subchondralen Zone zu degenerativen Veränderungen des darüberliegenden Knorpels führen [68].

Periost als alleinige biologische Prothese wird beim Menschen bereits seit über 10 Jahren benutzt [27, 46, 63]. Niedermann [63] berichtet über erfolgreiche Ergebnisse 1 Jahr nach Transplantation bei allen 4 Patienten mit Osteochondrosis dissecans und bei einem Patienten mit Osteonekrose. Die Arthroskopie zeigte 1 Jahr postoperativ Knorpelgewebe. Hoikka benutzte Periost zur Defektdeckung retropatellar bei 13 Patienten, wobei 8 Patienten ein gutes Resultat erzielten. O'Driscoll führte die Periostlappenplastik seit 1986 bisher bei 40 Patienten an unterschiedlichen Gelenken durch. 23 dieser 40 Patienten hatten bis auf den Knochen reichende Knorpelschäden im Kniegelenk. Die Defekte betrugen 1,5 × 1,5 cm bis 4 × 10 cm, tief bis zu 2 cm. Die Ergebnisse scheinen erfolgversprechend.

Perichondrium. Homminga [36] und Ritsilä [71] konnten zeigen, daß Rippenperichondrium, welches in den Defekt gebracht wird, sich zu hyalinem Knorpel differenziere. In Tierversuchen verschiedener Arbeitsgruppen wurde nachgewiesen, daß eine Knorpelbildung auch durch das Aufnähen eines Periostlappens oder perichondralen Transplantats auf den Knorpeldefekt möglich ist [36, 64]. Rubak [73] fand bei Hasen eine Zellproliferation, ausgehend vom Periostlappen. Ritsilä und Mitarbeiter fanden heraus, daß die Richtung der Differenzierung, ob Knochen oder Knorpel, wesentlich mehr von der direkten Umgebung als vom Phänotyp der Zelle abhängig ist [71]. Aus der Überlegung heraus, daß sich die mesenchymale Stammzelle in Abhängigkeit vom Sauerstoffpartialdruck in Knorpel oder Knochen (hoher pO_2) umwandelt, kombiniert mit dem Wissen, daß hyaliner Knorpel sowohl aus perichondralen als auch periostalen Gewebselementen entstehen kann, bot sich die Möglichkeit, Knorpelregeneration mittels Transplantaten dieser Gewebe zu erreichen. Allerdings zeigte die in vitro De- und Redifferenzierung dieser Gewebstypen die Ausbildung von hauptsächlich Kollagen Typ X mit nachfolgender Knochenentwicklung. Lediglich autologe Chondrozyten waren in der Lage Typ X Kollagen in einem 3D in vitro System nicht zu bilden.

Perichondrium wird vorwiegend an der Rippenknochen-Knorpel-Grenze im Sternumbereich gefunden und ist von der Größe her limitiert, so daß oftmals mehrere Rippen benutzt werden müssen, um große Defekte zu behandeln. Wie auch Bulstra berichtet, besteht die Hauptgefahr in der Ausbildung einer enchondralen Ossifikation und Ablösung des Knorpeltransplantats vom subchondralen Knochen, Faktoren, die das Langzeitresultat verschlechtern [17]. Die erste Transplantation wurde von Skoog

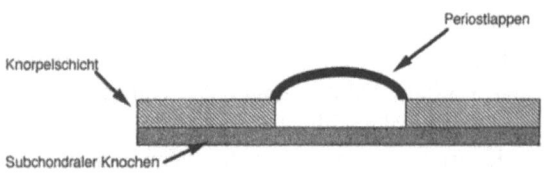

Abb. 6. Periostlappenplastik

[80] am Handgelenk beschrieben. Homminga [36] berichtet über 25 Patienten mit 30 Knorpeldefekten, die mit Perichondriumtransplantaten aus dem Rippenbereich behandelt wurden. In wiederholten Arthroskopien konnte bei 28 Transplantaten knorpelähnliches Gewebe festgestellt werden. Der durchschnittliche Kniescore nach HSS verbesserte sich von 73 Punkte auf 90 Punkte. Obgleich der Follow-up bei 11 Patienten unter 1 Jahr lag, zeigten 14 Patienten, die nach Minimum 2 Jahren postoperativ untersucht wurden, keine Verschlechterung des Kniescores. Bouwmeester [6] berichtete über Langzeitresultate von 88 Patienten, die mit einem mit Fibrinkleber befestigten Perichondriumtransplantat behandelt wurden. Nach durchschnittlich 4 Jahren wiesen 38% der Patienten ein gutes Ergebnis auf, bei 8% war das Ergebnis mäßig und bei 55% schlecht. Die schlechten Resultate waren auf überschießendes Transplantatwachstum, Verkalkungen oder durch eine bereits praeoperativ bestehende Arthrose zurückzuführen. Die Autoren stellten das Bein postoperativ ruhig und folgerten aus den Ergebnissen, daß eine bessere Fixation nötig sei. Vachon [85, 86] verglich Periost gegen Perichondrium beim Pferd, wobei die Knorpelbildung beim Periost signifikant häufiger und mehr war, als beim Perichondrium. Die Wiederherstellung eines Knorpelschadens bezieht auch den subchondralen Knochen mit ein. So sind transplantierte Chondrozyten nicht in der Lage, Knochen zu bilden, scheiden deshalb zur Defektreparation, bei denen der subchondrale Knochen mitbetroffen ist, aus. Hingegen besitzen periostale Zellen oder Knochenmarkstammzellen die Möglichkeit sowohl Knochen als auch Knorpel zu bilden.

Scaffolds-Trägermaterialien-Ersatzmaterialien-Tissue engineering. Bereits Bentley und Greer [3] berichteten über die Problematik, zu transplantierende Chondrozyten im Defektbett zu behalten. Aus diesem Grund wurden sog. „Scaffolds" (=Stützgerüste) und Matrices benutzt. Hier unterscheidet man nicht-resorbierbare Materialien wie Karbonfaser, Dacron, Teflon und poröse Metall-plugs von absorbierbaren Materialien wie PGA (Polyglykolsäure), Polylactid, Fibrin und Kollagen.

Bei der Wiederherstellung von Knorpel haben sich die nicht-resorbierbaren Materialien nicht bewährt. Karbonfasern induzierten im Tierversuch die Bildung von fibrösem Gewebe [7, 44, 58]. Auch Teflon und Dacron konnten keinen positiven Effekt auf die Knorpelheilung beim Hasen verzeichnen [54]. Hingegen erscheinen absorbierbare Polymere zukunftsträchtig, gerade als Träger für Zelltransplantate und Wachstumsfaktoren.

Mitte der 70iger Jahre beschrieben Chvapil und Mitarbeiter [18] eine Technik zur Knorpelheilung mit einem Kollagenschwamm. Das erste Konzept beinhaltete einen Kollagenschwamm als Trägermaterial, auf dem Reparationszellen aus dem Knorpeldefekt einwachsen könnten und extrazelluläre Matrixkomponenten produzieren sollen. Später entwickelte Wakitani [88, 89] eine Technik mit einem Kollagen-Gel als Träger für Chondrozyten, das direkt auf den Knorpeldefekt aufgebracht wird. 4 Wochen postoperativ beobachteten sie bei 7 von 9 Defekten eine Heilung, verglichen mit keiner Heilung in der Kontrollgruppe.

Die Arbeitsgruppe um Freed [24] konnte eine Knorpelheilung nach Implantation eines PGA-Trägers auf 3 mm große bis zur subchondralen Zone reichende Knorpeldefekte von Hasen nachweisen. Allerdings fehlt Ihnen die Kontrollgruppe. Freed konnte bei Chondrozyten, die auf PGA-Trägersubstanzen aufgebracht wurden, eine 2mal höhere Wachstumsrate in vitro feststellen als auf Polylactidsäure. Auch häuften die auf PGA-Träger gebrachten Chondrozyten mehr Glykosaminoglykane an, während die PLLA-Komposits nach 1 Woche ein Plateau erreichten. Sellers [77] berichtet über Erfolge mit einem Kollagenschwamm, getränkt mit BMP-2 zur Defektheilung von full-thickness Knorpeldefekten bei ausgewachsenen Hasen. Er konnte eine neugebildete subchondrale Zone nachweisen und die Formation einer neuen Tidemark zwischen neugebildetem Knorpel und subchondralem Knochen.

Eine weitere Neuerung stellt das 2-Phasen-Scaffold dar. Es besteht aus Kollagen oder einem Kopolymer mit Wachstumsfaktoren oder Chondrozyten bestückt, wobei die Wiederherstellung der subchondralen Zone und des Knorpels separat beeinflußt wird. Athanasiou und Mitarbeiter [1] untersuchten die Kombination von local growth factor, transforming growth factor-beta 1 und einem Träger aus 50:50 Poly-DL-Lactid-co-Gylcolid mit einem steiferen Anteil für die subchondrale Zone und einem weicheren Anteil für den Knorpel. Jedoch ergab sich im Vergleich zur Kontrollgruppe kein signifikanter Unterschied.

Osteochondrale Transplantate

Die Spenderzylinder werden normalerweise aus dem Trochlea- oder Notchbereich entnommen (Bobic, Hangody) und in den zuvor ebenfalls als Zylinder entnommenen Defekt transplantiert (Abb. 7). Das Schicksal des Knorpels wird dabei maßgeblich von der Paßform des Zylinders und der Kongruenz der Oberfläche bestimmt. Anderenfalls bildet sich Bindegewebe [22]. Der Raum zwischen Autograftknorpel und ortsständigem Knorpel ist immer deutlich abgrenzbar. Er besteht in der Regel aus Faserknorpel mit wenig Proteoglykangehalt [22]. Ein Hauptproblem der osteochondralen Autografts ist die Inkongruenz der Knorpeloberfläche, da der Zylinder aus einem Bereich mit anderer Oberflächenform entnommen wird. Dies wurde von der Arbeitsgruppe um Matsusue über die Implantation mehrerer kleiner Autografts umgangen [52]. Die Ergebnisse dieser Technik erscheinen vielversprechend. So konnte Matsusue bei einem Patienten mit einem 15 mm großen Knorpeldefekt im medialen Femurcondylus, den er mit 3 Zylindern wieder füllte, arthroskopisch nach 2 Jahren eine komplette knorpelige Oberfläche nachweisen [52]. Bobic [5] berichtet über 83% gute Resultate mit 3-5 Zylindern, jeweils 5-10 mm im Durchmesser und 15-20 mm lang. Der Defektdurchmesser betrug 10-22 mm. Imhoff [40] führte die Transplantation autologer Zylinder an verschiedenen Gelenken bei bisher 75 Patienten an verschiedenen Stellen durch. Das Durchschnittsalter betrug 31 Jahre (17-59 Jahre), der Follow-up 3 Monate bis 20 Monate (durchschnittlich 9 Monate). Die Defektgröße reichte im Femurcondylus (n=50) von 1,5-7cm^2, im Patellabereich (n=14) und im Talus (n=22) von 1-3 cm^2, im Schulter- (n=2) und Ellbogenbereich (n=4) von 1-2 cm^2. Die Patienten waren subjektiv zu 95% gebessert, der OCD-Score nach Bruns verbesserte sich um 35 Punkte. Als Hauptkomplikationen traten postoperative Hämatome infolge Nachblutung aus den Entnahmestellen auf, sowie femoropatellare Schmerzen ebenfalls infolge der Entnahmedefekte. Outerbridge deckte größere, aufgrund einer Osteochondrosis dissecans entstandene Defekte im Femurcondylus, mit autologen Transplantaten aus der lateralen Patellafacette, eingebracht in press-fit Technik. Durchschnittlich 33% der Patella wurden entfernt, die durchschnittliche Defektgröße betrug 532 mm^2. Insgesamt wurden 10 Patienten auf diese Weise behandelt. Der Follow-up beträgt 6,5 Jahre. Alle Patienten waren mit dem Ergebnis zufrieden.

Allografts

Garrett [28] berichtet über eine deutliche klinische Verbesserung bei allen 10 Patienten mit einem Verlauf von 2-4 Jahren nach Transplantation eines allogenen Knochenzylinders zur Defektdeckung im Femurcondylus. Ghazavi [30] berichtet über eine Erfolgsquote von 85% bei 126 Kniegelenken nach durchschnittlich 7,5 Jahren nach Transplantation von Allografts in posttraumatische osteochondrale Defekte. Die Überlebenskurve zeigt eine 95% Überlebensrate 5 Jahre nach Transplantation, 71% nach 10 Jahren und 66% nach 20 Jahren. Die Erfolgskriterien beinhalten Alter unter 50, unicondylärer Defekt und normale Achsenverhältnisse. Schwierig erwies sich die Beurteilung des Effekts der Osteotomie, die bei 54% der Patienten durchgeführt wurde.

Elektrostimulation

Lippiello [48] konnte eine leicht verbesserte Heilung von Knorpelschäden nach Anwendung von pulsed direct current bei Hasen beobachten. Auch Baker berichtet über einen positiven Effekt, allerdings waren die Probengrößen (3 oder weniger pro Gruppe) insuffizient. Wichtiger ist, daß der Effekt nicht im Knorpeldefekt sondern im angrenzenden Knorpel auftrat. So ist die Rolle der Elektrostimulation bei Knorpeldefekten unklar.

Medikamentöse Therapie

Wir unterscheiden 3 Kategorien von intraartikulär anwendbaren Medikamenten: Kortikosteroide, Hyaluronsäure und Wachstumsfaktoren. Wurde einst die Meinung vertreten, Kortison würde zu einer verbesserten Heilung von Knorpeldefekten beitragen (Olah), so ist man heute

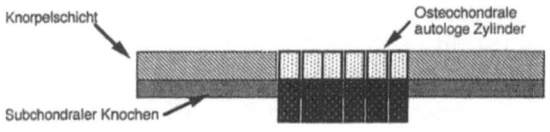

Abb. 7. Autologe Osteochondrale Zylindertransplantation

doch der Meinung, daß der Knorpelstoffwechsel gestört wird und eine Arthropathie induziert [51, 75, 79]. Vielfach wird auch Hyaluronsäure verwendet. Es ist möglich, daß diese eine direkten biochemischen Effekt besitzt [41]. In Arthrosemodellen bindet sich Hyaluronsäure an Knorpeldefekte und dringt in diese ein, um auf diese Weise wohl eine Schutzhülle zu bilden [81].

Die intraartikuläre Injektion von Wachstumsfaktoren wie transforming growth factor $\beta 1$, insulin-like growth factor 1 und BMP (bone morphogenetic proteine) wurde an Hand von in vitro Studien untersucht und der chondrogene Effekt nachgewiesen [23]. Cuevas [20] konnte einen stimulierenden Effekt von basischem Fibroblastenwachstumsfaktor nachweisen, der über eine Pumpe in Hasenkniegelenke mit 2 mm großen Knorpeldefekten verabreicht wurde. Neidel [61] fand keinen Effekt auf die Heilung von Knorpeldefekten durch intraartikuläre Injektion von insulin-like growth factor-1, fibroblast growth factor und epidermal growth factor. Die Anwendbarkeit dieser Wachstumsfaktoren wie z.B. TGFβ1 wird durch die ausgelöste Osteophytenbildung, die nach Lokalisation und Morphologie denen der Arthrose entsprechen, beeinträchtigt [23, 87]. Eine einzige Injektion von TGFβ1 stimulierte die Proteoglykansynthese, mehrere Injektionen hingegen induzierten eine Synovitis und eine synoviale Hyperplasie. [87] Eine weitaus bessere Möglichkeit der Applikation von Wachstumsfaktoren stellt die lokale Implantation in den Knorpeldefekt mittels einer Trägermatrix dar [38]. Die Arbeitsgruppe um Tanaka implantierte allogene demineralisierte Knochenblöcke in 4 mm große osteochondrale Defekte bei ausgewachsenen Hasenkniegelenken. Sie konnten im Vergleich zur Kontrollgruppe eine verbesserte Knorpelheilung erreichen. Jedoch vermuteten sie wie auch andere Untersucher [21], daß der eingebrachte Extrakt sich schnell löst, weshalb ein System gesucht wird, das den Extrakt langsam während der Heilungsphase abgibt. Auch Billings [4] konnte nachweisen, daß demineralisierter Knochen das subchondrale Knochenwachstum stimuliert und eine Oberfläche zur Knorpelheilung bildet.

Auch wenn wir eine gute Knorpelneubildung erreichen könnten, so besteht doch immer eine Grenze zwischen neugebildetem Knorpel und Randknorpel [65]. Die enzymatische Auflösung der Randbezirke des Knorpels zur besseren Integration des Neoknorpels vermag diese Probleme wohl lösen. So konnte Hunziker [38] mittels Applikation von Chondroitinase ABC eine verbesserte Knorpelbedeckung von partial thickness defects durch mesenchymale Zellen, vermutlich aus der Synovia, nachweisen.

Literatur

1. Athanasiou KA, Fischer R, Niederauer GG, Puhl W (1997) Biodegradable implants for the treatment of osteochondral defects in a goat model. Tissue Eng 3:363–373
2. Baumgaertner MR, Cannon WD, Vittori JM, et al (1990) Arthroscopic debridement of the arthritic knee. Clin Orthop 253:197–202
3. Bentley G, Greer RB (1971) Homotransplantation of isolated epiphyseal and articular cartilage chondrocytes into joint surfaces of rabbits. Nature 230:385–388
4. Billings E, von Schroeder HP, Mai MT, Aratow M, Amiel D, Woo SL, Coutts RD (1990) Cartilage resurfacing of the rabbit knee. The use of an allogenetic demineralized bone matrix-autogeneic perichondrium composite implant. Acta Orthop Scand 61:201–216
5. Bobic V (1996) Arthroscopic osteochondral autograft transplantation in anterior cruciate ligament reconstruction: A preliminary clinical study. Knee Surg Sports Traumatol Arthrosc 3:262–264
6. Bouwmeester SJ, Beckers JM, Kuijer R, van der Linden AJ, Bulstra SK (1997) Long-term results of rib perichondral grafts for repair of cartilage defects in the human knee. Internat Orthop 21:313–317
7. Brittberg M, Faxen E, Peterson L (1994) Carbon fiber scaffolds in the treatment of early knee osteoarthritis. A prospective 4-year follow-up of 37 patients. Clin Orthop 307:155–164
8. Buckwalter JA, Rosenberg L, Coutts R, Furukawa T, Eyre DR, Koide S et al (1980) Biochemical studies on repair cartilage resurfacing experimental defects in the rabbit knee. J Bone Joint Surg 62A:79–89
9. Buckwalter JA, Rosenberg LC (1982) Electron microscopic studies of cartilage proteoglycans. Direct evidence for the variable length of the chondroitin sulfate-rich region of proteoglycan subunit core protein. J Biol Chem 257:9830–9839
10. Buckwalter JA, Hunziker E, Rosenberg L et al (1988) Composition and structure of cartilage. In: Woo SL-Y, Buckwalter JA (eds) Injury and Repair of the Musculoskeletal Soft Tissues. Park Ridge, IL, AAOS, pp 405–425
11. Buckwalter JA, Rosenberg L, Coutts R et al (1988) Articular cartilage:Injury and repair In: Woo SL-Y, Buckwalter JA (eds) Injury and Repair of the Musculoskeletal Soft Tissues. Park Ridge, IL, AAOS, pp 465–482

12. Buckwalter JA (1992) Mechanical injuries of articular cartilage. In: Finerman GAM, Noyes FR (eds) Biology and Biomechanics of the Traumatized Synovial Joint: The Knee as a Model. Rosemont, IL, AAOS, pp 83–96
13. Buckwalter JA, Mow WC, Ratcliffe A (1994) Restoration of injured of degnerated articular cartilage. J Am Acad Orthop Surg 2:192–201
14. Buckwalter JA, Lohmander S (1994) Operative treatment of osteoarthritis. Current practice and future development. J Bone Joint Surg 76A:1405–1418
15. BuckwalterJA, Mankin HJ (1997) Articular cartilage. Part I: Tissue design and chondrocyte-matrix interaction. J Bone Joint Surg 79A:600–611
16. Buckwalter JA, Mankin HJ (1997) Articular cartilage. Part II: Degeneration and osteoarthritis, repair, regeneration, and transplantation. J Bone Joint Surg 79A:612–632
17. Bulstra SK (1996) In: Minas Th (ed) Current Concepts in the treatment of Articular Cartilage Defects. SynerMed
18. Chvapil M (1977) Collagen sponge: theory and practice of medical applications. J Biomed Mater Res 11:721–741
19. Convery FR, AkesonWH, Keown GH (1972) The repair of large osteochondral defects. An experimental study in horses. Clin Orthop 82:253–262
20. Cuevas P, Burgos J, Baird A (1988) basic fibroblast growth factor (FGF) promotes cartilage repair in vivo. Biochem and Biophys Commun 156:611–618
21. Dahlberg L, Kreicbergs A (1991) Demineralized allogeneic bone matrix for cartilage repair. J Orthop Res 9:11–19
22. Desjardins MR, Hurtig MB, Palmer NC (1991) Heterotopic transfer of fresh and cryopreserved autogenous articular cartilage in the horse. Vet Surg 20:434–445
23. Elford PR, Graeber M, Ohtssu H, Aeberhard M, Legendre B, Wishart WL, Mac Kenzie AR (1992) Induction of swelling, synovial hyperplasia and cartilage proteoglycan loss upon intraarticular injection of transforming growth factor beta-2 in the rabbit. Cytokine 4:232–238
24. Freed LE, Marquis JC, Nohria A, Emmanual J, Mikos A, Langer R (1993) Neocartilage formation in vitro and in vivo using cells cultured on synthetic biodegradable polymers. J Biomed Mat Res 27:11–23
25. Friedman MJ, Berasi CC, Fox JM, Del Pizzo W, Snyder SJ, Ferkel RD (1984) Preliminary results with abrasion arthroplasty in the osteoarthritic knee. Clin Orthop 182:200–205
26. Furukawa T, Eyre DR, Koide S et al (1980) Biochemical studies on repair cartilage resurfacing experimental defects in the rabbit knee. J Bone Joint Surg 62A:79–89
27. Fujii K, Sai S, Tanak T, Tsuji M, Mori M, Murota K (1991) Biological resurfacing of full-thickness defects in patellar cartilage utilizing autogenous periosteal grafts. Read at the Combined Meeting of the Orthopedic Research Societies of USA, Japan, and Canada, Banff, Alberta, Canada
28. Garrett JC (1993) Osteochondral Allografts. Instr Course Lect 42:355–358
29. Ghadially FN, Thomas I, Oryschak AF et al (1977) Long term results of superficial defects in articular cartilage. A scanning electron-microscope study. J Pathol 121:213–217
30. Ghazavi MT, Priztker KP, Davis AM, Gross AE (1997) Fresh osteochondral allografts for posttraumatic osteochondral defects of the knee. J Bone Joint Surg 79-B:1008–1013
31. Green WT (1977) Articular cartilage repair: Behavior of rabbit chondrocytes during tissue culture and subsequent allografting. Clin Orthop 124:237–250
32. Haggart GE (1947) Surgical treatment of degenrative arthritis of the knee joint. N Engl J Med 236:971
33. Hangody L, Karpati Z, Szigeti I, Sükösd L (1996) Clinical Experience with the Mosaic Technique. Review of Osteology 4:32–36
34. Hardaker WT, Garrett WE, Bassett FH (1990) Evaluation of acute traumatic hemarthrosis of the knee joint. Southern Med J 83, 640–644
35. Hardie EM, Carlson CS, Richardson DC (1989) Effect of Nd:YAG-laser energy on articular cartilage healing in the dog. Lasers Surg Med 9:595–601
36. Homminga GN, Bulstra SK, Bouwmeester PSM, Van der Linden AJ (1990) Perichondrial grafting for cartilage lesions of the knee. J Bone Joint Surg 72B:1003–1007
37. Hubbard MJS (1996) Articular debridement versus washout for degeneration of medial femoral condyle. J Bone Joint Surg Br 78:217–219
38. Hunziker EB, Rosenberg LC (1996) Repair of partial-thickness defects in articular cartilage: cell recruitment from the synovial membrane. J Bone Joint Surg 78A:721
39. Imhoff AB (1995) The use of lasers in orthopaedic surgery. Operative Techniques in Orthopaedics 5:192–203
40. Imhoff A, Öttl G et al (1999) Arthroscopic and open techniques for transplantation of osteochondral autografts and allografts in different joints. Grifka J (Osteoarthritis – Fundamentals and Strategies for Joint-Preserving Treatment, in press)
41. Iwata H (1993) Pharmacologic and clinical aspects of intraarticular injection of hyaluronate. Clin Orthop 289:285–291
42. Jackson RW (1991) Arthroscopic treatment of degenerative arthritis. In: McGinty JB (ed) Operative Arthroscopy. Raven Press, New York, NY, pp 319–323
43. Johnson LL (1991) Arthroscopic abrasion arthroplasty. In: McGinty JB (ed) Operative Arthroscopy. Raven Press, New York, NY, pp 341–360
44. Kang HJ, Han CD, Kang ES, Kim NH, Yang WI (1991) An experimental intraarticular implantation of woven carbon fiber pad into osteochondral defect of the femoral condyle in rabbit. Yonsei Med J 32:108–116
45. Kim HKW, Moran M, Keeley FW et al (1991) The potential for regeneration of articular cartilage in

defects created by chondral shaving and subchondral abrasion. An experimental investigation in rabbits. J Bone Joint Surg 73A:1301-1315
46. Korkala OL (1988) Periosteal primary resurfacing of joint surface defects of the patella due to injury. Injury 19:216-218
47. Kreder HJ, Moran M, Keeley FW et al (1994) Biologic Resurfacing of a major joint defect with cryopreserved allogeneic periosteum under the influence of continous passive motion in a rabbit model. Clin Orthop 300:288-296
48. Lippiello L, Chakkalakal D, Connolly JF (1990) Pulsing direct current-induced repair of articular cartilage in rabbit osteochondral defects. J Orthop Res 8:266-275
49. Magnuson PB (1941) Joint debridement. Surgical treatment of degenerative arthritis. Surg Gynec and Obstet 73:1-9
50. Mankin HJ (1982) The response of articular cartilage to mechanical injury. J Bone Joint Surg 64A:460-466
51. Mankin HJ (1974) The reaction of articular cartilage to injury and osteoarthritis. N Engl J Med 291:1335-1340
52. Matsusue Y, Yamamuro T, Hama H (1993) Arthroscopic multiple osteochondral transplantation to the chondral defect in the knee associated with anterior cruciate ligament disruption. Arthroscopy 9:318-321
53. Meachim G, Roberts C (1971) Repair of the joint surface from subarticular tissue in the rabbit knee. J Anat 109:317-327
54. Messner K, Gillquist J (1993) Synthetic implants for the repair of osteochondral defects of the medial femoral condyle: a biomechanical and histological evaluation in the rabbit knee. Biomaterials 14:513-521
55. Messner K, Maletius W (1996) The long term prognosis for serve damage to weight bearing cartilage in the knee. Acta Orthop Scand 67:165-168
56. Mitchell N, Shephard N (1987) Effect of patellar shaving in the rabbit. J Orthop Res 5:388-392
57. Mitchell N, Shephard N (1976) The resurfacing of adult rabbit articular cartilage by multiple perforations through the subchondral bone. J Bone Joint Surg 58A:230-233
58. Minns RJ, Flynn M (1978) Intra-articular implant of filamentous carbon fibre in the experimental animal. J Bioeng 2:279-286
59. Moran ME, Kim HKW, Salter RB (1992) Biological resurfacing of full-thickness defects in patellar articular cartilage of the rabbit. Investigation of autogenous periosteal grafts subjected to continous passive motion. J Bone Joint Surg 74-B:659-667
60. Moseley JB Jr, Wray NP, Kuykendall D, Willis K, Landon G (1996) Arthroscopic treatment of osteoarthritis of the knee: a prospective, randomized, placebo-controlled trial. Results of a pilot study. Am J Sports Med 24:28-34
61. Neidel JJ (1992) Keine Verbesserung der Gelenkknorpelheilung nach Trauma durch intraartikuläre Gabe von insulinartigem Wachstumsfaktor I, epidermalem Wachstumsfaktor und Fibroblasten-Wachstumsfaktor beim Kaninchen. Z Orthop 130:73-78
62. Nevo Z, Robinson D, Halperin N et al (1990) Culturing chondrocytes for implantation. In: Maroudas A, Kuettner K (eds) Methods in cartilage research. Academic Press, London, pp 98-100
63. Niedermann B, Boe S, Lauritzen J, Rubak JM (1985) Glued periosteal grafts in the knee. Acta Orthop Scandinavica 56:457-460
64. O'Driscoll SW, Keeley FW, Salter RB (1986) The chondrogenic potential of free autogenous periosteal autografts for biological resurfacing of major full thickness defects in joint surfaces under the influence of continous passive motion. An experimental investigation in the rabbit. J Bone Joint Surg 68-A:1017-1035
65. O'Driscoll SW, Salter RB (1986) The repair of major osteochondral defects in joint surfaces by neochondrogenesis with autogenous osteoperiosteal grafts stimulated by continous passive motion. An experimental investigation in the rabbit. Clin Orthop 208:131-140
66. O'Driscoll SW, Keeley FW, Salter RB, et al (1988) Durability of regenerated articular cartilage produced by free autogenous periosteal grafts in major full thickness defects in joint surfaces under the influence of continous passive motion. J Bone Joint Surg 70 A:595-6060
67. Olah EH, Kostenszky KS (1976) Effect of prednisolone on the glycosaminoglycan components of the regenerating articular cartilage. Acta Biol Hungarica 27:129-134
68. Radin EL, Burr DB (1984) Hypothesis: Joints can heal. Semin Arthritis Rheum 13:293-302
69. Rand JA, Illstrupp DM (1991) Survivorship analysis of total knee arthroplasty. Cumulative rates of survival of 9200 total knee arthroplasties. J Bone Joint Surg 73-A:397-409
70. Reed SC, Jackson RW, Glossop N, Randle J (1994) An in vivo study of the effect of excimer laser irradiation on degenerate rabbit articular cartilage. Arthroscopy 10:78-84
71. Ritsilä VA, Santavirta S, Alhopuro S et al (1994) Periosteal and perichondrial grafting in reconstructive surgery. Clin Orthop 302:259-265
72. Rodrigo JJ, Steadman RJ, Silliman JF, Fulstone HA (1994) Improvement of full-thickness chondral defect healing in the human knee after debridement and microfracture using continuous passive motion. Am J Knee Surg 7:109-116
73. Rubak JM, Poussa M, Ritsilä V (1982) Chondrogenesis in repair of articular cartilage defects be free periosteal grafts in rabbits. Acta Orthop 53:181-186
74. Salter RB, Gross A, Hall JH (1967) Hydrocortisone arthropathy - an experimental investigation. Canadian Med Assn J 97:374-377
75. Salter RB, Simmonds DF, Malcolm BW, Rumble EJ, MacMichael D, Clements ND (1980) The biological effect of continous passive motion on the healing of full-thickness defects in articular cartilage. An

experimental investigation in the rabbit. J Bone Joint Surg 62-A:1232–1251
76. Schmid A, Schmid F (1987) Results after cartilage shaving studied by electron microscopy. Am J Sports Med 15:386–387
77. Sellers RS, Peluso D, Morris EA (1997) The effect of recombinant human bone morphogenetic protein-2 (rhBMP-2) on the healing of full-thickness defects of articular cartilage. J Bone Joint Surg 79-A:1452–1463
78. Shapiro F, Koide S, Glimcher MJ (1993) Cell origin and differentiation in the repair of full-thickness defects of articular cartilage. J Bone Joint Surg 75A:532–553
79. Shoemaker RS, Bertone AL, Martin GS, McIlwraith CW, Roberts ED, Pechman R, Kearney MT (1992) Effects of intra-articular administration of methylprednisolone acetate on normal articular cartilage and on healing of experimentally induced osteochondral defects in horses. Am J Vet Res 53:1446–1453
80. Skoog T, Ohlsen L, Sohn SA (1972) Perichondrial potential for cartilagenous regeneration. Scandinavian J Plast Reconstr Surg 6:123–125
81. Smith MM, Ghosh P (1987) The synthesis of hyaluronic acid by human synovial fibroblasts is influenced by the nature of the hyaluronate in the extracellular environment. Rheumatol Internat 7:113–122
82. Tanaka T, Fujii K, Ohta M, Soshi S, Kitamura A, Murota K (1995) Use of a guanidine extract of demineralized bone in the treatment of osteochondral defects of articular cartilage. J Orthop Res 13:464–469
83. Thompson RC (1975) An experimental study of surface injury to articular cartilage and enzyme responses within the joint. Clin Orthop 107:239–248
84. Tippet JW (1991) Articular cartilage drilling and osteotomy in osteoarthritis of the knee. In: McGinty JB (ed) Operative Arthroscopy. Raven Press, New York, NY, pp 325–339
85. Vachon AM, McIlwraith CW, Trotter GW, Norrdin RW, Powers BE (1989) Neochondrogenesis in free intra-articular, periosteal, and perichondrial autografts in horses. Am J Vet Res 50:1787–1794
86. Vachon AM, McIlwraith CW, Trotter GW, Norrdin RW, Powers BE (1991) Morphologic study of repair of induced osteochondral defects of the distal portion of the radial carpal bone in horses by use of glued periosteal autografts. Am J Vet Res 52: 317–327
87. Van Beuningen HM, van der Kraan PM, Arntz OJ, van den Berg WB (1994) Transforming growth factor-beta 1 stimulates articular chondrocyte proteoglycan synthesis and induces osteophyte formation in the murine joint. Lab Invest 71:279–290
88. Wakitani S, Kimura T, Hirooka A, Ochi T, Yoneda M, Yasui N, Owaki H, Ono K (1989) Repair of rabbit articular surfaces with allograft chondrocytes embedded in collagen gel. J Bone Joint Surg 71-B:74–80
89. Wakitani S, Goto T, Pineda SJ et al (1994) Mesenchymal cell-based repair of large, full-thickness defects of articular cartilage. J Bone Joint Surg 76A: 579–592

KAPITEL 10

Die autologe Chondrozytentransplantation (ACT) –

Historie – Technik – Ergebnisse

B. M. Kabelka

Einleitung

Daß Knorpelläsionen einen ganz besonderen Heilverlauf nehmen und sich deutlich differente Reparationsvorgänge im Vergleich zu anderen Gewebearten abspielen, hat schon Sir Wiliam Hunter (1743) feststellen müssen: „From Hippocrates to the present age it is universally allowed that ulcerated cartilage is a troublesome thing and that, once destroyed, is not repaired"[13].

Knorpelläsionen sind nicht nur medizinische Herausforderungen, sondern stellen in immer größerem Maße sozio - ökonomische Probleme dar. In der BRD wurden 1994 etwa 6,3 Milliarden D-Mark, in den USA im Jahre 1997 etwa 75 Milliarden D-Mark für die Behandlung von Gelenkknorpelläsionen aufgewandt.

Therapeutisch liegen konservative, operative und rehabilitative Maßnahmen zu Grunde. Ziele dieser Therapien sind es, subjektive Beschwerden zu reduzieren und, wenn möglich, in den Arthroseprozeß einzugreifen, d. h. den Knorpelmetabolismus zu beeinflussen.

Operative Therapiemaßnahmen in Form von Knorpelanbohrung [26], Abrasio [16, 17], Débridement [18], Lavage [15] sowie Implantation von verschiedenen chondrogenen Geweben wie Periost oder Perichondrium [23, 27, 29] zeichnen sich durch überwiegend gute kurzfristige, doch zumeist deutlich schlechtere Langzeitergebnisse aus. Gleiches gilt für die längerfristigen Ergebnisse nach Umstellungsosteotomien [12, 13]. „Nothing ruins good results like followup" befand Gross im Jahre 1993 [11].

Knorpelgewebe zeigt in seiner Heilungspotenz u. a. aufgrund seiner Avaskularität, der fehlenden Innervation und insbesondere der fehlenden Basalmembran [19] nicht die typischen Zeichen der sonstigen Gewebedefektheilung, insbesondere die „Entzündungsreaktion" und das „Remodeling" finden hier nicht statt [21].

In Anbetracht dieser spezifischen Gewebereaktion wurde bereits Mitte der 60er Jahre dieses Jahrhunderts intensiv an der Frage des *Chondrozytentransfers* gearbeitet. Smith berichtet 1965 [30] über die Chondrozytenisolierung; über homologe Chondrozytentransplantation bei Kaninchen [6,9] sowie Chondrozytenanzüchtung mit Bildung von Kollagen Typ II kam es dann zu ersten klinischen Erfahrungen mit Chondrozytentransfers bei Patienten [5]. Das Ziel dieses Verfahrens liegt darin, eine Defektfüllung mit *hyalinem Knorpelgewebe* zu erzielen.

Indikation

Als Hauptindikationsgebiet haben sich circumscripte Defekte am Femurcondylus (medial /lateral), im Bereich des Patellagleitlagers und bedingt auch im Retropatellarbereich erwiesen. Läsionen im Tibiaplateaubereich zeigen deutlich schlechtere Ergebnisse [5, 20, 24].

Fortgeschrittene arthrotische Veränderungen stellen (heute noch) keine Indikation zur ACT dar.

Weiterhin nicht indiziert ist die ACT bei größeren Varus- und Valgusdeformitäten (größer 10°) und hieraus entstehenden Knorpeldefekten. Eine weitere Kontraindikation besteht bei mittel- bis hochgradigen Kniegelenksinstabilitäten.

Grundlage der Indikationsstellung sind zunächst radiologische Untersuchungen (Nativaufnahme als Belastungsaufnahme ap, seitlich und Patellaaufnahme axial) sowie MRT-Diagnostik (inklusive „fast spin echo Technik") [25].

Die arthroskopische Befunderhebung dient der endgültigen Indikationsstellung. Desweiteren sollte im Vorfeld das von der ICRS (International Cartilage Repair Society) 1998 entwickelte Dokumentations- und Klassifikationssystem Anwendung finden.

Operative Technik:

- Knorpelbiopsie
- Offene Autologe Chondrozytentransplantation
  - Defektpräparation
  - Defektausmessung
  - Periostläppchen-Exzision
  - Periostläppchen-Fixierung
  - Chondrozytentransplantation.

Knorpelbiopsie

Die Knorpelbiopsie zur ACT erfolgt arthroskopisch. Die Biopsieentnahmestelle ist zumeist die mediale Trochlea femoris sowie der Bereich der Intercondylarnotch.

Mit einem scharfen Löffel oder einem arthroskopischen Messer wird ein etwa 5–10 mm großes Knorpelstück entnommen („harvesting") (Abb. 1).

In einem speziellen Transportmedium wird das Biopsat verschickt und anschließend kultiviert. Hierzu stehen xenogene, allogene sowie autologe Seren zur Verfügung, desweiteren unterschiedliche Agenzien wie Antibiotika und Fungistatika. Nach der Dedifferenzierung der Chondrozyten sowie Befreiung von der Matrix erfolgt dann die Anzüchtung der Knorpelzellen.

Offene Autologe Chondrozytentransplantation

- *Defektpräparation.* Je nach Lage des Knorpeldefektes erfolgt z. B. am Kniegelenk eine mediale oder laterale Arthrotomie in Blutleere. Der Defekt wird demarkiert, Randbezirke zum notwendigerweise gesunden Knorpel an-

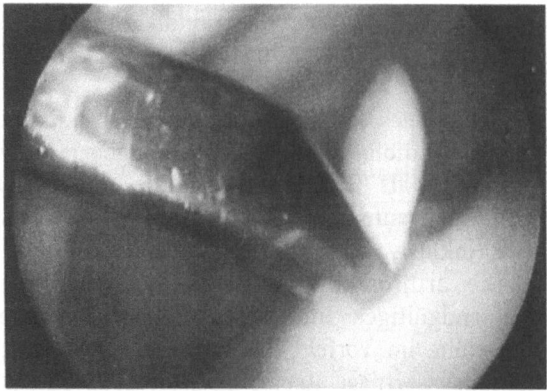

Abb. 1. Arthroskopische Knorpelbiopsieentnahme

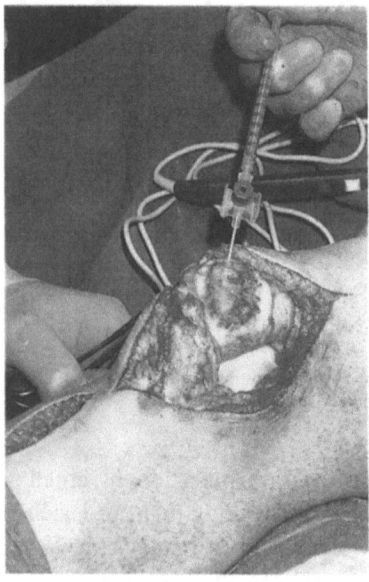

Abb. 2. Fixierung des Periostlappens und Abdichtung der Ränder mit Fibrinkleber, Einbringen der Chondrozyten-Suspension

gefrischt, *vertikal* verlaufende Randbereiche sollten angestrebt werden. Der Defektgrund wird bis auf die subchondrale Lamelle freigelegt. Nach

- *Defektausmessung* erfolgt die
- *Exzision des Periostläppchens* in entsprechender Größe aus dem Bereich der proximo – medialen Tibia.
- *Periostläppchen – Fixierung.* Hierbei sollte darauf geachtet werden, daß das „cambium layer" defektseitig positioniert wird [10]. Die Fixierung erfolgt mit einem resorbierbaren Fadenmaterial, z. B. mit einem PDS-Faden der Stärke 5 oder 6×0 mit atraumatischer Nadel. Nach Fixation und Abdichtung der Ränder mit Fibrinkleber erfolgt die Einbringung der autologen Chondrozytensuspension mit einer dünnen Kanüle durch eine noch verbliebene Randöffnung, die anschließend geschlossen wird (Abb. 2).

Rehabilitation

Die Rehabilitation gestaltet sich in *vier Phasen*. In der *Initialphase* (1.–6. Woche) ist die Erhaltung bzw. Wiedergewinnung der Gelenkbeweglichkeit u.a. über *Continuous Passive Motion* (CPM) Hauptanliegen [28]. Desweiteren werden insbesondere isometrische Muskelkräftigungsübungen durchgeführt. Die betroffene Extremität wird mit 20 kg teilbelastet.

In der *Übergangsphase* (7.–12. Woche) erfolgt die successive Belastungssteigerung sowie ein gezieltes Koordinationstraining, in der *mittleren Phase* (4.–6. Monat) können geringere sportliche Aktivitäten wie Radfahren begonnen werden, höhere sportliche Aktivitäten sind ab dem 12. Monat (*Abschlußphase*) erlaubt.

Ergebnisse

Brittberg und Mitarbeiter berichten 1994 über 23 Patienten in einer durchschnittlichen followup-Zeit von 39 Monaten, bei denen in 16 Defekte im Bereich des Femurcondylus und 7 patelläre Defekte autologe Chondrozyten implantiert wurden. Im Bereich der Femurcondylen zeigten sich 6 exzellente, 8 gute und 2 schlechte Ergebnisse, im Bereich der Patella waren diese Ergebnisse durchweg schlechter. Hier ergaben sich 1 exzellentes, 1 gutes, 3 ausreichende und 2 schlechte Ergebnisse [4].

Kritikpunkte an der Arbeit von Brittberg und Mitarbeitern waren, daß viele kleinere Defekte behandelt wurden (ca. 2 cm^2), daß die mittelfristig geschilderten Ergebnisse sich nicht von denen anderer Verfahren (Lavage, Drilling und Abrasio) unterschieden und daß kein anerkanntes Scoring-System bei der Nachuntersuchung verwendet wurde.

1998 berichtet Lars Peterson [24] auf dem AAOS-Kongreß in New Orleans über 2–10 Jahresergebnisse bei 219 Patienten. Hier wurden unterschiedliche Behandlungsgruppen gebildet:
Isolierte Femurcondylenläsionen, Läsionen an der Femurcondyle und vordere Kreuzbandverletzung, Osteochondrosis dissecans Läsionen, Läsionen an der Trochlea, an der Patella sowie Mehrfachläsionen.

Die Evaluation der Patienten erfolgt bei Peterson und Mitarbeitern nach einem *Clinical Grading*, einer *arthroskopischen Untersuchung*, einer *biomechanischen Prüfung (Stiffness-Test)* sowie einer *histologischen Untersuchung*.

Die *Ergebnis-Zusammenfassung* ergibt, daß nach einer durchschnittlichen Nachuntersuchungszeit von 4 Jahren sich bei isolierten Condylenläsionen in etwa 80–90% der Fälle exzellente und gute Ergebnisse zeigen, bei Läsionen des Formenkreises der Osteochondrosis dissecans in etwa gleicher Höhe.

Die Arbeit von Peterson und Mitarbeitern zeigt, daß die *ACT* die Hauptindikation am Femurcondylus hat, daß sich aber auch gute Ergebnisse für Läsionen im Bereich der Patella und der Trochlea femoris zeigen. Im Bereich der Patella sind aber oft zusätzliche stabilisierende operative Maßnahmen bei Malalignment notwendig.

Arthrotische Veränderungen stellen auch bei Peterson keine Indikation zur ACT dar.

Eigene Ergebnisse

16 Patienten im Alter zwischen 25 und 65 Jahren (Durchschnittsalter 37,8 Jahre) wurden in der Zeit von März 1997 bis April 1999 mittels ACT operiert und gingen in eine prospektive klinische Studie ein. Insgesamt 19 Kniegelenksknorpeldefekte (14 im Bereich der medialen Femurcondyle, 3 im Bereich der lateralen Femurcondyle und 1 im Bereich des lateralen Tibiaplateaus sowie 1 patellärer Defekt mit einer Größe von 7,5 cm^2 im Durchschnitt wurden behandelt. Die durchschnittliche Zahl der Voroperationen betrug 2 (u.a. Abrasio, Drilling, Microfractures). Infekte und Re-Operationen wurden in der Nachbehandlungszeit nicht registriert. Die Evaluation umfaßte den *Lysholm-Score*, die *Cincinnati Rating Scale*, eine *Visual Analog Scale* zur Schmerzmessung, den *Tegner Wallgren Activity Score* sowie den *ICRS Cartilage Evaluation Form*.

Die durchschnittliche Nachuntersuchungszeit betrug 11 Monate (2–25 Monate). Die Ergebnisse ergaben im Durchschnitt u.a. eine Steigerung im *Lysholm-Score* von 58 Punkten präoperativ auf 84 Punkte (max. 100 Punkte). Im *Activity Score nach Tegner* eine Steigerung von 1,5 präoperativ auf 4,5 im Durchschnitt zum Nachuntersuchungszeitpunkt. Durchschnittlich 6 Monate nach Implantation wurde eine MRT-Kontrolle mit Gadolinium durchgeführt. Es wurden insbesondere T2-gewichtete spin echo Sequenzen vorgenommen, die eine besonders genaue Knorpeldarstellung ermöglichen [25].

Bei den jeweiligen MRT-Untersuchungen zeigten sich in allen nachuntersuchten Fällen im Condylenbereich vollständig aufgefüllte Defekte, wobei die Darstellung der Transplantate mit dem umgebenen hyalinen Knorpel vergleichbar war. In dem einen Fall der Transplantation im Tibiaplateaubereich zeigten sich überwiegend faserknorpelige Strukturen. In diesem Fall bestand eine Differenz zwischen gutem klinischen Ergebnis, hoher Patientenzufriedenheit und dem diskrepanten MRT-Befund. Insofern bietet die MRT-Verlaufskontrolle eine wichtige Aussage hinsichtlich der möglicherweise zu erwartenden Prognose des Transplantationsergebnisses.

Kasuistik

43jähriger, sportlich aktiver Patient (Fußball, Fitneß), traumatische Knorpelläsion im Bereich der medialen Femurcondyle (III.gradig), 3 × 2 cm (Abb. 3). Nach Knorpelbiopsie erfolgte 3 Monate später die ACT. Die *Second-Look-Arthroskopie* 9 Monate später zeigte einen vollständig mit fester Knorpelsubstanz ausgefüllten Defekt mit nur noch geringer Instabilität im dorsalen Borderline-Bereich (Abb. 4). Der Patient war schmerzfrei, joggte 4 mal wöchentlich jeweils 30 Minuten. Seine fußballerischen Aktivitäten sollte er allerdings erst 12 Monate postoperativ wieder aufnehmen. Die MRT-Kontrolle nach 9 Monaten zeigte einen mit hyalinem Knorpel ausgefüllten Defekt im Bereich der med. Condyle.

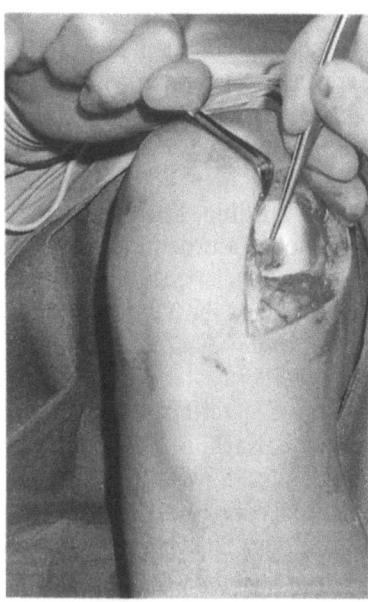

Abb. 3. III. gradiger traumatischer Knorpelschaden medialer Femurkondylus

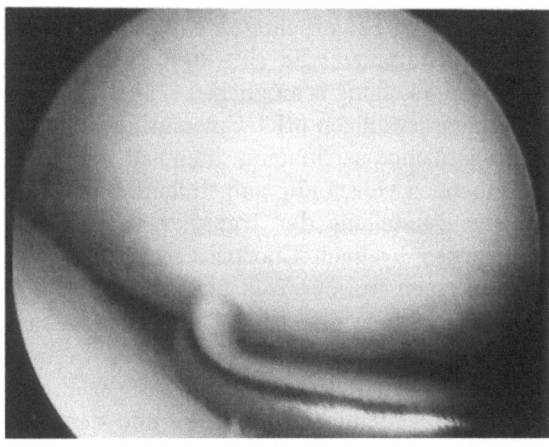

Abb. 4. Second-look Arthroskopie nach 9 Monaten

Ausblick

Osteochondrotische Erkrankungen stellen eine der größten Herausforderungen für die Medizin des 21. Jahrhunderts dar. Bei enggefaßter Indikationsstellung (umschriebener Knorpeldefekt, intakte Randbereiche mit hyalinem Knorpel, keine Osteoarthrose) ist die autologe Chondrozytentransplantation (*ACT*) ein wichtiger Bestandteil der operativen Therapiemaßnahmen von Knorpelläsionen. Sowohl die langfristigen Untersuchungen von Peterson und Mitarbeitern [24] als auch die eigenen ersten kurzfristigen Ergebnisse sind ermutigend! Dennoch gilt es, insbesondere im Rahmen von prospektiven klinischen Studien, noch offene Fragen zu klären:

Zum einen ist die Technik der ACT zu verbessern, insbesondere die Fixierung des Periostläppchens mit resorbierbaren Staples oder Pins sowie eine arthroskopische Implantationstechnik wird angestrebt.

Derzeit wird die *ACT* am Kniegelenk, Schultergelenk sowie im Bereich des Talus vorgenommen. Transplantationsmöglichkeiten durch verbesserte operative Techniken im Bereich anderer Gelenke (vor allem Hüftgelenke, Finger- und Zehengelenke) sollten geschaffen werden.

Einheilungs- und Verlaufskontrollen nach ACT sollten durch verbesserte kernspintomographische Techniken (fast-spin-echo-Technik) sogar Second-Look-Arthroskopien, inkl. histologischen Untersuchungen, überflüssig machen, wie es Bobic 1996 vorschlug [2].

Den Bedenken von Seiten der Kostenträger („Experimental-Chirurgie") kann durch (multizentrisch organisierte) prospektive klinische Studien sowie ausführliche und exakte Dokumentation sowie Verlaufskontrollen wirksam begegnet werden.

Wichtige weitere Entwicklungen auf dem Gebiet der Sanierung von Knorpelschäden werden insbesondere die Verwendung von Wachstumshormonen mit chondrogenetischer Potenz darstellen [3, 31].

Literatur

1. Aston JE, Bentley G (1982) Culture of articular cartilage as a method of storage: Assessment of maintenanance of phenotype. J Bone Joint Surg 64B:384
2. Bobic V (1996) Arthroscopic osteochondral autograft transplantation in anterior cruciate ligament reconstruction: A preliminary clinical study. Knee Surg Sports Traumatol Arthrosc 3:262-264
3. Brodham DM, Horton WE Jr (1998) In vivo cartilage formation from growth factor modulated articular chondrocytes. Clin Orthop 239:49
4. Brittberg M, Faxén E, Peterson L (1994) Carbon fiber scaffolds in the treatment of early knee osteoarthritis. A prospective 4-year followup of 37 patients. Clin Orthop 307:155-164
5. Brittberg M, Lindahl A, Nilsson A (1994) Treatment of deep cartilage defects in the knee with autologous chondrocyte transplantation. N Engl J Med 331:889-895
6. Brittberg M, Nilsson A, Lindahl A (1996) Rabbit articular cartilage defects treated with autologous cultured condrocytes. Clin Orthop 326:270-283
7. Buckwalter JA, Mankin HJ (1997) Articular cartilage. Part 2: Degeneration and osteoarthritis, repair, regeneration and transplantation. J Bone Joint Surg 79A:612-632
8. Buckwalter JA, Mankin HJ (1997) Articular cartilage. Part 1: Tissue design and chondrocyte-matrix interaction. J Bone Joint Surg 79A:600-611
9. Chesterman PJ, Smith AU (1968) Homotransplantation of articular cartilage and isolated chondrocytes. An experimental study in rabbits. J Bone Joint Surg 50B:184-197
10. Fitzsimmons JS, O'Driscoll SW (1998) Technical experience is important in harvesting periosteum for chondrogenesis. Trans Orthop Res Soc 23:914
11. Gross M (1993) Innovations in surgery. A prosposal for phased clinical trials. J Bone Joint Surg 75B:351-354
12. Hernigou P, Medeville D, Debeyre J, Goufallier D (1987) Proximal tibial osteotomy for osteoarthritis with varus deformity. J Bone Joint Surg 69A:322-354
13. Hunter W (1743) On the structure and diseases of articulating cartilage. Philos Trans R Soc Lond 42b:514-521
14. Insall JN, Joseph DM, Msika C (1984) High tibial osteotomy for varus gonartrosis. A long-term follow-up study. J Bone Joint Sug 66A:1040-1048
15. Jackson RW, Silver R, Marans R (1986) Arthroscopic treatment of degenerative joint disease. Arthroscopy 2:114
16. Johnson LL (1990) The sclerotic lesion. Pathology and the clinical response to arthroscopic abrasion arthroplasty In: Ewing JW (ed) Articular cartilage and knee Joint Function. Raven Press, New York, pp 319-333
17. Johnson LL (1986) Arthroscopic abrasion arthroplasty. Historical and pathological perspective: Present status. Arthroscopy 2:54-69
18. Kim HKW, Moran ME, Salter RB (1991) The potential for regeneration of articular cartilage in defects created by chondral shaving and subchondral abrasion. An experimental investigation in rabbits. J Bone Joint Surg 73A: 1301-1315
19. Kuettner KE, Thonar EJ-MA, Aydetolte MB (1990) Cartilage changes in osteoarthritis. In: Brond KE (ed) Indiana University School of Medicine, Indianapolis, pp 3-11
20. Löhnert J, Ruhnau K, Gossen A, Bernsmann K, Wiese M (1999) Autologe Chondrocytentransplantation (ACT) im Kniegelenk - Erste Klinische Ergebnisse. Arthroskopie 13:34-42
21. Mankin HJ (1982) The response of articular cartilage to mechanical injury. J Bone Joint Surg 64A:460-466
22. Messner K, Maletius W (1996) The long-term prognosis for severe damage to weight-bearing cartilage in the knee. A 14-year clinical and radiographic follow-up in 28 young athletes. Acta Orthop Scand 67:165-168
23. O'Driscoll SW, Keeley FW, Salter RB (1986) The chondrogenetic potential of free autogenous periosteal grafts for biological resurfacing of major full-thickness defects in joint surfaces under the influence of continuous passive motion. An experimental investigation in the rabbit. J Bone Joint Surg 68A:1017-1035
24. Peterson L (1998) Autologous Chondrocytes transplantation. 2-10 year follow-up in 219 patients. Abstract Am Acad Orth Surg Annual Meeting, New Orleans, USA
25. Potter HG, Linklater JM, Allen AA, Hannafin J, Haas ST (1998) Manetic Response Imaging of Articular Cartilage in the knee. J Bone Joint Surg 80A:1276-1284
26. Pridie KH (1959) A method of resurfacing osteoarthritic knee joints. J Bone Joint Surg 41B:618-619
27. Rubak JM (1982) Reconstruction of articular cartilage defects with free periostal grafts. An experimental study. Acta Orthop Scandinavica 53:175-180
28. Salter RB (1993) Continuous passive motion. A biological concept for the healing and regeneration of articular cartilage, ligaments and tendons. Wiliams and Wilkens, Baltimore
29. Skoog T, Ohlsén L, Sohn SA (1972) Perichondral potential for cartilagenous regeneration. Scandinavian J Plast and Reconstr Surg 6:123-125
30. Smith AU (1965) Survival of froozen chondrocytes isolated from cartilage of adult mammals. Nature 205:782-784
31. Wakitani S, Goto T, Pineda SJ et al (1994) Mesenchymal cell-based repair of large, full-thickness defects of articular cartilage. J Bone Joint Surg 76A:579-592

Die autologe Chondrozytentransplantation
Grundlagen und klinische Ergebnisse

C. Erggelet

Prinzip

Die autologe Chondrozytentransplantation (ACT) zur Behandlung von tiefen Knorpeldefekten des Kniegelenkes ist durch eine Arbeit von Brittberg und Mitarbeitern 1994 in den Focus der ärztlichen und medialen Aufmerksamkeit gelangt. In einer Gruppe in New York hat Peterson bereits zu Beginn der achtziger Jahre begonnen, im Tierexperiment autologe Chondrozyten zu transplantieren.

Zur Deckung von Gelenkknorpeldefekten mit hyalinem Knorpel gibt es im Bereich des tissue engineering zwei verschiedene Ansätze um Knorpel zu transplantieren. Zum einen wird daran gearbeitet, die fehlende Knorpelsubstanz in vitro dreidimensional herzustellen um sie dann in toto zu implantieren. Aus verschiedenen Gründen kann es sein, daß sich dieses Konstrukt nicht sicher mit der subchondralen Platte und dem umgebenen Knorpel verbindet, da die Chondrozyten zum Zeitpunkt der Implantation bereits ausdifferenziert sind. Einen anderen Weg verfolgt die Theorie von Peterson bei der die Chondrozyten zwar in vitro vermehrt werden aber zur Knorpelneubildung d.h. Matrixsynthese transplantiert werden. Hierdurch soll eine bessere Adhärenz des Neo-Knorpels an seine Umgebung erreicht werden. Von Bedeutung ist, daß Chondrozyten in einer Monolayer-Kultur (z.B. in flüssigem Medium in einer Petrischale) dedifferenzieren und ihre Form verändern (Abb. 1). In dieser Phase können sie sich zwar vermehren, aber Knorpelmatrix wird nicht gebildet. Erst wenn die Zellen wieder in eine dreidimensionale Umgebung (Agarose-Gel, Kollagengeflecht, bioaktive Kammer etc.) gebracht werden, setzt diese Syntheseleistung ein nachdem die Zellen ihre ursprüngliche, runde Form wiedergefunden haben, d.h. redifferenziert sind.

Methode

Im klinischen Einsatz wird, wie von Brittberg und anderen beschrieben, zunächst im Rahmen einer Arthroskopie die Diagnose endgültig gesichert, die Indikation zur autologen Chondrozytentransplantation gestellt und eine Knorpelbiopsie aus einer minderbelasteten Zone des Kniegelenkes, in der Regel die mediale/laterale Trochleakante, entnommen. Unter sterilen Kautelen erfolgt der Transport des 200–300 mg schweren Biopsates zum Labor. Unter GMP (good manufacturing practice) Bedingungen werden die Chondrozyten enzymatisch aus der Matrix herausgelöst und in Monolayer Kultur gegeben. In dieser Phase dedifferenzieren die Zellen und vermehren sich, ohne synthetisch aktiv zu sein, um den Faktor 10–15 bis zur geplanten Implantation. Eine temporäre Kryokonservierung ist möglich. Zur Implantation wird über einen Standardzugang das Gelenk arthrotomiert und der Defekt dargestellt (Abb. 2). Das sorgfältige Debridement unter Entfernung degenerativen Knorpelgewebes und Schonung der subchondralen Platte ist von großer Bedeutung. Der Defekt wird bis *ins Gesunde* ausgeschnitten

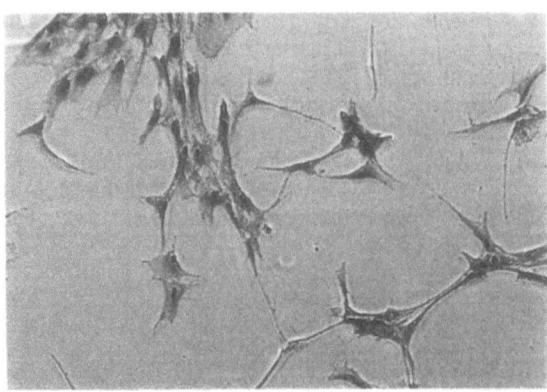

Abb. 1. De(Ent)differenzierte Chondrozyten in Monolayer Kultur

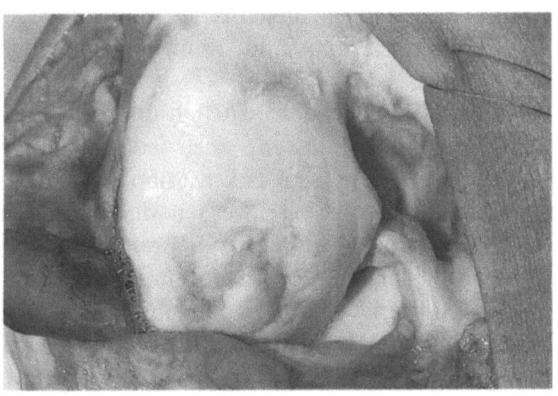

Abb. 2. Knorpeldefekte an der lateralen Femurkondyle nach Pridie-Bohrung vor Debridement

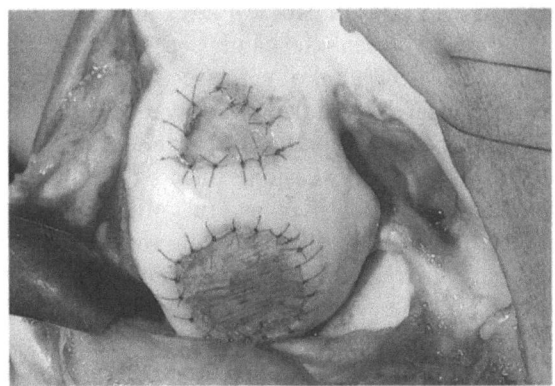

Abb. 4. Deckung von 2 Knorpeldefekten an der lateralen Femurkondyle mit einem Periostlappen vor Instillation der Chondrozytentransplantation

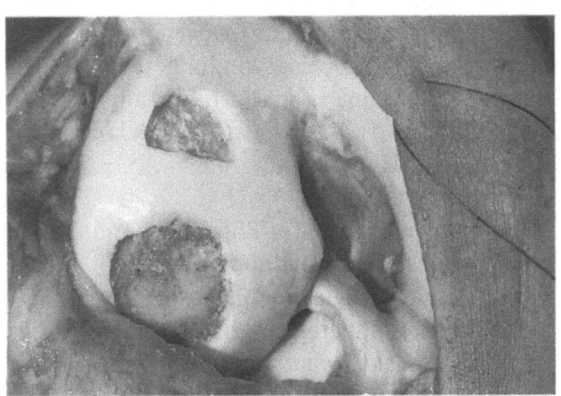

Abb. 3. Knorpeldefekte an der lateralen Femurkondyle nach Debridement

(Abb. 3). Ein vom medialen Tibiakopf, der Tibiavorderkante oder dem ventralen Femuraspekt entnommener Periostlappen passender Größe wird mit resorbierbarem Nahtmaterial (5-0/6-0) in den Defekt eingenäht (Abb. 4). Das Cambium-Layer zeigt zur subchondralen Platte. Nach Einfüllen der Chondrozyten-Suspension wird diese *bioaktive Kammer* mit Fibrinkleber versiegelt. Die Zellen setzen sich binnen 24–48 Stunden auf dem Defektgrund ab und redifferenzieren zur Bildung neuer Knorpelmatrix. In Nachbehandlung empfiehlt sich eine sofortige Mobilisierung des Beines auf der Motorschiene, wobei der Bewegungsumfang nicht limitiert ist. (Ausnahme: trochlearer oder patellarer Defekt). Das Knie wird für sechs Wochen unter Sohlenkontakt entlastet. Mit Wiederaufnahme sportlicher Betätigung sollte erst nach 3–4 Monaten mit Aquajogging, Schwimmen und Radfahren begonnen werden. Der Abschluß des Knorpel-Regenerationsprozesses ist nicht vor Ablauf von ungefähr zwölf Monaten postoperativ zu erwarten. Im follow-up sollte neben einer klinisch-funktionellen Untersuchung frühestens 6 Monate postoperativ ein MRI mit speziellen Knorpel-Sequenzen (z.B. 3D flash fat suppressed) durchgeführt werden.

Ergebnisse

In verschiedenen Studien wurden die klinischen Ergebnisse erfaßt.

Peterson hat 219 Patienten in Schweden über bis zu 10 Jahre nachuntersucht und berichtet über 90% gute und sehr gute Ergebnisse bei Defekten im Bereich der Femurkondylen. Bei Läsionen der Patellarückfläche (69%) und OD-Defekten (84%) waren die Ergebnisse schlechter. Die Scores verschiedener Autoren (Lysholm, Cincinnati, Tegner) verbesserten sich signifikant. Eine mechanische Indentationsmessung bei 14 Patienten zeigte nach einer Methode von Kiviranta eine mittlere Festigkeit des neugebildeten Gewebes von 2,7 N im Vergleich zu 3,1 N gesunden hyalinen Knorpels und 1,2 N bei Vergleichsuntersuchungen an Faserknorpelarealen. Die blinde histologische Begutachtung von 19 Proben durch 3 unabhängige Untersucher zeigte in 13 Fällen hyalines Gewebe, in 6 Fällen ein fibrös/hyalines Mischgewebe und in einem Fall reinen Faserknorpel.

Ein weiteres größeres Kollektiv von 1051 Patienten bis Nov. 1998 wird in einer internationalen Multicenterstudie beobachtet. In dieser waren 97% der Patienten zum Zeitpunkt der Zellimplantation zwischen 15 und 55 Jahre alt.

(Mittel 34,7 Jahre). Stürze (25%) und Sportunfälle (28%) waren die häufigsten Ursachen für die zumeist (65%) akut aufgetretenen Beschwerden. Bei der Defektlokalisation war die mediale Femurkondyle bevorzugt. Es fanden sich zu 98,6% Grad III/IV Läsionen nach Outerbridge, welche nach Debridement im Mittel 4,6 cm^2 groß waren. 59% der Patienten waren in den letzten 5 Jahren vor ACT mindestens einmal am Gelenkknorpel operiert worden. Operationen wie Meniskusrefixationen, Ersatzplastik des vorderen Kreuzbandes oder achskorrigierende Osteotomien wurden in 26,2% der Fälle konkurrent zur ACT durchgeführt. Der Cincinnati Score stieg nach Einschätzung des Arztes auf einer Skala von 1 (schlecht) bis 10 (exzellent) im Mittel um 2,91 Punkte nach 24 Monaten und um 3,67 Punkte nach 36 Monaten. Gelenkschmerzen, auch leichte, wurden prä-op in 83,9% der Fälle beklagt und post-op in 32,3%. Auch die Häufigkeit der Schwellneigung ging nach 36 Monaten von 80,6% auf 19,4% zurück. 85,2% der Patienten mit Knorpeldefekten am Femur gaben nach 36 Monaten an, durch die Operation in ihrem Befinden gebessert worden zu sein. In der Nachbeobachtungsphase wurden über 200 Patienten (10,5%) Nebenwirkungen und Komplikationen gemeldet, welche in 187 Fällen (9,9%) als klinisch bedeutsam und in 91 Fällen (4,6%) als möglicherweise verursacht durch ACT angesehen wurden. Arthrofibrose (1,3%), Transplantathypertrophie (1,4%) und Delamination des Periostlappens (1,1%) wurden am häufigsten genannt. Shaving/Trimming/Chondroplastik (n=76), Adhäsiolyse (n=19) sowie Synovialektomie (n=7) bildeten den größten Anteil der möglicherweise durch ACT bedingten Reoperationen (n=96), wobei Mehrfachnennungen möglich waren.

Diskussion

Die Methode der autologen Chondrozytentransplantation erhebt den Anspruch, tiefe und große Knorpeldefekte mit hyalinem oder hyalinartigem Knorpelgewebe zu decken – im Sinne einer biologischen Regeneration. Dies ist zum heutigen Zeitpunkt unter idealen Bedingungen möglich, aber nicht immer sind die Bedingungen ideal. Die klinischen Ergebnisse lassen eine Wirksamkeit der Methode vermuten. Die vorliegenden Untersuchungen sind jedoch in ihrem Design mit Mängeln behaftet im Sinne fehlender Randomisierung und Kontrollgruppenbildung.

Aus den vorliegenden Arbeiten und den eigenen Ergebnissen lassen sich jedoch einige Punkte ableiten: Je nach Lokalisation des Defektes lassen sich die Beschwerden der Patienten durch die autologe Chondrozytentransplantation in 70–90% der Fälle positiv beeinflussen. Über einen Zeitraum von bis zu 10 Jahren läßt sich keine Regression von Gesamtbefinden und Therapieerfolg feststellen. Nicht zuletzt aufgrund der Voroperationen kann eine Komplikationsrate von unter 5% nach einer Arthrotomie als vertretbar angesehen werden. Re-Operationen wurden zum einen zur Behandlung von Komplikationen durchgeführt, zum anderen als Second Look Eingriffe zum Versuch der Qualitätssicherung und zur Biopsiegewinnung. Nur ein Teil der Re-Operationen ist spezifisch auf ACT zurückzuführen (z.B. Transplantat-Delamination, Transplantat-Hypertrophie oder Ablösung des Periostlappens).

Zur aufwendigen (2 Eingriffe) und (noch) teuren Behandlungsmethode der ACT werden verschiedene Alternativen propagiert.

Knochenstimulierende Techniken wie Abrasionschondroplastik, microfracture und Pridie-Bohrung haben gemein die Eröffnung des subchondralen Raumes zur Induktion von Faserknorpelbildung. Kurzzeitergebnisse dieser einfachen und preiswerten Methode und sind gut, Langzeitergebnisse variabel.

Bestechend sind Handhabung (arthroskopische Technik möglich) und Ergebnisse der osteochondralen Transplantationen (OATS, Mosaik-Plastik, COR). Limitierend sind jedoch die begrenzte Verfügbarkeit der Transplantate sowie die subtotale Defektdeckung. Auch die Fragen nach der Morbidität durch die Transplantat-Entnahme und die Schädigung der subchondralen Platte sind noch nicht beantwortet.

Perichondrale und periostale Transplantationen verfolgen den gleichen Ansatz mit der Induktion von Stammzellen zur hyalinen Matrixbildung wie experimentelle und klinische Ergebnisse vermuten lassen. Zahlen aus größeren Kollektiven liegen nicht vor.

Die autologe Chondrozytentransplantation kann unter Zusammenschau der vorliegenden Zahlen als vielversprechende Therapie-Option für die Behandlung von großen und tiefen Knorpeldefekten des Kniegelenkes angesehen werden. Das gilt besonders für Läsionen größer als 4 cm², bei denen die osteochondralen Transplantations-Techniken aufgrund der limitierten Transplantat-Verfügbarkeit an ihre Grenzen stoßen. Indikationen für knochenstimulierende Techniken sehen wir z. B. in der Behandlung des älteren Patienten vor Implantation einer Endoprothese. Hier sollte der microfracture-Technik aufgrund der minimalen Schädigung der subchondralen Platte der Vorzug gegeben werden. Der Verzicht auf jegliche spezifische Therapie scheint trotz der initial kompensierten klinischen Symptomatik besonders bei jungen Menschen nicht mehr zeitgemäß. Auch die Rückzugsmöglichkeiten nach Versagen der Therapie sollten in die Behandlungsstrategie einbezogen werden. Nach ACT bleibt im schlimmsten Fall der präoperative Status bestehen mit intakter subchondraler Knochenplatte. Begleitende pathologische Veränderungen wie Achsabweichungen, Instabilität oder Meniskusdefekte sollten konkurrent behandelt werden.

Der z. Zt. noch hohe operative und finanzielle Aufwand für die autologe Chondrozytentransplantation läßt bis zum Vorliegen weiterer Zahlen eine Konzentration der Operationsstätten und eine stenge Indikationstellung angeraten erscheinen.

Literatur

Brittberg M, Lindhal A, Nilsson A (1994) Treatment of deep cartilage defects in the knee with autologous chondrocyte transplantation. New Engl J Med 331:889–895

Bruns J, Steinhagen J (1999) Transplantation chondrogener Gewebe zur Behandlung von Gelenkknorpeldefekten. Orthopäde 28:52–60

Buckwalter JA, Mankin HJ (1997) Articular Cartilage – Part I. J Bone Joint Surg 79-A:600–611

Erggelet C, Steinwachs M, Reichelt A (1998) Die Behandlung von Gelenkknorpeldefekten. Deutsches Ärzteblatt 95:A-1379–1382

Erggelet C, Browne JE, Fu F, Mandelbaum BR, Micheli LJ, Mosely JB (2000) Die autologe Chondrozytentransplantation zur Behandlung von Knorpeldefekten des Kniegelenkes – Klinische Ergebnisse. Zentralbl Chir, zur Publikation angenommen

Hangody L, Kish G, Karpati Z, Szigeti I (1998) Mosaicplasty for the treatment of articular cartilage defects: application in clinical practice. Orthopedics 21:751–756

Loehnert J, Ruhnau K, Gossen A, Wiese M (1999) Autologe Chondrozytentransplantation (ACT) im Kniegelenk. Arthroskopie 12:34–42

Mandelbaum BR, Browne J, Fu F, Micheli LJ, Mosely JB Jr, Erggelet C, Minas T, Peterson L (1998) Articular Cartilage Lesions: Current Concepts 1998. Am J Sports Med 26:853–861

Peterson L (1998) Autologous chondrocyte transplantation: 2–10 year follow-up in 219 patients. Transactions AAOS 65th Annual Meeting New Orleans

Pridie KH (1959) A method of resurfacing osteoarthritic knee joints. J Bone Joint Surg 41-B:618–619

Steadman JR, Rodkey WG, Briggs KK (1999) Die Technik der Mikrofrakturierung zur Behandlung von kompletten Knorpeldefekten im Kniegelenk. Orthopäde 28:26–33

Steinwachs M, Erggelet C, Lahm A (1999) Klinische und zellbiologische Aspekte der autologen Chondrozytentransplantation. Unfallchirurg 102:855–860

Zellbiologische Aspekte der autologen Chondrozytenimplantation
Gentechnische Therapieansätze

M. R. Steinwachs

Die Behandlung chondraler und osteochondraler Gelenkdefekte stellt den behandelnden Arzt häufig vor die Aufgabe, aus einer Vielzahl von therapeutischen Optionen das geeignete Verfahren auswählen zu müssen. Zur Anwendung kommen Refixationen von osteochondralen Fragmenten mittels resorbierbarer Stifte und Schrauben, das Debridement mit Shaver und Lasersystemen und die sogenannten marrow stimulations (Abb. 1), unter denen Verfahren subsummiert werden, bei denen es durch Eröffnung der subchondralen Knochenlamelle zur Bildung eines „fibrin clot" kommt, der über pluripotente Stammzellen die Bildung eines fibrokartilaginären Regeneratknorpels induzieren kann. Das mechanisch minderwertige Regeneratgewebe bedingt jedoch nur über einen kurzen Zeitraum gute klinische Ergebnisse [6].

Zwei neue biologische Verfahren haben die Therapiemöglichkeiten erweitert. Bei der Periost- und Perichondriumlappentechnik führen emigrierende Precurserzellen aus dem Cambium Layer des Periostlappens zur Ausbildung eines hochwertigen Regeneratknorpels. Als Nachteil wirkt sich bei dieser Technik die Ossifikation des Periostlappens aus. Sie basiert auf einer Kollagen Typ X induzierten enchondralen Ossifikation [8, 9].

Die autologe Chondrozytentransplantation zeichnet sich durch eine ganze Reihe zellbiologischer Besonderheiten aus. Die enzymatische Isolation der ausdifferenzierten Chondrozyten aus der Knorpelmatrix mit anschließender Kultivierung als Monolayer-Kultur führt zu einer der embryonalen Zellreifung ähnlichen Dedifferenzierung (Abb. 2). Entsprechend zeichnen sich diese Zellen durch eine hohe Proliferationsrate und eine unspezifische Synthese von Matrixbestandteilen (Kollagen Typ I) aus [2]. Ändert man die Kultivierung so, daß die Zellen in einem Gel dreidimensional kultiviert werden (Abb. 3), schalten die Zellen im Rahmen des Wachstums auf die Synthese von knorpelspezifischen Matrixbestandteilen (Kollagen Typ II) um, die Proliferation sistiert. Dieser Vorgang wird als Redifferenzierung bezeichnet.

Zunächst muß im Rahmen einer Arthroskopie die konkrete Indikationsstellung für die Anwendung der autologen Chondrozytentransplan-

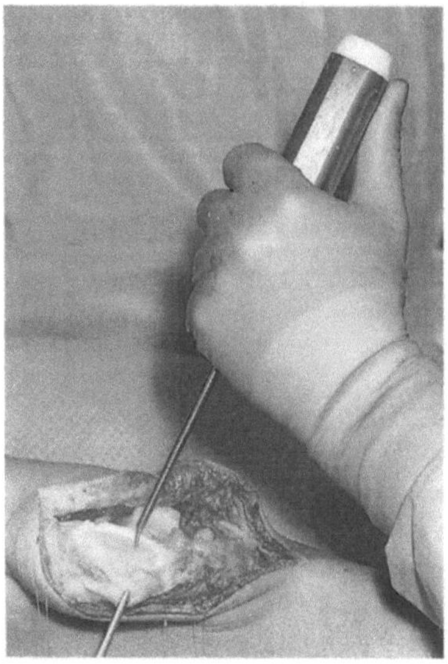

Abb. 1. Marrow stimulation technique (Mikrofracture) am eröffneten Kniegelenk retropatellar

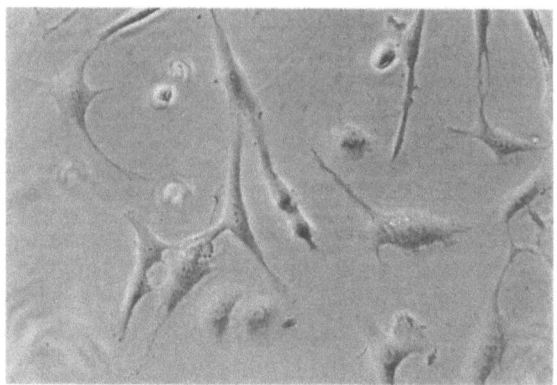

Abb. 2. Mikroskopisches Bild dedifferenzierter humaner Chondrozyten nach 7-tägiger Kultivierung in einer Monolayer-Kultur

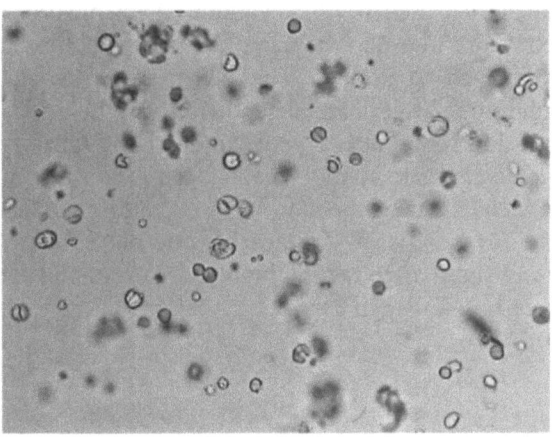

Abb. 3. Redifferenzierte humane Chondrozyten in einer Agarose-Gel-Kultur

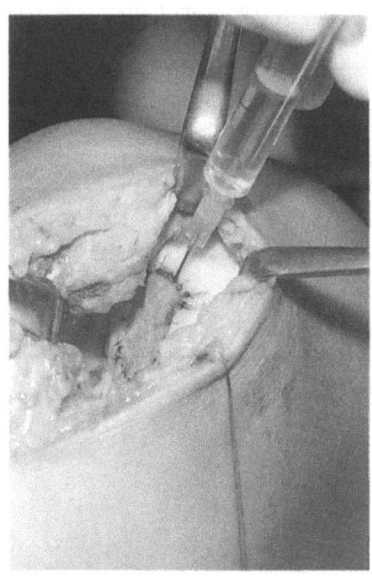

Abb. 4. Dichtigkeitsprüfung des eingenähten Periostlappens bei der autologen Chondrozytenimplantation

tation überprüft werden. Diese Methode ist anwendbar bei Vorliegen eines isolierten umschriebenen osteochondralen Defektes entsprechend Grad III und IV nach Outerbridge >2 cm² an der Patella, Trochlea und an den Femurkondylen sowie am Talus. Im Indikationsfall können am lateralen oder medialen kranialen Anteil der Femurkondyle (unbelasteter Abschnitt) mit einer PE-Zange ein bis zwei ca. 5 mm große Knorpelstücke entnommen und in ein dafür vorgesehenes Transportröhrchen überführt werden. Über spezielle Kuriersysteme erfolgt der Transport zum Speziallabor. Aus den Knorpelstücken werden dort die Chondrozyten mittels enzymatischer Digestion herausgelöst und in Kulturschalen expandiert. Zur Deckung von einem 1 cm² großen Defekt sind etwa eine Million Zellen erforderlich. Nach erfolgter Zellzüchtung werden die zur Defektdeckung erforderlichen Knorpelzellen über ein Transportsystem angeliefert. In einer zweiten Operation wird der Knorpeldefekt unter Erhaltung der subchondralen Lamelle von aufgebrochenen Knorpelbestandteilen befreit. Nach Einnähen eines entsprechend großen Periostlappens (Abb. 4) werden die Zellen in diese bioaktive Kammer injiziert [1]. Im weiteren Verlauf sedimentieren die Zellen zur subchondralen Knochenlamelle und bilden dort einen Zellrasen aus. Nach Redifferenzierung der Zellen setzt die Matrixsynthese ein, die zur vollständigen Auffüllung des Defektes führt. Postoperativ erfolgt der tägliche Einsatz einer Motorschiene, begleitet von Physiotherapie und Lymphdrainage. Im Laufe von sechs Wochen post operationem werden die Patienten an zwei Unterarmgehstöcken mit Sohlenkontakt mobilisiert. Im Anschluß erfolgt über 14 Tage der Übergang auf Vollbelastung.

Wissenschaftliche Ergebnisse belegen mittlerweile gute und sehr gute klinische Resultate bei 213 Patienten mit einem Nachuntersuchungszeitraum von zwei bis zehn Jahren [10]. In 90% wurden beim Einsatz an der Femurkondyle gute und sehr gute Ergebnisse in den klinischen Scores belegt. Die Second-look-Biopsien ergaben in 74% der Patienten einen hyalinen Regeneratknorpel. Dabei zeigte sich eine biomechanische Festigkeit des Regenerats, die dicht an den Werten für gesunden hyalinen Knorpel lag. Die Einführung der ACT hat somit eine neue Dimension biologischer Behandlungsmöglichkeiten eröffnet. Der Einsatz erscheint bei strenger Indikationsstellung bereits gegenwärtig klinisch gerechtfertigt [11]. Eine Verbesserung der klinisch eingesetzten knorpelregenerativen Verfahren scheint durch eine spezielle Stimulation von Wachstumsfaktoren und Zytokinen möglich (Tabelle 1). Dabei konnte bei Insulin Like Growth Factor 1 (IGF 1) und bei Basic Fibroblast Growth Factor (bFGF) eine Steigerung der Proteoglykansynthese nachgewiesen werden. Aus der Gruppe der Bone Morphogenetic Proteins zeigt das BMP 7 eine Stimulation der Proteoglykansynthese und Kollagen-Typ-II-Synthese. Da es sich bei den Wachstumsfaktoren und Zytokine um sehr flüchtige, lokal regulierende Faktoren handelt, ist eine systemische Therapie in vielen Fällen nicht möglich. Die

Tabelle 1. Einfluß von Zytokinen und Wachstumsfaktoren auf die Matrixsynthese

Insulin like growth factor	IGF1	PG-Synthese	↑
Basic fibroblast growth factor	bFGF	PG-Synthese	↑
Transforming growth factor β	TGFβ	PG-Synthese, Koll. I	↑
Bone morphogenetic protein 7	BMP7	PG-Synthese, Koll. II	↑
Interleukin 1	IL1	→ Metallproteinasen > Matrixdegr.	
Tumor necrosis factor α	TNFα	→ Metallproteinasen > Matrixdegr.	

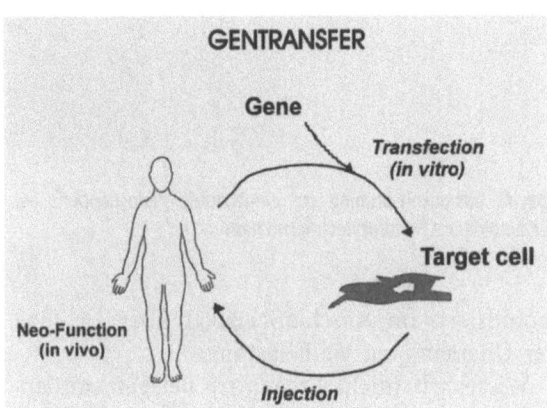

Abb. 5. Schema der Transfektion beim Gentransfer

Gentechnik ermöglicht es, Gensequenzen, die für einzelne Wachstumsfaktoren kodieren (Transgene), über virale, liposomale oder mittels kolloidaler Goldpartikel (gen gun) in das Genom der Zielzellen zu integrieren (Abb. 5). Dabei ist die Effizienz viraler Vektoren deutlich höher. Der Nachweis, daß solche viralen Transfektionen mit einem TGF-β-kodierenden Transgen zum signifikanten Anstieg der Proteoglykan- und Kollagensynthese an in vitro kultivierten Chondrozyten führt, ist durch die Arbeiten von Möller und Evans [7] belegt. Ein anderer Gesichtspunkt der gentherapeutischen Optionen findet gegenwärtig bereits in klinischen Studien Anwendung. Von Interleukin und dem Tumor Necrosing Factor TNF α ist eine Aktivierung der intrazellulären Metalloproteinasen, die für die Degradation der Matrixbestandteile verantwortlich sind, belegt [4, 5]. Die Verwendung eines Interleukin-1-Rezeptorantagonisten (IRAP) soll diesen Mechanismus durchbrechen. Erste Ergebnisse [3] zeigen in etwa 50% eine Besserung der Beschwerdesymptomatik bei der rheumatoiden Arthritis und der Arthrose. Die Aufdeckung weiterer regulierender Zytokine wird sicherlich helfen, den Pathomechanismus der Arthrose und der rheumatoiden Arthritis besser verstehen zu können. Dies wird die Grundlage für eine zielgerichtete gentherapeutische Intervention sein. Weitere gentechnologische Einsatzgebiete liegen in der Qualitätskontrolle und im Qualitätsmanagement in vitro expandierter Zellen für das Tissue Engineering und die Entwicklung humaner rekombinanter Matrixmoleküle wie z.B. Kollagen Typ II.

Literatur

1. Brittberg M, Lindahl A, Nielsson A, Ohlsson C, Isaaksson O, Petersen L (1994) Treatment of cartilage defects in the knee with autologous chondrocyte transplantation. N Engl J Med 14:889–895
2. Brittberg M, Faber B, Sjögren-Jansson E, Tarkowski A, Peterson L, Lindahl A (1996) Clonal growth of human articular cartilage and role of periostium in chondrogenesis. In: Brittberg M (Hrsg) Cartilage repair, vasastadens bokbinderi. Göteborg III:1–21
3. Champion GV, Lebsack ME, Lookabaogh J, Gordon G, Katalano M (1996) Dose-range and dose frequency study of recombinant human interleukin 1 receptor antagonist in patients with rheumatoid arthritis. The IL-1-Ra arthritis study group. Arthritis Rheum 39:1092–1101
4. Evans CH, Robbins PD (1994) Prospects for treating arthritis by gene therapy. J Rheumatol 21:779–782
5. Evans, CH, Robbins PD (1995) Possible orthopedics application for gene therapy. J Bone Joint Surg A-77:1103–1114
6. Johnson LL (1991) Arthroscopic abrasion arthroplasty. In: McGinty JB (Hrsg) Operative Arthroscopy. New York Raven Press, pp 341–360
7. Möller HD, Evans CH (1999) Therapeutische Ansätze in der Arthrosebehandlung. Orthopäde 28:76–81
8. O'Driskoll SW, Salter RB (1986) The repair of major osteochondral defects in joint surface by neochondrogenesis with autogenous osteoperiostal graft stimulated by continuous passive motion. An experimental investigation in the rabbit. Clin Orthop 208:131–140
9. O'Driskoll SW, Keeley FW, Salter RB (1988) Durability of regenerated articular cartilage produced by free autogenous periostal graft in major full thickness defects in joint surface under the influence of continuous passive motion. J Bone Joint Surg A-70:595–606
10. Peterson L (1998) Autologous chondrocyte transplantation. In: Follow up. AAOS 65 Annual Meeting New Orleans 219:2–10
11. Steinwachs MR, Erggelet C, Lahm A, Guhlke-Steinwachs U (1999) Klinische und zellbiologische Aspekte der autologen Chondrozytentransplantation. Unfallchirurg 102:855–860

KAPITEL 13

Tissue Engineering in Cartilage Repair
Zellaugmentierte Matrixsysteme zur Wiederherstellung von Gelenkknorpel

S. Nehrer

Knorpelheilung

Die eingeschränkte Heilungsfähigkeit von Gelenkknorpel ist seit mehr als drei Jahrhunderten in der Literatur beschrieben [1, 2] und noch immer ein aktuelles Thema in der Orthopädie. Diese Einschränkungen des Gelenkknorpels stehen im eingen Zusammenhang mit dem Fehlen von Gefäßen, der geringen Mitoserate der Knorpelzellen und dem Mangel von chondrogenen Zellen im Knorpeldefekt. Mögliche Heilungsprozesse finden über Einblutung aus dem subchondralen Knochen, pluripotente Stammzellen aus dem Knochenmark oder synovialen Faktoren und Zellen statt [3]. Dieser Reparaturversuch endet aber meist mit der Bildung von fibrokartilaginärem Narbengewebe, welches die mechanischen Eigenschaften von Knorpel auf lange Sicht nicht erreichen kann. Wird der subchondrale Knochen nicht verletzt und keine Blutung induziert, findet meist überhaupt kein Heilungsprozeß statt und der Defekt bleibt zunächst unverändert bestehen [4].

Durch die mechanische Belastung des Gelenkes kommt es je nach Größe und Lokalisation des Defektes, sowie Achsstellung des Gelenkes und Begleitverletzungen mit Instabilität zu einer Progredienz des Defektes [5]. Die Ausweitung der Knorpelläsion und Degeneration der insuffizienten Narbe führt zu Reizzuständen des Gelenkes mit Ergußbildung und schmerzhafter Bewegungseinschränkung und kann im weiteren zur Dekompensation der Gelenksfunktion im Sinne der klassischen Osteoarthrose fortschreiten. Die primäre Regeneration des Knorpels in Struktur und Funktion könnte die Folgeschäden von Knorpelläsion verhindern und ist nach wie vor Ziel orthopädischer Forschungstätigkeit.

Operative Behandlung

Die klassische, chirurgische Behandlung des chronischen, symptomatischen Knorpeldefektes umschließt Methoden, welche durch Induktion einer Blutung aus dem subchondralen Knochen unter Umwandlung des Blutkoagulums einen Heilungsprozeß im Defekt induzieren [6]. Operationstechniken, wie Bohrung, Abrasions Arthroplastik [7] und auch Microfracture führen zu einer fibrokartilaginären Narbenbildung im Defekt, und erreichen keine Regeneration der Struktur und Form von hyalinem Gelenkknorpel. Andere Methoden verwenden die chondrogene Potenz von Periost [8, 9] oder Rippenperichondrium [10, 11], welches in den Defekt implantiert wird, um eine verstärkte Regeneration zu erreichen. In einer neu entwickelten Technik wird ein Periostlappen über den Defekt genäht, und durch das Einbringen einer Zellsuspension von autologen, kultivierten Knorpelzellen unterstützt [12, 13]. Erste klinische Studien zeigen eine deutliche Verbesserung der Gelenkfunktion vor allem bei isolierten Knorpelläsionen am Femurkondyl.

Tissue Engineering

Die Transplantation von kultivierten Zellen hat auch in experimentellen Studien mehrfach positiven Einfluß auf die Regeneration von Geweben gezeigt. Die Zellen werden einerseits auf verschiedene Biomaterialien (Polyglykane, Kollagenflies) aufgebracht und mittels dieser Substanzen in den Defekt implantiert [14, 15], oder knorpelartiges Gewebe wird in der Zellkultur synthetisiert und implantiert. Die Verwendung von kultivierten Zellen, Matrixsubstanzen und Regulatoren, wie z.B.: Wachstumshormone zur Regeneration von Gewebe wird als Tissue Engineering bezeichnet und beinhaltet einen multidisziplinären Ansatz von Technik, Biochemie, Zellbiologie und Medizin. Bei diesen Techniken werden Knorpelzellen enzymatisch aus Knorpelstücken gelöst, die von Randzonen des gesunden Gelenkknorpels entnommen werden, und anschließend in Zellkultur vermehrt. Dabei kommt es zur fibroblastischen Dedifferenzierung der Knorpelzellen, aber in einem dreidimensionalen Kulturmedium können diese Zellen wieder den chondrozytären Phänotyp exprimieren und knorpelspezifische Proteine synthetisieren. Neben den Gelenkknorpelzellen kommen auch pluripotente Zellen aus dem Periost, Perichondrium oder auch Knochenmark [16] in Frage um Knorpel zu regenerieren.

Als Matrixsubstanzen werden resorbierbare natürliche Kopolymere, wie Kollagengel oder Fibrin verwendet sowie synthetische Polymere, wie z. B.: Polyglykane. Der Erfolg von Typ-I-Kollagenschwämmen als Transportmedium in experimentellen Studien [17, 18] veranlaßte uns einerseits das Verhalten von Knorpelzellen in verschiedenen Kollagenmatrizes näher zu untersuchen sowie den Einfluß des Kollagentypes und der Porencharakteristik zu analysieren. Weiters wurde die Anwendbarkeit und Erfolg von solchen zellaugmentierten Implantaten im Tierexperiment evaluiert.

Kollagenmatrizes

In-vitro Experimente. Ziel der experimentellen Studien war es das Verhalten von kultivierten Knorpelzellen in Kollagenmatrizes zu untersuchen [17-21]. Biomaterialien, die zur Transplantation von Zellen verwendet werden, müssen den Zellen erlauben, zu proliferieren und gewebespezifische Substanzen zu synthetisieren und einen runden, chondrozytären Phänotyp einzunehmen. Wir verwendeten eine poröse Typ-I-Kollagenmatrix, welche aus Rindersehnen synthetisiert wurde sowie eine Typ-II-Kollagenmatrix vom Schwein. Die Typ-I-Matrix wurde in zwei Porengrößen von 25 und 85 µm synthetisiert, die Typ-II-Matrix in einem Porendurchmesser von 85 µm hergestellt (Abb. 1). Kultivierte Knorpelzellen wurden auf die Kollagenschwämme in Zellsuspension aufgebracht und nach 3 Stunden bis zu 3 Wochen histologisch hinsichtlich des Phänotyps evaluiert. Weiters wurden DNA-Gehalt und Glycosaminoglycan (GAG)-Gehalt der zellaugmentierten Implantate spektrometrisch gemessen.

Wir fanden einen signifikant höheren Anteil von chondrozytärem, rundzelligem Phänotyp der Knorpelzellen in der Typ-II-Matrix zu allen Untersuchungszeitpunkten, als in der Typ-I-Matrix (Abb. 3a,b). Weiters beeinflußte auch die Porengröße die Reexpression des chondrozytären Phänotyps der Knorpelzellen. Das Verhältnis von DNA- zu GAG-Gehalt ergab Hinweise auf eine deutlich höhere biosynthetische Aktivität der Knorpelzellen im Typ-II-Schwamm. Sowohl der Kollagentyp als auch die Porengröße sind somit Parameter die das Zeitverhalten von kultivierten Knorpelzellen beeinflussen können und somit eine wichtige Steuergrößen für die Regeneration von Gelenkknorpel.

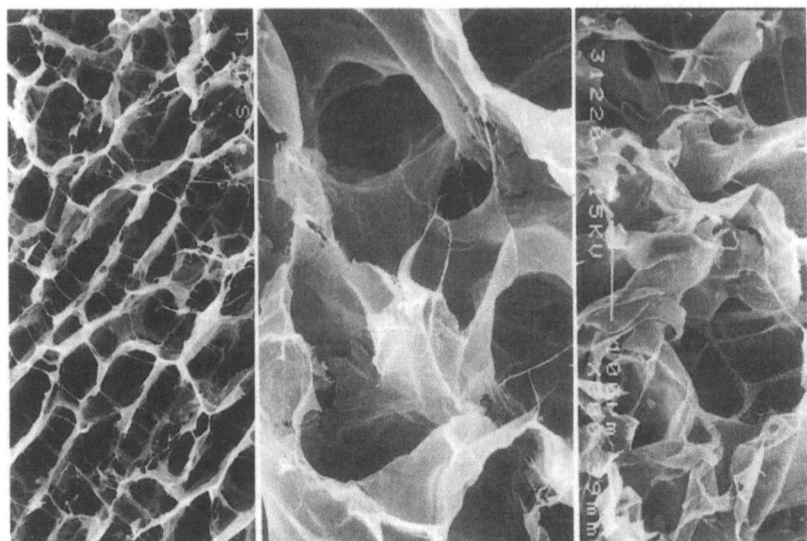

Abb. 1. Kollagenmatrizes unterschiedlicher Porengröße von Typ-I- und Typ-II-Kollagen. Die interkonektierenden Gänge zwischen den Poren erlauben die Zellaugmentation im gesamten Kollagenschwamm

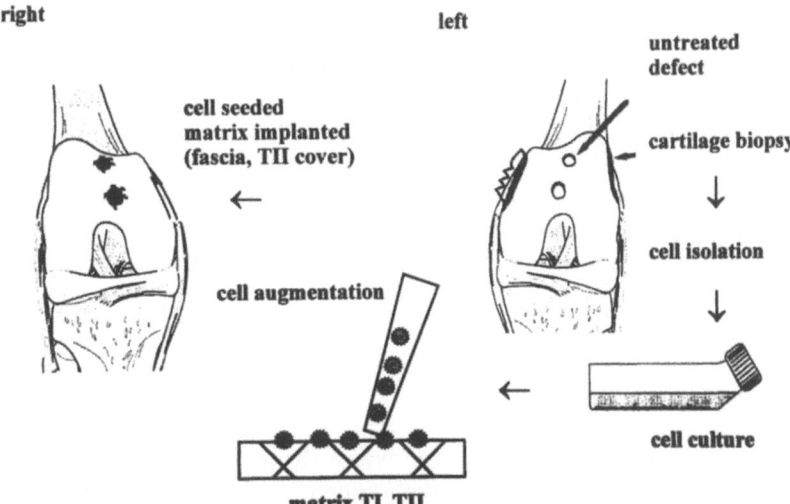

Abb. 2. Versuchsanordnung des Tiermodells am Hund: der Knorpel wird biopsiert, die Knorpelzellen enzymatisch isoliert und in der Folge kultiviert. Die Zellaugmentation erfolgt unmittelbar vor der Implantation in den chondralen Defekt

In-vivo Experimente. Typ-I- und Typ-II-Kollagen-Matrizes derselben Porengröße wurden als zellaugmentierte Implantate in einem Tierexperiment verwendet [22]. Als Testdefekt wurde eine rein chondrale Knorpelläsion (ohne den subchondralen Knorpel zu verletzen) im Kniegelenk von Hunden verwendet. Die Knorpelzellen wurden aus unbelasteten Zonen des Gelenkknorpels des Gegenknies isoliert und über zwei Wochen kultiviert. Die zellaugmentierten Kollagenimplantate wurden in einem 4 mm messenden, runden Defekt eingebracht und mit einem vernähten Faszienstreifen oder einem Typ-II-Kollagendeckel fixiert (Abb. 2). Nach 15 Wochen wurden die behandelten Knorpeldefekte makroskopisch und histologisch evaluiert und mit unbehandelten Defekten verglichen. Weiters wurde die prozentuale Verteilung verschiedener Gewebetypen evaluiert. Hier wurde zwischen fibrösem Gewebe, fibrokartilaginärer Narbe und hyalinem Gelenkknorpel unterschieden. Die zellaugmentierten Typ-II-Kollagenmatrizes zeigten das beste Ergebnis hinsichtlich des Füllvolumens des regenerierten Gewebes (Abb. 3a,b). Im Durchschnitt waren 58% der Defektfläche der histologischen Schnitte im Gewebe gefüllt, wobei aber größtenteils nur knorpelartiges Gewebe und kein Gelenkknorpel gefunden wurden. Die Typ-I-Implantate zeigten ähnliche Ergebnisse mit gering kleinerer Defektfüllung. In den zellaugmentierten Implantatgruppen kam es zu einem ausgeprägten Umbauprozeß in der subchondralen Lamelle, außerdem wurden Knorpelschäden durch die Fixationsnaht nachgewiesen.

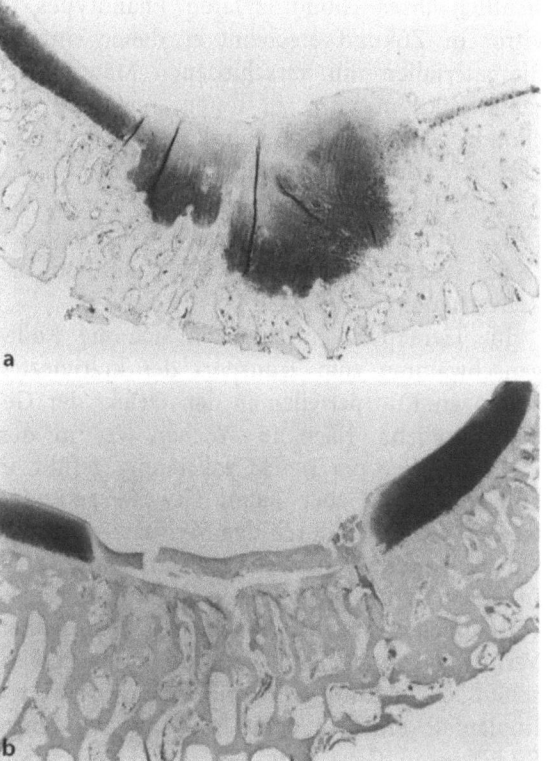

Abb. 3. Histologisches Ergebnis eines Knorpeldefektes 15 Wochen nach Implantation eines zellaugmentierten Typ-II-Kollagenschwammes (**a**) und Ergebnis eines Knorpeldefektes nach Implantation eines Fascienstreifens (**b**). Die Safranin-O-Färbung zeigt eine deutliche Färbung für knorpelspezifische Glykosaminglykane im zellimplantierten Defekt.

Die Implantation von Typ-I-Matrix ohne Zellen oder der Implantation eines alleinigen Faszienstreifens zeigte signifikant weniger Füllung des Defektes mit rein fibröser Gewebebildung; somit kann ein positiver Einfluß der kultivierten Zellen angenommen werden. Interessanter Weise fanden wir auch beträchtliche Gewebebildung in gänzlich unbehandelten Defekten, wobei die Füllung des Defektes insgesamt aber deutlich geringer war.

Diskussion

Unsere Resultate zeigten, daß kultivierte Knorpelzellen in Kollagenmatrizes proliferieren und knorpelspezifische Moleküle synthetisieren können. Die Porenstruktur der porösen Matrizes und ihre chemische Zusammensetzung beeinflußten das Verhalten der Chondrozyten hinsichtlich ihres chondrozytären Phänotypes in vitro. In Zukunft erscheint es daher sinnvoll Biomaterialien mit verschiedenen Materialcharakteristika in vitro zu testen, inwieweit das chondrogene Potential von kultivierten Knorpelzellen stimuliert werden kann. Variation der Porenstruktur und biochemische Zusammensetzung, aber auch durch Zusatz von Regulatoren (z.B.: Wachstumshormone, TGF) können das Zellverhalten beeinflussen.

Im Tierexperiment eigneten sich die Kollagenschwämme zum Transport der kultivierten autologen Knorpelzellen in den Defekt der Gelenkoberfläche. Nach 15 Wochen war in den meisten Fällen der Defekt vollständig gefüllt, in einigen konnte aber kaum Gewebe gefunden werden, was auch durch den Verlust des vernähten Implantates verursacht gewesen sein könnte. In einer Kontrollgruppe von 6 Implantationen von Kollagen Matrizes fanden wir aber keinen Verlust des Implantates 30 Minuten nach Verschluß der Arthrotomie. Die zellaugmentierten Implantate erzielten eine signifikant vermehrte Bildung von Gewebe in der chondralen Knorpelläsion. Der größte Anteil des Gewebes war aber fibrokartilaginäres Narbengewebe, wobei die zellaugmentierten Typ-II-Kollagenimplantate im Trend das beste Ergebnis zeigten. Die Struktur und Zusammensetzung von hyalinem Gelenkknorpel, also vollständige Regeneration der Gelenkoberfläche wurde nicht erzielt. Trotzdem erscheint die vermehrte Füllung des Defektes als ein erster Ansatz das Heilungspotential des Gelenkknorpels zu verbessern.

Ähnliche Untersuchungen von Frenkel et al. [18] mit einer zweischichtigen Kollagenmatrix zeigten eine signifikante Verbesserung der Knorpelheilung der zellaugmentierten Kollagenmatrizes in einem Hasenmodell, wobei auch hyaline Knorpelregeneration beschrieben wird. Aufgrund der verschiedenen Tiermodelle können diese Ergebnisse nicht direkt verglichen werden, da auch in anderen Studien bei Verwendung von autologen Chrondrozyten das Hasen-Tiermodell [13] besser abgeschnitten hat, als eine vergleichbare Versuchsanordnung beim Hundemodell [23]. Shapiro et al. [24] berichteten über ein hohes Ausmaß an spontaner Knorpelregeneration von osteochondralen Defekten im Hasenmodell.

Eine vermehrte Gewebebildung und damit vermehrte Heilungsaktivität durch die Verwendung von Zellen konnte in vielen Studien mit unterschiedlichsten Matrixsystemen gezeigt werden, wobei die Qualität des gewonnenen Gewebes unterschiedlich erscheint. Eine volle Regeneration des Gelenkknorpels in Struktur und Komposition wurde durch keine Methode erreicht. Längere Beobachtungszeiträume dieser verbesserten Gewebebildung werden zeigen, ob die zellaugmentierte Matrixsysteme zur Wiederherstellung der Gelenkoberfläche und Gelenkfunktion auch langfristig beitragen können.

Literatur

1. Hunter W (1743) Of the structure and diseases of articulating cartilates. Philosophical Transactions 470:514–521
2. Paget J (1853) Healing of injuries in various tissues. Lect Surg Path (London) 1:262
3. Buckwalter J, Rosenberg L, Coutts R, Hunzider E, Reddi A, Mow V (1988) Atricular cartilage: injury and repair of the musculoskeletal soft tissues. In: Woo SY, Buckwalter J (eds) AAOS, Park Ridge IL, pp 465–482
4. Mankin H (1982) The response of articular cartilage to mechanical injury. J Bone Joint Surg 64: 460–466
5. Convery FR, Akeson WH, Keown GH (1972) The repair of large osteochondral defects. An experimental study in horses. Clin Orthop Rel Res 82: 253–262
6. Johnson L (1991) Characteristics of the immediate postarthroscopic blood clot formation in the knee joint. Arthroscopy 7:14–23
7. Johnson L (1991) Arthroscopic abrasion arthroplasty. Raven Press, New York
8. O'Driscoll SW, Keeley FW, Salter RB (1988) Durability of regenerated articular cartilage produced

by free autogenous periosteal grafts in major full-thickness defects in joint surfaces under the influence of continuous passive motion. J Bone Joint Surg 70A:595–606
9. O'Driscoll S, Recklies A, Poole A (1994) Chondrogenesis in periosteal explants. J Bone Joint Surg 76A:1042–1051
10. Engkvist O, Ohlsen L (1979) Reconstruction of articular cartilage with free autologous perichondrial grafts. Scandinavian Journal of Plastic and Reconstructive Surgery 13:269–274
11. Homminga GN, Bulstra S, Bouwemeester PSM, Van der Linden AJ (1990) Perichondral grafting for cartilate lesions of the knee. J Bone Joint Surg 72B:1003–1007
12. Brittberg M, Lindahl A, Nilson A, Ohlson C, Isaksson O, Peterson L (1994) Treatment of deep cartilage defects in the knee with autologous chondrocyte transplantation. N Engl J Med 331:889–895
13. Brittberg M, Nilsson A, Lindahl A, Ohlsson C, Peterson L (1996) Rabbit articular cartilage defects treated with autologous cultured chondrocytes. Clinical Orthopedics and Related Research 326: 270–283
14. Freed L, Marquis J, Nohria A, Emmanual J, Mikos A, Langer R (1993) Neocartilage formation in vitro and in vivo using cells cultured on synthetic biodegradable polymers. J Biomed Mater Res 27:11–23
15. Freed LE, Grande DA, Lingbin Z, Emmanual J, Marquis JC, Langer R (1994) Joint resurfacing using allograft chondrocytes and synthetic biodegradable polymer scaffolds. J Biomed Mater Res 28:891–899
16. Caplan A, Fink D, Goto T, Linton A, Young R, Wakitani S, Goldberg V, Haynesworth S (1993) Mesenchymal stem cells and tissue repair. Raven Press Ltd, New York
17. Ben-Yishay A, Grande D, Schwartz R, Menche D, Pitman M (1995) Repair of articular cartilage defects with collagen-chrondrocyte allografts. Tissue Engineering 1:119–133
18. Frenkel S, Toolan B, Pittman MT, Pachenne JM (1997) A novel collagen bilayer matrix for articular cartilage repair. J Bone Joint Surg 79B:831–836
19. Nehrer S, Ramappa A, Breinan H, Shortkroff S, Yanna I, Spector M (1996) Chondrocyte-seeded type I and type II collagen implants investigated in vitro. Fifth World Biomaterials Congress, Toronto, CA, pp 290
20. Nehrer S, Breinan H, Ramappa A, Young G, Shortkroff S, Louie L, Sledge C, Yannas J, Spector M (1997) Matrix collagen type and pore size influence behavior of seeded canine chondrocytes. Biomaterials 18:769–776
21. Nehrer S, Breinan H, Ramappa A, Shortkroff S, Young G, Minas T, Sledge C, Yannas J, Spector M (1997) Canine chondrocytes seeded in type I and type II collagen implants investigated in vitro. J Biomed Mat Res 38:95–104
22. Nehrer S, Breinan H, Ramappa A, Hsu HP, Shortkroff S, Minas T, Spector M (1998) Chondrocyte-seeded collagen matrices implanted in a chondral defect in a canine model. J Biomaterials 9:2313–2328
23. Breinan H, Minas T, Hu-Ping H, Nehrer S, Sledge C, Spector M (1997) Effect of cultured autologous chondrocytes on repair of chondral defects in a canine model. J Bone Joint Surg 79A:1439–1451
24. Shapiro F, Koide S, Glimscher MJ (1993) Cell origin and differentiation in the repair of full thickness defects of articular cartilage. J Bone Joint Surg 75A:523–553

KAPITEL 14

Transplantation osteochondraler Zylinder an verschiedenen Gelenken

Technik und erste Ergebnisse

J. D. Agneskirchner, Ph. B. Schöttle, A. B. Imhoff

Einleitung

Ein chondraler oder osteochondraler Defekt in der Belastungszone eines Gelenkes, insbesondere des Knies, stellt gerade beim jüngeren Patienten immer noch ein gravierendes therapeutisches Problem dar. Unabhängig von der Ätiologie des Schadens ist das Ziel der Therapie die Wiederherstellung der Knorpeloberfläche und Gelenkkongruenz, normale Gelenkfunktion sowie Schmerzfreiheit. Bis dato stehen uns zur Behandlung von Knorpelschäden mehrere Therapieansätze zur Verfügung: Debridement und Drilling [26], Mikrofrakturierung [23] oder Abrasionsarthroplastik [26], frische osteochondrale Allografts, Transplantation von Rippenperichondrium oder Periost [6], Periosttransplantation mit Chondrozytenimplantation, autologe Chondrozytentransplantation [13, 16] und als ultima ratio die endoprothetische Versorgung. Prinzip des osteochondralen Autografts ist die Verwendung von Knorpelknochenzylindern aus gering belasteten Gelenkflächen des Knies (proximal lateraler oder medialer Femurcondylus bzw. Trochlea) für die Transplantation in Defekte der Belastungszonen.

Geschichte

Erstmals berichtete Wagner 1964 [27] von 3 Patienten mit autologer Transplantation und 2 Patienten mit homologer Transplantation am Kniegelenk. Mittels autologer osteochondraler Transplantation wurde versucht, größere Knorpeldefekte im Kniegelenk zu therapieren. Die Verwendung von osteochondralen Allografts für die Behandlung von artikulären Defekten bei Osteochondrosis dissecans (OD) wurde 1994 erstmals von Garrett [7] beschrieben. Langzeitergebnisse nach Allograft-Transplantation im Kniegelenk nach Knorpelläsionen bzw. OD wurden von Gross et al. 1997 [8] präsentiert. Bei der Verwendung von Allografts traten jedoch die von der Transplantation her schon bekannten Komplikationen wie die Übertragung von Krankheiten (HIV, Hepatitis, etc.), Abstoßungsreaktionen sowie die fragliche Vitalität bei „fresh-frozen" Knorpelzellen auf. Die mittel- bis langfristigen Verlaufsbeobachtungen sind in der Regel schlecht, da die Chondrozyten die Konservierung (tiefgefroren oder bestrahlt) nicht überleben. 1993 brachte Matsusue et al. [18] erneut den Begriff der osteochondralen Transplantation ins Spiel. Dieses Verfahren wurde von Hangody [10] und Bobic [3] wieder aufgegriffen, die Technik verbessert und bei der Entwicklung des sog. „Osteochondralen Autologen Transfer Systems (OATS)" auch ein arthroskopisches Vorgehen entwickelt.

Ziel dieser Technik ist die Verwendung von Knochenknorpelzylindern aus gering belasteten Knorpelzonen des Kniegelenks für die Transplantation in Defekte der Belastungszonen. Obwohl diese Technik ursprünglich für die Behandlung von fokalen Knorpeldefekten im Bereich der Femurkondylen entwickelt wurde, wird sie mittlerweile auch an der Patella und an anderen Gelenken wie dem oberen Sprunggelenk (Talus), dem Ellenbogen und der Schulter eingesetzt [14].

Indikation

Indikationen sind fokale osteochondrale, auch bikompartimental gelegene Defekte bis zu einem Durchmesser von 2–3 cm in der Belastungszone, lokale Knorpelschäden Grad III und IV nach Outerbridge, Osteochondrosis dissecans Herde Stadium III und IV (avitales Fragment, Knorpelmalazie) sowie begrenzte Osteonekrosen (M. Ahlbaeck, M. Panner). Kontraindikation ist eine generalisierte Osteoarthrose. Wichtig insbesondere am Knie ist die gleichzeitige Korrektur einer Achsenfehlstellung, patellofemoralem Malalignement und/oder einer zusätzlich bestehenden Instabilität der Kreuzbänder [22].

Operative Technik

Präoperativ sollte anhand einer Kernspintomographie (MRT) die Größe und Lokalisation des Defektes so genau wie möglich festgelegt werden. Hierbei kann auch die Eignung der potentiellen Spenderregion überprüft werden. Die OATS-Technik erlaubt die Transplantation von Knorpel-Knochen-Zylinder in arthroskopischer oder offener Technik. Die Durchmesser der zylindrischen Autografts sind zwischen 5 und 15 mm variierbar. Durch die Verwendung spezieller Rundmeißel mit Millimeter genauem Längenmaß können Zylinder mit uniformer Größe und Länge gewonnen werden.

Sollte eine genaue Bestimmung der Größe und Lokalisation des Defektes durch MRT nicht möglich sein, so kann der Eingriff mit einer diagnostischen Arthroskopie begonnen werden, um das Ausmaß des Defektes zu evaluieren. Danach wird mit speziellen Größenmessern bestimmt, wie viele Zylinder transplantiert werden müssen. In Abhängigkeit von der Größe wird festgelegt, ob die Operation arthroskopisch oder offen fortgesetzt werden kann.

Zugänge. Bei Entscheidung zu einem offenen Vorgehen – meist bei Transplantation von zwei oder mehr Zylindern – wählt man die Miniarthrotomie oder einen direkten zentralen Zugang mit parapatellärer Arthrotomie für die Entnahme und zur Insertion der Knorpelknochenzylinder, dies vor allem bei gleichzeitiger hoher tibialer Osteotomie zur Korrektur einer Varusfehlstellung. Bei arthroskopischem Vorgehen wählen wir den Zugang und die Flexion des Kniegelenks abhängig von der Lokalisation des Defektes so, daß der Meißel genau orthograd sowohl auf die Defektzone als auch auf die Spenderregion aufgesetzt werden kann. Gegebenenfalls sind hierzu mehrere Zugänge nötig.

Beim OATS-Verfahren wird mit einer press-fit Technik gearbeitet, was bedeutet, daß der Durchmesser des Spenderzylinders etwa 0,3 mm größer als der des Aufnahmebettes ist, so daß das Transplantat ohne zusätzliche Fixation fest impaktiert im Aufnahmetunnel sitzt.

Vorbereitung der Defektzone. Der Eingriff beginnt mit der Vorbereitung der Defektzone, wobei hier Stanzzylinder mit einer Tiefe von in der Regel 15–20 mm entnommen werden. Nach Feinanpassung des Empfängerlochs durch leichte Impaktion wird die Implantationstiefe in Relation zur gesunden periläsionalen Knorpeloberfläche genau ausgemessen.

Gewinnung der Spenderzylinder. Die bevorzugte Spenderregion mit gering belasteten Knorpelzonen des Kniegelenks sind der proximale anterolaterale oder -mediale Femurkondylus bzw. die Femurtrochlea, seltener die interkondyläre Notch. Dafür eignet sich ein standardisierter lateraler Zugang in ca. 30° Flexion des Kniegelenks. Gelegentlich kann die Spender- und Empfängerzone über den gleichen Zugang erreicht werden. Hierauf erfolgt die exakt orthograde Entnahme des Spenderzylinders mit dem zum vorher verwendeten „recipient" Meißel passenden „donor" Hohlmeißel (jeweils 0,3 mm größerer Durchmesser). Die Oberflächenkontur und -krümmung der Empfängerregion muß hierbei mitberücksichtigt werden. Danach erfolgt die Messung der Länge des Spenderzylinders und gegebenenfalls das Zurichten auf die Empfängertunnellänge.

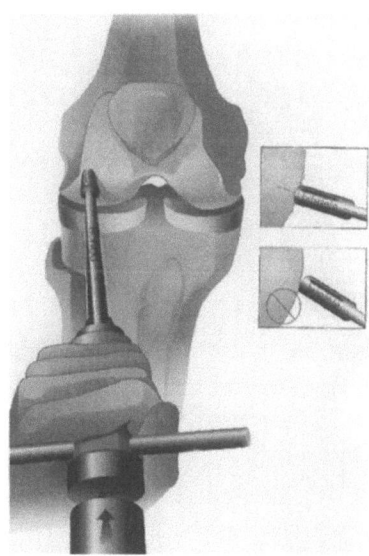

Abb. 1. *Recipient site:* Die Entnahme der Zylinder kann bei kleinen Defekten mit Transplantation von 1–2 Zylindern arthroskopisch erfolgen. Dabei wird der defekte Bereich mit dem Entnahmemeißel mindestens 10 mm tief ausgestanzt

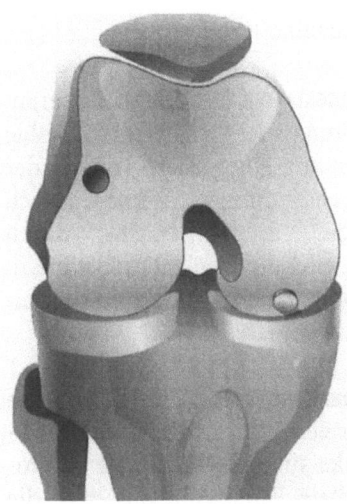

Abb. 2. *„Donor site":* Die Entnahme erfolgt an den weniger belasteten Bereichen des Knies (medialer oder lateraler proximaler Femurkondylus bzw. Trochlea oder interkondyläre Notch). Dabei ist eine orthograde Entnahme der Zylinder zu beachten

Transplantation. Anschließend wird der Spenderzylinder mittels der Spenderführungshülse vorsichtig in den Empfängertunnel eingetrieben. Wichtig dabei ist, daß man danach mit vorsichtigem Stößeln eine Oberflächenangleichung an die Umgebung vornimmt. Das Transplantat sollte fest plaziert sein und in bezug zu Oberflächenkontur und Höhe exakt mit dem angrenzenden gesunden Knorpel abschließen.

Wie erwähnt, ist nicht nur die Transplantation eines einzelnen, sondern auch mehrerer Zylinder gleichzeitig möglich. Bei der Durchführung multipler Transfers sollte jeder Transfer einzeln abgeschlossen sein, bevor der folgende Zylinder direkt angrenzend implantiert wird. Dabei ist es selbstverständlich möglich, verschiedene Zylindergrößen zu verwenden, um in Abhängigkeit von der jeweiligen Größe einen möglichst vollständigen Ersatz des Defektbereichs zu erreichen. Die im Bereich der Spenderregion entstandenen Löcher können durch die aus den Defektzonen entnommenen Zylinder aufgefüllt werden. Eine Auffüllung mit Spongiosa aus anderen Körperregionen (Bek-

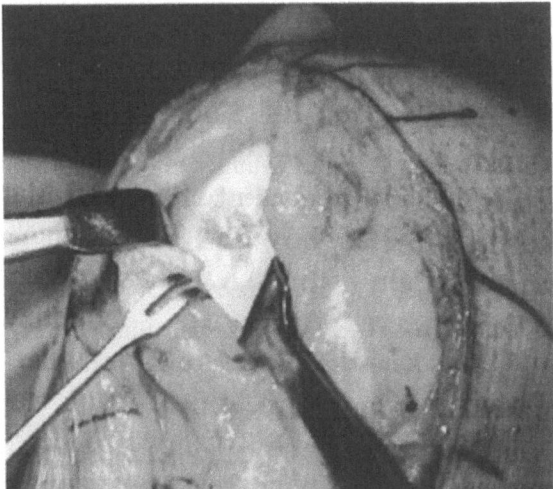

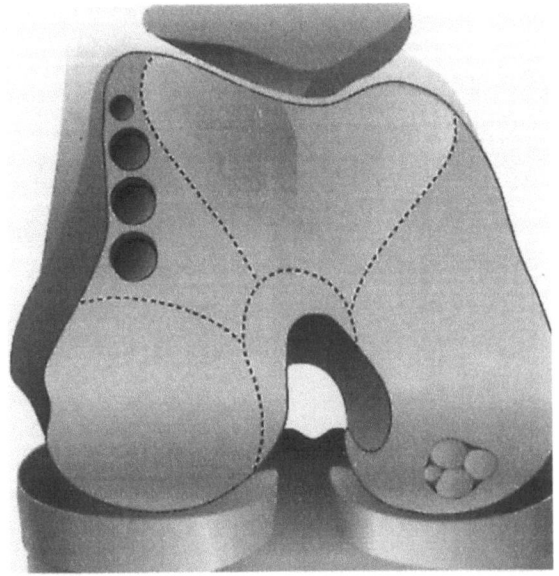

Abb. 3. *Transplantation:* Der Spenderzylinder wird erst vorsichtig in den Defekttunnel eingedreht und wenn nötig mit Hilfe eines Stößels unter zartem Klopfen eingetrieben, bis er plan zur restlichen Knorpeloberfläche liegt

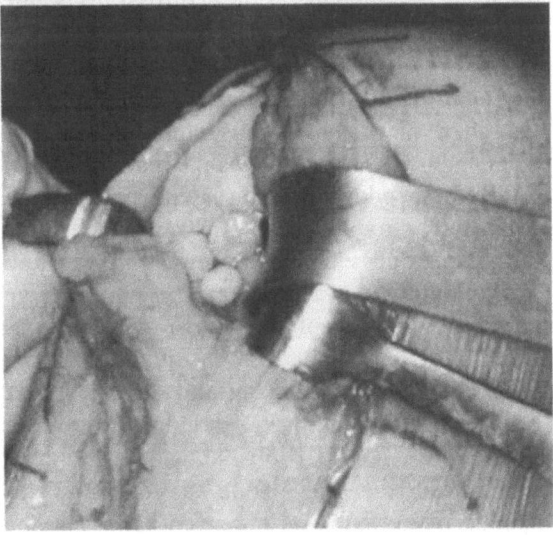

Abb. 4. Bei einem offenen Vorgehen ist der Zugang mittels oder über einen direkten zentralen Zugang für die Entnahme und zur Insertion der Knorpel-Knochen-Zylinder und gleichzeitiger HTO bei Varusfehlstellung wie bei diesem 31jährigen Patienten

kenkamm) ist möglich, aber nicht unbedingt notwendig.

Mögliche perioperative Probleme und deren Lösungen. Wenn der Spenderzylinder zu kurz gewählt ist, wird der Empfängertunnel mit Spongiosa entsprechend der Länge des Spenderzylinders aufgefüllt, bis die gewünschte Tiefe erreicht ist. Bereits zu tief implantierte Zylinder werden mit dem sog. Korkenzieher entfernt und mit Spongiosa unterfüttert. Ist der Spenderzylinder zu lang gewählt, kann ein Oberflächenangleich mit dosiertem Nachstößeln erfolgen, allerdings darf hierbei nicht die Knorpelfläche geschädigt werden. Sollte dies nicht möglich sein, muß der Zylinder entfernt und erneut angepaßt werden. Bei nicht passender Oberflächenkontur z.B. durch Rotationsfehler, kann der Zylinder mit Hilfe des Korkenziehers entnommen und in korrigierter Rotation neu ausgerichtet werden.

In Ausnahmefällen kann bei Mangel an Spendermaterial aus dem ipsilateralen Knie auf das Gegenknie ausgewichen werden.

Postoperativ auftretende Komplikationen. Neben den nach jeder Operation möglichen postoperativen Problemen (Infekt, Thrombose etc.) treten bei der osteochondralen Transplantation häufiger passagere femoropatelläre Beschwerden im Bereich der Entnahmestelle auf. Diese dauerten bei unseren Patienten jedoch nie länger als 4 Wochen an.

Postoperative Behandlung. Das postoperative Management beinhaltet initial Schmerztherapie und Thromboembolieprophylaxe bis zur Vollbelastung sowie sofortige Mobilisation auf der Motorschiene zur Verbesserung der Knorpelernährung. Eine antibiotische Therapie ist bei Begleitoperationen am offenen Gelenk wie z.B. Osteotomien während der ersten zwei postoperativen Tage indiziert. Des weiteren soll (bei Transplantation von 1–2 Zylindern) für 6 Wochen die betroffene Extremität nur teilbelastet werden. Bei Transplantation von 3 und mehr Zylindern empfehlen wir für 6 Wochen vollständige Entlastung und für weitere 6 Wochen Teilbelastung. Danach kann ein zügiger Belastungsaufbau erfolgen. Bei freier Beweglichkeit werden postoperativ sofort isometrisches Training durchgeführt mit Ausnahme von Eingriffen an der Patella, bei denen für 4 Wochen eine Flexionsbeschränkung auf 60° besteht.

Zusatzeingriffe

Für den Erfolg nach Transplantation osteochondraler Zylinder müssen Begleitpathologien möglichst weitgehend ausgeschaltet werden. Dies gilt insbesondere für lasttragende Gelenke (Knie), für die schädigende Einflüsse durch Instabilität und/oder Achsfehlstellungen für den Knorpel nachgewiesen sind. Bereits 1979 zeigte Hackenbroch [9], daß eine unbehandelte chronische anteriore Instabilität durch VKB-Insuffizienz zu einer Arthrose im medialen Kompartiment führte. McKellop et al. [19] wiesen 1991 in einer biostatischen Arbeit nach, daß bei Varusdeformität Druckspitzen im medialen, bei Valgusdeformität im lateralen Kompartiment auftreten. Die Kombination von Aschsenfehlstellung und Instabilität führt nach Bruns et al. [5] zu noch weit höheren medialen Druckwerten. Diese Studien und unsere eigenen Erfahrungen haben gezeigt, daß bei Patienten mit diesen Begleitpathologien die alleinige Knochenknorpeltransplantation zu unbefriedigenden Ergebnissen führt, möglicherweise über eine zu frühe überproportionale Belastung frisch transplantierter noch nicht eingeheilter Zylinder.

Daher empfehlen wir bei Varus- oder Valgusfehlstellung von mehr als 4° (exakt vermessen in einer Ganzbeinröntgenaufnahme im Stehen im Verhältnis zur Mikulicz-Linie) zur Vermeidung der Überbelastung der transplantierten Zylinder gleichzeitig eine varisierende oder valgisierende Umstellungsosteotomie. Die Varusfehlstellung wird hierbei durch eine hohe tibiale Osteotomie (HTO) in „closed wedge-Technik" durchgeführt, die Valgusfehlstellung in der Regel suprakondylär varisierend osteotomiert. Bei älteren Patienten (>40 Jahre) wird hierbei die entstehende Belastungsachse im Sinne einer Überkorrektur durch das gesunde Kompartiment geführt, um eine noch effizientere Entlastung im geschädigten Gelenkanteil zu erzielen. Bei jüngeren Patienten (in der Regel <40 Jahre) empfehlen wir die Korrektur auf nur 0°, da eine Überkorrektur zu einer Überlastung des intakten Gegenkompartiments führt, was bei jungen, sportlich aktiven Patienten eben dort langfristig ebenfalls Knorpelschäden, möglicherweise Arthrose verursachen kann.

Im Falle einer anterioren oder posterioren Instabilität bei Kreuzbandinsuffizienz, die als auslösender Faktor für Knorpelschäden bekannt ist, sollte ebenfalls zur Vermeidung einer Schädigung des Knorpeltransplantates eine Stabilisierung durch Kreuzbandplastik erfolgen [22].

Bei fehlendem Meniskus kann zudem die Implantation einer Kollagenmatrix (Collagen Meniscus Implantation CMI) oder möglicherweise eine Meniskusallograft-Transplantation durchgeführt werden, um eine verbesserte Druckverteilung im betroffenen Kompartiment zu erhalten [24].

Bei Transplantationen im Bereich des OSG sollte eine Bandinstabilität ebenfalls in der gleichen operativen Sitzung mitbehandelt werden. Patella-OATS Operationen sollten bei Vorliegen eines Patellamalalignement oder bei asymmetrischer Patellabelastung mit einem Realignement (lateral release, Tuberositastransfer) kombiniert werden.

Operabilität und Technik anderer Gelenke (Zwei-Gelenk-Technik)

Wie erwähnt ist die OATS-Technik nicht nur am Kniegelenk, sondern auch am OSG (Talus), am Ellenbogen und an der Schulter anwendbar [15]. Man spricht bei einer Knochenknorpeltransplantation an diesen Gelenken von der sog. Zwei-Gelenk-Technik, da die Spenderzylinder in der Regel aus dem Knie entnommen und in ein anderes Gelenk transplantiert werden. Dabei werden die Spenderknorpelknochenzylinder entweder arthroskopisch oder per Miniarthrotomie vom medialen oder lateralen proximalen Femurkondylus entnommen. Für Defekte im Bereich des medialen Talus ist für das orthograde Entnehmen und Einsetzen der Zylinder häufig eine Innenknöchelosteotomie notwendig, die dann durch eine Schraubenosteosynthese versorgt werden muß. Manchmal ist bei ventraler Lage des Defekts maximale Plantarflexion und ein sog. „anterior grooving" der ventralen Tibiakante für den Zugang ausreichend.

Für den Zugang zur lateralen Talusschulter ist der transfibulare Zugang notwendig. Durch Osteotomie der Fibula proximal der Syndesmose und Durchtrennen derselben bei Erhalt des Lig. fibulotalare anterius und des Lig. fibulocalcaneare ist der Überblick möglich. Bei osteochondralen Transfers an der Patella, an der Schulter sowie am Ellenbogen ist ein arthroskopisches Vorgehen nicht möglich.

Postoperative Kontrolle

Bildgebung. MRT-Kontrollen mit i.v. Kontrastmittel (Gadolinium) bestätigen eine Inkorporation und Vitalität der Transplantate und können auch zur Beurteilung der Oberflächenkongruenz des Knorpels herangezogen werden [20]. Es kann auf der anderen Seite auch eine fehlende Einheilung oder eine Fehlimplantation oder eine sekundäre Sinterung aufgedeckt werden. Sowohl im Röntgen als auch im MRT kann man die unterschiedlichen „tide mark level" der Zylinder erkennen, die auf der unterschiedlichen Knorpeldicke von Spender und Empfänger beruhen. Auch ein Jahr nach Transplantation sind die Zylinder hier noch gut abgrenzbar.

Kontrollarthroskopie. Die Arthroskopie als Kontrollinstrument ist nach den Erfahrungen, die wir mit der MRT mit i.v. KM-Untersuchung gemacht haben, nicht unbedingt notwendig. Sie sollte den Patienten vorbehalten sein, die aufgrund sportlicher Aktivität eine sehr sichere Information über die Einheilung und die Kongruenz der ehemaligen Defektzone benötigen oder Patienten, bei denen postoperative Komplikationen auftreten, die mit einer MR-Untersuchung alleine nicht abgeklärt werden können.

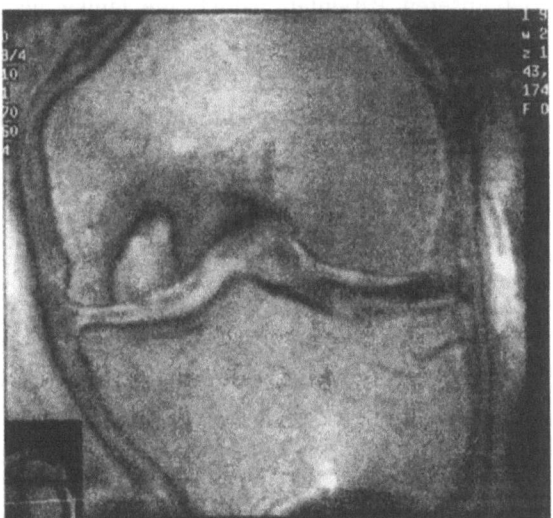

Abb. 5. Präoperatives MRT i.v. Gadolinium eines 51jährigen Patienten mit M. Ahlbaeck bei Z.n. arthroskopischer Innenmeniskusteilresektion. Mit Hilfe der Randskalen können sowohl Größe als auch Tiefe des Defektes bereits präoperativ gut bestimmt werden

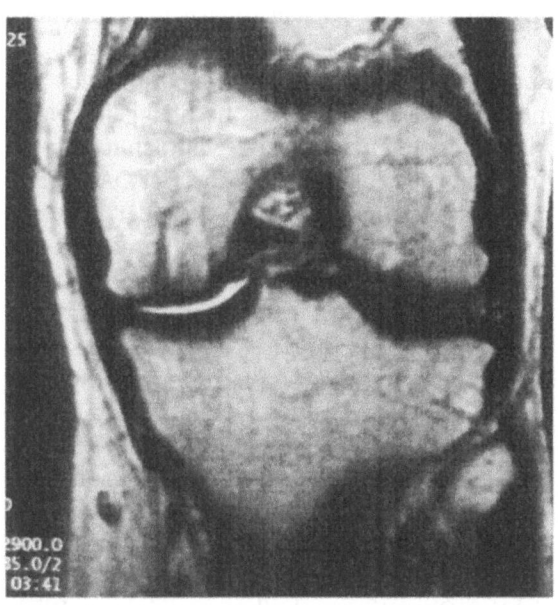

Abb. 6. Postoperatives MRT i.v. Gadolinium des gleichen Patienten 1 Jahr nach Transplantation von 4 Zylindern (1 × 8 und 3 × 10). Die Zylinder zeigen KM-Aufnahme. Die Gelenkflächen sind kongruent

Eigene Ergebnisse im Bereich der Femurkondylen

Von 11/96 bis 6/99 wurden an unserer Klinik 50 Patienten (29 Männer, 21 Frauen), Altersdurchschnitt 32,8 Jahre (17-54), mit osteochondralen Defekten mit einer mittleren Defektgröße von 3,28 cm² (1-9) am Femurkondylus (n = 37 med. FC, n = 6 lat. FC, n = 5 med. und lat. FC, n = 2 Trochlea) mit einer Transplantation von im Mittel 1,8 (1-5) Knorpel-Knochen-Zylindern in OATS-Technik behandelt. Die Indikationsstellung waren osteochondrale Defekte bei 40 Patienten, Osteochondrosis dissecans bei 8 Patienten und M. Ahlbaeck bei 2 Patienten. Zusätzlich wurde bei 10 Patienten wegen einer Varusfehlstellung gleichzeitig eine HTO (hohe tibiale Umstellungsosteotomie), bei 11 Patienten wegen funktioneller Instabilität eine VKB- oder HKB-Plastik und bei 4 Patienten kombiniert beide Zusatzeingriffe durchgeführt. Der mittlere follow-up betrug 11,6 Monate (mindestens 6 Monate). In der Verlaufskontrolle erfolgte bei allen Patienten eine klinische Beurteilung (Lysholmscore) [17], eine Röntgenkontrolle und bei 25 Patienten eine MRT i.v. KM-Untersuchung. Der Lysholm-score aller Patienten verbesserte sich nach dem follow-up von 11,6 Monaten von präoperativ im Mittel 58,6 Punkten (20-77) auf postoperativ im Mittel 87 Punkte (63-96). Bei den Patienten, bei denen ausschließlich eine OATS ohne Zusatzeingriffe durchgeführt wurde, verbesserte sich der Score von 63,2 auf 86,7. Wenn zusätzlich eine Osteotomie (HTO) durchgeführt wurde, lagen die Werte präoperativ bei 68,4 postoperativ bei 90. Bei Patienten mit Instabilität, bei denen deshalb präoperativ ein besonders geringer Wert (im Mittel 43,7 Punkte) vorlag, verbesserte er sich durch OATS und zusätzliche Stabilisierung (KB-Plastik) auf 85,4 Punkte. Die 3-fach-Kombination OATS, HTO und KB-Plastik erbrachte Werte von 56,7 präoperativ und 87,1 nach dem follow-up Zeitraum. Allerdings war keines dieser Ergenbisse statistisch signifikant unterschiedlich.

Röntgen und MRT-Kontrolle zeigten bis auf eine Ausnahme (sekundäre Implantatsinterung) eine vollständige Inkorporation und Vitalität sowie eine gute Oberflächenkongruenz der Transplantate. Alle durchgeführten Kontrollarthroskopien bestätigten die Intaktheit des transplantierten Knorpels, wobei die Zylinderränder weiter erkennbar, jedoch mit faserknorpeligem Gewebe aufgefüllt waren. Aufgetretene Komplikationen waren in je einem Fall Arthrofibrose, M. Sudeck und Zylindersinterung. Bei 2 Patienten traten passagere femoropatelläre Beschwerden im Bereich der Entnahmestelle auf. Diese dauerten jedoch weniger als 4 Wochen an.

Diskussion

Die Transplantation osteochondraler Zylinder in OATS-Technik eignet sich für osteochondrale Läsionen am Knie (medialer und lateraler Femurkondylus, Trochlea, Patella), am oberen Sprunggelenk (Talus), am Ellbogen (Capitulum humeri) und an der Schulter (Humeruskopf). Im Vergleich zu Techniken wie Mikrofrakturierung, anterogradem Anbohren oder Abrasionsarthroplastik, bei denen sich allenfalls faserknorpeliges Regeneratgewebe bildet und die Symptomatik in der Regel nur temporär verbessert werden kann, bietet die OATS-Technik hierbei die Möglichkeit, „vollwertigen" hyalinen Gelenkknorpel an die Stelle des Defektes zu bringen. Durch die Technik der autologen Entnahme entfällt zudem die bei der Verwendung von Allografts mögliche Übertragung viraler oder anderer Pathogene. Ferner kommt es zu keiner das Transplantat gefährdenden immunologischen Abstoßungsreaktion. Auf der anderen Seite ist bei allogenem Spendermaterial, das tiefgefroren oder bestrahlt konserviert wird, das Langzeitüberleben der Knorpelzellen äußerst fraglich. Autologes Gewebe steht allerdings nicht in unbegrenztem Maße zur Verfügung, was gerade bei großen Defekten unter Umständen problematisch und für einen Teil der postoperativen Morbidität verantwortlich sein kann. Gross [8] untersuchte 123 Patienten (Follow-up 1972 bis 1992) mit frischen osteochondralen Allografts für osteochondrale Defekte im Kniegelenk nach und fand eine Erfolgsrate von 95% nach 5 Jahren, von 71% nach 10 Jahren und von 60% nach 20 Jahren. Bobic berichtete 1996 [3] von ersten Ergebnissen der autologen Transplantation in arthroskopischer Technik, wobei nach 2 Jahren bei 10 von 12 Patienten gute bis sehr gute Ergebnisse erzielt werden konnten. 1999 veröffentlichte er eine weitere Arbeit mit ähnlich guten Ergebnissen [2]. Outerbridge [21] beschrieb die Verwendung von Autografts, entnommen aus der lateralen Patellafacette, wobei im Nachuntersuchungszeitraum von 6,5 Jahren bei allen 10 Patienten subjektiv zufriedenstellende Ergebnisse erreicht wurden. Von Hangody stammt die Technik der sog. „Mosaic Plasty" [11, 12], die ähnlich wie die OATS-Technik autologe Knorpel-Knochen-Zylinder in umschriebene osteochondrale Defektzonen transplantiert. Bei 107 so behandelten Patienten betrug hierbei der klinische Score nach einem follow-up von 5 Jahren im Mittel 82,5 [10].

Ein entscheidender Vorteil der Technik der autologen Knorpel-Knochentransplantation sind die im Vergleich zu anderen Verfahren, insbesondere der autologen Chondrozytentransplantation (ACI), verhältnismäßig geringen Kosten.

Zudem wird die ACI – im Gegensatz zur OATS-Transplantation – bei Beteiligung des subchondralen Knochens nicht empfohlen. Limitiert wird die OATS-Technik in erster Linie durch die Größe des aufzufüllenden Defekts. In Ermangelung von Spendermaterial ist bei der „herkömmlichen" OATS Technik nur die Transplantation bis zu einer Defektgröße von maximal 20–25 mm Durchmesser möglich. Bei größeren Läsionen führen wir unseren posterioren Kondylentransfer und in einer neuerdings verbesserten Technik die MEGA-OATS [4] Transplantation durch, bei der ein einzelner großer Zylinder in press fit Technik in die Defektzone eingesetzt wird. Problematisch bei dieser Technik, bei der größere Defekte unter Wiederherstellung einer physiologischen Gelenkkongruenz behandelt werden können, bleibt die Notwendigkeit der Entnahme des posterioren Femurkondylus mit möglicherweise langfristig nachteiligen Folgen. Allerdings treten auch bei der Entnahme der Zylinder aus der Femurtrochlea bei der OATS Technik passsager bei weniger als 10% der Patienten femoropatelläre Probleme an der Entnahmestelle auf. Die Kernspintomographie gestattet, insbesondere wenn sie mit i.v. Kontrastmittel durchgeführt wird, eine präzise Nachkontrolle nach OATS-Therapie. Durch die Kontrastmittelgabe gelingt der Nachweis der Vitalität des transplantierten Materials, ebenso können die Knorpeloberfläche und Kongruenz der Zylinder mit der Nachbarschaft beurteilt werden.

Für den Erfolg nach Transplantation osteochondraler Zylinder ist eine präzise und umsichtige Operationstechnik von eminenter Wichtigkeit. Die Einbringung der Knochenstanzen muß genau orthograd auf die Gelenkoberfläche erfolgen und die Länge der Zylinder muß genau der Tiefe des vorbereiteten Transplantatbettes entsprechen, so daß die Knorpeloberfläche des Transplantats genau mit der Umgebung abschließt. Steht der Zylinder etwas vor, kommt es zu einem unphysiologischen Anpreßdruck sowohl am überstehenden Transplantat als auch an der oppositionellen Knorpeloberfläche [1], was zum einen die Einheilung des Zylinders gefährdet als auch Knorpelschäden an der gegenüberliegenden Gelenkfläche verursachen kann. Ist der Zylinder dagegen zu tief eingebracht, nimmt er an der Druckverteilung im Gelenk nicht teil und ist damit funktionslos.

Kleinere und günstig am mittleren Abschnitt der Femurkondylen lokalisierte Defekte können in arthroskopischer OATS-Technik durchgeführt werden, was durch das Vermeiden der Arthrotomie einerseits die Komplikationsrate, andererseits die Rehabilitationszeit erheblich vermindert.

Zusammenfassend bietet die OATS-Technik eine wirkungsvolle, kausale und kostengünstige Therapie bei osteochondralen Läsionen, besonders am Knie, aber auch am OSG, am Ellbogen und an der Schulter, die technisch wenig aufwendig ist. Ideale Indikation sind umschriebene osteochondrale oder rein chondrale Defektzonen mit limitierter Größe. Die Therapie einer fortgeschrittenen Arthrose mit diffusen großflächigen Defekten nämlich wird einerseits durch das nur begrenzt zur Verfügung stehende Spendermaterial limitiert, andererseits ist der langfristige Erfolg bei einer großen Anzahl von transplantierten Zylindern ungewiß. Ganz entscheidend wichtig für den Therapieerfolg nach OATS ist wohl die konsequente Behandlung von zusätzlichen Pathologien, in erster Linie Instabilitäten oder Achsenfehlstellungen an der unteren Extremität. Die einzeitige oder zweizeitige Kreuzbandplastik bei instabilen Kniegelenken ist unserer Ansicht nach von entscheidender Wichtigkeit, da sie zum einen eine wichtige Ursache des Knorpelschadens – die Instabilität – beseitigt und andererseits nur bei einer stabilen Gelenksituation ein erfolgreiches Einheilen transplantierter Zylinder zu erwarten ist. Ebenso wichtig ist die unikompartimentelle Entlastung durch Korrektur signifikanter Varus- oder Valgusfehlstellungen, da bei unphysiologisch hoher Belastung einer transplantierten Gelenkregion die problemlose Einheilung der OATS-Stanzen zweifelhaft und ein dauerhafter Therapieerfolg damit wenig wahrscheinlich ist.

Neuerdings ist bei fehlendem Meniskus eine Neuerschaffung eines Stoßfängers durch Implantation einer Kollagengewebematrix (Collagen Meniscus Implantation CMI) im betroffenen Kompartiment möglich [24]. Hierdurch oder durch Transplantation von Meniskusallografts [25] ist durch eine gleichmäßigere Druckverteilung möglicherweise eine weitere Verbesserung der Langzeitresultate zu erreichen.

Literatur

1. Amis A (1998) Cartilage repair – a bioengineer's viewpoint. Newsletter International Cartilage Repair Society Issue Spring 98:3
2. Bobic V (1999) Autologe osteochondrale Transplantation zur Behandlung von Gelenkknorpeldefekten. Orthopäde 28(1):19-25
3. Bobic V (1996) Arthroscopic osteochondral autograft transplantation in anterior cruciate ligament reconstruction: a preliminary clinical study. Knee Surg Sports Traumatol Arthrosc 3(4):262-264
4. Brucker P, Agneskirchner JD, Imhoff AB (1999) „MEGA-OATS" – ein neues Operationsverfahren in der Behandlung großer osteochondraler Defekte am Femurkondylus. 16. Kongreß der deutschsprachigen Gemeinschaft für Arthroskopie, München, Abstraktband
5. Bruns J, Volkmer M, Luessenhop S (1993) Pressure distribution at the knee joint. Influence of varus and valgus deviation without and with ligament dissection. Arch Orthop Trauma Surg 113(1):12-19
6. Bruns J, Steinhagen J (1999) Transplantation of chondrogenic tissue in the treatment of lesions of the articular cartilage. Orthopäde 28(1):52-60
7. Garret J (1997) Osteochondral allografts. AAOS Instructional Course Lecture. Annual AAOS Meeting, pp 355-358
8. Gross AE (1997) Long term results of fresh osteochondral allograft for osteochondral defects of the knee secondary to trauma or osteochondrosis dissecans. AAOS Instructional Course Lecture, Course No: 329, Annual AAOS Meeting San Francisco
9. Hackenbroch MH Jr, Wirth CJ (1979) Gonarthrosis following persisting knee joint instability. Z Orthop 117(5):753-761
10. Hangody L, Karpati Z, Szerb I, Eberhard R (1996) Autologous osteochondral mosaic like graft technique for replacing weight bearing cartilage defects. 7th Congress of the ESSKA, Budapest, Hungary, Abstract
11. Hangody L, Kish G, Karpati Z, Udvarhelyi I, Szigeti I, Bely M (1998) Mosaicplasty for the treatment of articular cartilage defects: application in clinical practice. J Orthopedics 21(7):751-756
12. Hangody L (1998) Autogenous osteochondral mosaicplasty for the treatment of focal chondral and osteochondral defects of the femoral condyle. In: Imhoff AB, Burkart A (Hrsg) Knieinstabilität – Knorpelschaden. Steinkopff, Darmstadt
13. Homminga GN, Bulstra SK, Bouwmeester PS, van der Linden AJ (1990) Perichondral grafting for cartilage lesions of the knee. J Bone Joint Surg Br 72(6):1003-1007
14. Imhoff AB, Öttl GM, Burkart A, Traub S (1999) Osteochondrale Autograft-Transplantation an verschiedenen Gelenken. Orthopäde 28(1):33-44
15. Imhoff AB, Oettl GM (2000) Arthroscopic and open techniques for transplantation of osteochondral autografts and allografts in different joints. In: Grifka J, Ogilvie-Harris J (eds) Osteoarthritis – fundamentals and strategies for joint preserving treatment. Springer, Berlin Heidelberg New York, in print
16. Lorentzon R, Alfredson H, Hildingsson C (1998) Treatment of deep cartilage defects of the patella with periosteal transplantation. Knee Surg Sports, Traumatol Arthosc 6(4):202-208
17. Lysholm J, Gillquist J (1982) Evaluation of knee ligament surgery results with special emphasis on use of a scoring scale. Am J Sports Med 10(3):150-154
18. Matsusue Y, Yamamuro T, Hama H (1993) Arthroscopic multiple osteochondral transplantation to the chondarl defect in the knee associated with anterior cruciate ligament disruption. Arthroscopy 9(3):318-321
19. McKellop HA, Sigholm G, Redfern FC, Doyle B, Sarmiento A, Luck JV (1991) The effect of simulated fracture-angulations of the tibia on cartilage pressures in the knee joint. J Bone Joint Surg Am 73(9):1382-1391
20. Mori R, Ochi M, Sakai Y, Adachi N, Uchio Y (1999) Clinical significance of magnetic resonance

imaging (MRI) for focal chondral lesions. Mang Reson Imaging 17(8):1135-1140
21. Outerbridge HK, Outerbridge AR, Outerbridge RE (1995) The use of a lateral patellar autologous graft for the repair of a large osteochondral defect in the knee. J Bone Joint Surg Am 77(1):65-72
22. Roscher E, Martinek V, Imhoff AB (1998) Vordere Kreuzbandplastik und valgisierende hohe Tibiaosteotomie als kombiniertes Vorgehen bei anteriorer Instabilität und Varusmorphotyp. Zentralbl Chir 123(6):1-8
23. Steadman JR, Rodkey WG, Briggs KK, Rodrigo JJ (1999) The microfracture technic in the management of complete cartilage defects in the knee joint. Orthopäde 28(1):26-32
24. Stone KR, Steadman JR, Rodkey WG, Li St (1997) Regeneration of meniscal cartilage with use of a collagen scaffold. Analysis of preliminary data. J Bone Joint Surg Am 79(12):1770-1777
25. Ticker J, Yoldas E, Harner C (1998) Meniscal transplantation: Pittsburgh experienence. In: Imhoff AB, Burkart A (Hrsg) Knieinstabilität - Knorpelschaden. Steinkopff, Darmstadt
26. Tippet JW (1996) Articular cartilage drilling and osteotomy in osteoarthritis of the knee. In: McGinty JB, Caspari RB, Jackson RW, Poehling GG (eds) Operative artroscopy, 2nd edn. Raven Press, Philadelphia, NY, ppv411-426
27. Wagner H (1964) Operative Behandlung der Osteochondrosis dissecans des Kniegelenkes. Z Orthopädie 62-64

Mosaikplastik

T. Kinateder, F. Hoffmann

Die Mosaikplastik ist eine Methode der autologen osteochondralen Transplantation zur Therapie lokalisierter Knorpeldefekte. Anfang der 90er Jahre von László Hangody in Budapest zunächst im Tierversuch erprobt, findet sie seit 1992 Verwendung am Menschen.

Bei dieser Technik werden osteochondrale Zylinder verschiedener Durchmesser aus wenig belasteten Zonen des femoro-patellaren Gelenkes gewonnen und in entsprechend vorbereitete Defektregionen eingesetzt. Zielt ist es, den chondralen Defekt der artikulierenden Gelenkfläche (Abb. 1) erneut mit hyalinem Knorpel zu schließen, wobei aus geometrischen Gründen jedoch nur eine Deckung der Defektfläche von 70-80% zu erzielen ist. Die verbliebenen Zwischenräume werden durch ein Faserknorpelregenerat aus aktivierten Knochenmarksstammzellen verschlossen. Das stabile Einheilen des Knorpelknochenzylinders erfolgt durch Osteointegration im Sinne einer Frakturheilung.

Indikationen für diese Operationstechnik sind biomechanische Chondropathien, traumatische Knorpelläsionen und die Osteochondrosis dissecans des Knie- und oberen Sprunggelenkes. Gelenkerkrankungen mit Alteration des synovialen Milieus wie z. B. entzündliche Prozesse oder generalisierte Arthrosen stellen Kontraindikationen dar. Anwendung findet die Methode bei Patienten unterhalb des 50. Lebensjahres, da im fortgeschrittenen Alter biochemische Veränderungen der Synovialflüssigkeit die Integration der Transplantate erschweren.

Voraussetzungen für einen langfristigen Therapieerfolg sind die intakte bzw. rekonstruierbare Statik und Kinematik des operierten Gelenkes. Dementsprechend können begleitend zur Mosaikplastik stabilisierende und achsenkorrigierende Operationen des betroffenen Gelenkes erforderlich sein.

Operationstechnik

Der operative Eingriff beginnt mit einer diagnostischen Arthroskopie und evtl. zusätzlich notwendigen arthroskopischen Operationen. Eine perioperative single-shot Antibiose ist empfehlenswert. Sind Größe und Lage der Knorpelläsion gut einsehbar und ein direkter, senkrechter Zugang zum Defekt möglich, erfolgt die arthroskopische Mosaikplastik, ansonsten ist ein Umsteigen auf die offene Technik notwendig.

Zunächst werden die Kanten der Läsion zirkulär bis zum intakten hyalinen Knorpel zurückgeschnitten und die Ränder rechtwinklig ausgebildet (Abb. 2). Anschließend wird der Grund des Defektes mit einer Fräse bis auf den gesunden, subchondralen Knochen abradiert (Abb. 3). Mit Hilfe von Bohrhülsen werden nun Anzahl und Durchmesser der zur optimalen Defektdeckung benötigten Transplantate ermittelt (Abb. 4).

Diese ersten operativen Schritte können an der medialen und lateralen Femurkondyle arthroskopisch, an der Patella mittels Arthrotomie und an der medialen Talusrolle mit Hilfe einer Innenknöchelosteotomie ausgeführt werden.

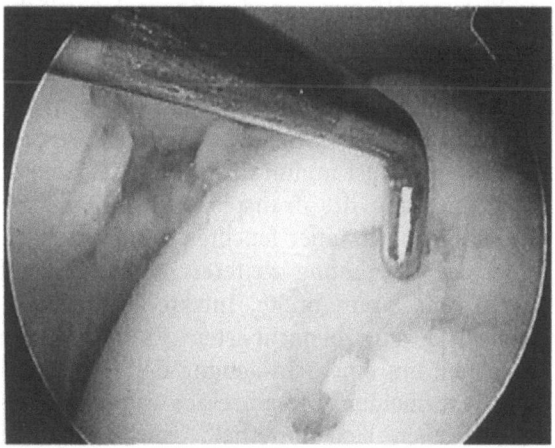

Abb. 1. Umschriebener Knorpeldefekt in der artikulierenden medialen Femurkondyle

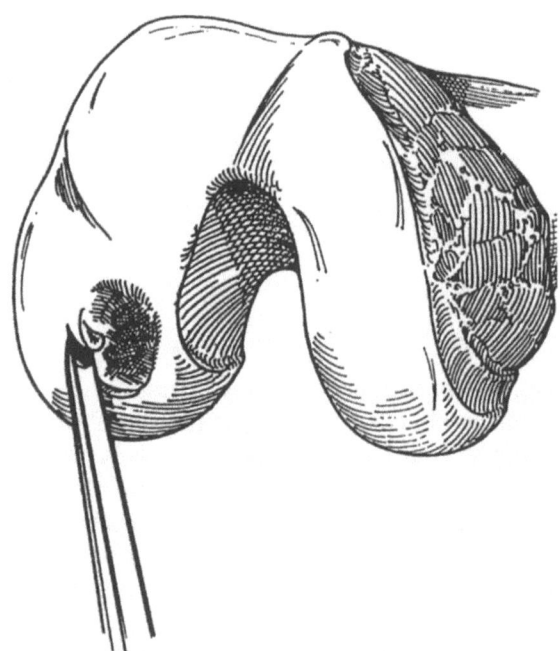

Abb. 2. Präparation der Knorpeldefektränder bis zum gesunden hyalinen Knorpel

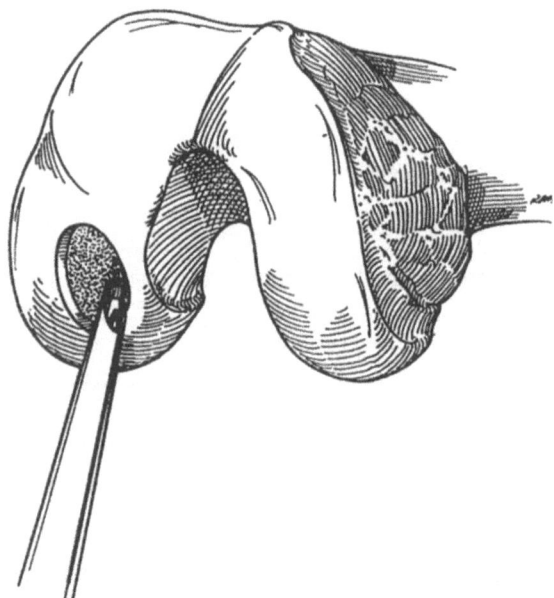

Abb. 3. Abrasion der Defektregion bis auf den vitalen subchondralen Knochen

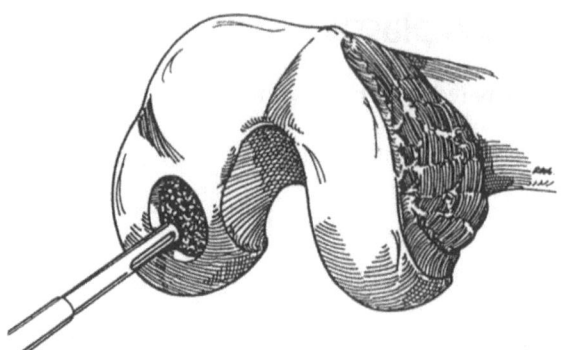

Abb. 4. Anzahl und Größe der benötigten Knorpel-Knochen-Zylinder werden bestimmt

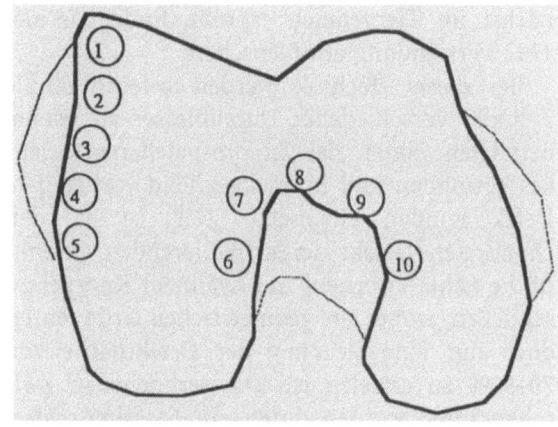

Abb. 5. Bevorzugte femorale Entnahmestellen (1, 2, 9, 10 mit signifikant niedrigeren Druckspitzen)

Die Entnahme der Knorpelknochenzylinder erfolgt aus den gering artikulierenden Anteilen der medialen bzw. lateralen Trochlea femoris, sowie entlang der interkondylären Notch. Intraartikuläre Druckmessungen bei Extension und Flexion des Kniegelenkes belegen, daß keine der üblichen Entnahmestellen völlig frei von Kontaktdruck ist, jedoch signifikante Druckunterschiede im Einzelnen vorliegen (Abb. 5).

Spezialrundmeißel (Durchmesser 2,5/3,5/4,5/ 6,5/8,0 mm) werden über arthroskopische Portale in das Gelenk eingebracht und senkrecht zur Gelenkfläche eingeschlagen, bis die Tiefenmarkierung (15 mm) an der Knorpeloberfläche zu liegen kommt. Durch vertikale und horizontale Bewegungen des Meißels wird der Zylinder an der Spitze gebrochen und kann in dem Instrument aus dem Gelenk entnommen werden. Es folgt die Bestimmung der Bohrtiefe durch Längenmessung des Transplantates und dessen Aufbewahrung in einer feuchten Kompresse.

Bei der Gewinnung weiterer Zylinder ist auf eine jeweils 3 mm breite, intakte Knorpelknochenbrücke zur benachbarten Entnahmestelle zu achten, um eine Schwächung der Femurkondyle zu vermeiden. Die einzelnen Entnahmestellen schließen sich innerhalb von 6 Wochen postoperativ ohne weitere Therapie, wobei histologische Untersuchungen ein Einwachsen von

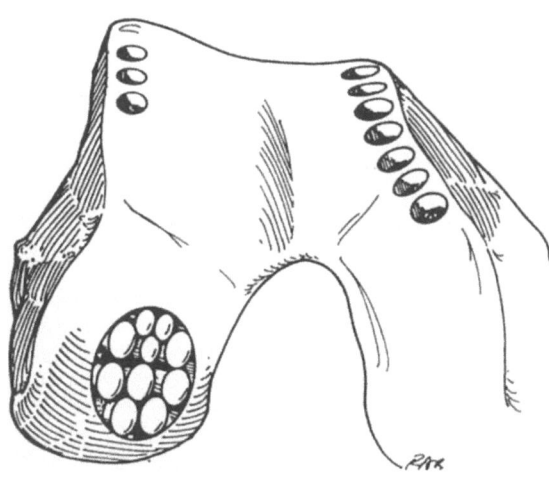

Abb. 6. Defektregion und Entnahmestellen am Ende der Operation

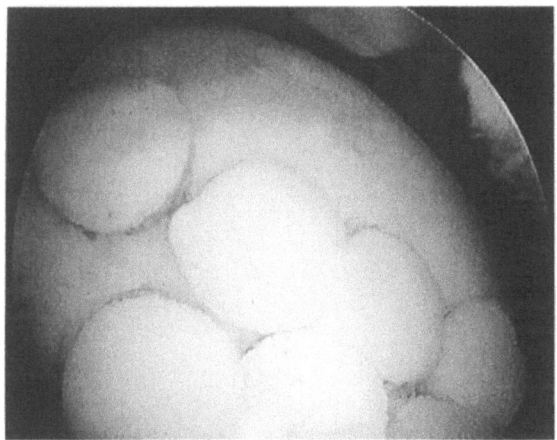

Abb. 7. Defektdeckung durch Mosaikplastik mit 7 Knorpel-Knochen-Zylindern

Spongiosa mit einer Oberflächenschicht aus Faserknorpel belegen.

Zur Implantation der gewonnenen osteochondralen Transplantate wird die zum Zylinderdurchmesser passende Bohrhülse senkrecht auf den subchondralen Knochen aufgesetzt. Es folgt eine Bohrung 5 mm tiefer als die Länge des zu implantierenden Zylinders und die Impaktierung der Spongiosa im Bohrkanal mit Hilfe eines konisch gearbeiteten Dilatators. Abschließend wird der osteochondrale Zylinder durch die immer noch einliegende Bohrhülse vorgeschoben und mit dem Eindrückstempel niveaugerecht zur umliegenden Knorpeloberfläche in den Bohrkanal eingepaßt (Abb. 6, 7). Dieser Arbeitsablauf wiederholt sich nun, bis alle Transplantate verankert sind. Bei einer abschließenden Kontrolle können überstehende Zylinder evtl. noch geringfügig tiefer gepreßt werden. Mehrfaches Druchbewegen des Gelenkes unter axialer Belastung beschließt die Operation.

Die Nachbehandlung ist funktionell, um eine möglichst gute Ernährungssituation des Gelenkknorpels zu gewährleisten. Bewegungsübungen und isometrisches Muskelaufbautraining sind zu empfehlen. Um ein Tiefertreten der Transplantate zu verhindern und deren ossäre Integration zu erreichen, wird das betroffene Gelenk in den ersten 4 postoperativen Wochen vollständig entlastet, anschließend für weitere 2 Wochen zunehmend teilbelastet. Mit sportlichen Aktivitäten sollte nicht vor Ablauf von 6 Monaten begonnen werden.

Nachuntersuchungsergebnisse existieren bisher für den Einsatz der Mosaikplastik an der medialen und lateralen Femurkondyle, der Patella und der Talusrolle. Der Gebrauch der Methode an anderen Gelenken und an der Tibia ist zum momentanen Zeitpunkt noch als experimentell zu beurteilen.

Die 5-Jahresergebnisse einer Multicenterstudie von L. Hangody mit 128 Patienten zeigen für die arthroskopische Mosaikplastik an den Femurkondylen bei 87% der Patienten gute und sehr gute Ergebnisse. Die Komplikationsrate liegt mit 3,1% Arthrofibrose und 1,5% Synovialitis in einem vertretbaren Rahmen. Des weiteren berichtet Hangody über 100% gute und sehr gute Ergebnisse bie 11 Patienten mit Mosaikplastik bei Osteochondrosis dissecans am Talus (2 Jahre follow-up).

Literatur

Hangody L, Kish G, Kárpáti Z (1998) Mosaicplasty for the treatment of articular cartilage defects: application in practice. Orthopaedics 21(7):751–756

Hangody L, Kish G, Kárpáti Z, Szerb I (1997) Arthroscopic autogenous asteochondral mosaicplasty for the treatment of femoral condylar articular defects. A preliminary report. Knee Surg Sports Traumatol Arthrosc 5(4):262–267

Kish G, Modis L, Hangody L (1999) Osteochondral mosaicplasty for the treatment of focal and osteochondral lesion of the knee and talus in the athlete. Rationale, indications, techniques and results. Clin Sports Med 18(1):45–66

Simonian P, Sussmann P, Wickiewicz T, Paletta G, Warren R (1998) Contact pressures at osteochondral donor sites in the knee. Am J Sports Med 26:491–494

Knieendoprothetik

Patienten und implantatbezogene Indikationsstellung in der Knieendoprothetik

G. Bontemps

Vor ca. 50 Jahren wurden die ersten erfolgreichen alloplastischen Erstoperationen am Kniegelenk durchgeführt. Die Tibiaplateaus von Mac Intosh und Mc Keever, die Femurkappen von Aufranc sind an dieser Stelle besonders zu erwähnen. Scharnierprothesen wurden von Walldius, Shiers und Young zur Anwendung gebracht. In den 70er Jahren setzte dann eine stürmische Entwicklung ein, die zahlreiche Modelle auf den Markt brachte. Hierbei wurden zum Teil sehr unterschiedliche Designkonzepte verwirklicht. Zahlreiche Konstruktionsideen haben sich nicht bewährt und verschwanden vom Markt. Bei manchen war dies aus heutiger Sicht vorhersehbar. Andere Prothesenkonzepte bewährten sich und wurden mit den vielfältigen Erkenntnissen, die in den nachfolgenden Jahren gewonnen wurden, stetig weiterentwickelt. Verbessertes Design der Prothese mit adäquater Verankerung, hilfreiches Instrumentarium und Standardisierung der Operationstechniken bewirkten Ergebnisse, die auch noch nach 10 Jahren in über 90% als gut bis sehr gut zu bezeichnen sind.

Die Qualität der Ergebnisse und umfangreiche Erfahrungen haben die Indikationsstellung zum künstlichen Kniegelenkersatz erweitert. Der gegenwärtige Stand soll im folgenden umrissen werden.

Die wesentlichen *allgemeinen Entscheidungsfaktoren* sind:

Ausgeprägte bis starke Schmerzen bei Belastung und gegebenenfalls auch in Ruhe sollten vorliegen. Art und Umfang des Analgetikabedarfes ist hier bedeutungsvoll für die Einschätzung der Schwere der Schmerzen.

Die Funktionseinschränkung sollte erheblich sein und dementsprechend die Lebensqualität stark beeinträchtigen. Hier gibt es sicherlich große individuelle Unterschiede, je nach Sensibilität bzw. Indolenz. Eine Richtlinie ist, wenn die Gehfähigkeit unter eine Stunde absinkt. Die Benutzung eines Handstockes, Behinderungen beim Treppensteigen und bei anderen Alltagsverrichtungen sind ebenfalls in Rechnung zu stellen.

Das Alter - und zwar das biologische - ist ein entscheidender Faktor. Wenn der Patient 65 Jahre überschritten hat, fällt die Entscheidung für den arthroplastischen Ersatz leichter. Für den Extremfall ohne therapeutische Alternative gibt es aber keine Alterbegrenzung, weder nach unten, noch nach oben.

Die Konstitution und hier besonders das Körpergewicht sind bedeutsam. Es kann die Langzeithaltbarkeit der Prothese beeinträchtigen, ähnlich wie überhöhte Beanspruchungen durch Beruf oder private Aktivitäten. Ein 50-jähriger Bauarbeiter sollte seinen Beruf aufgeben, ein Büroangestellter kann auch mit einer Knieendoprothese seiner Tätigkeit weiter nachgehen. Die Freizeitaktivitäten sind gleichfalls zu berücksichtigen und müssen realistisch eingegrenzt werden. Tennis, Kontaktsportarten und Skilaufen kann man durchaus mit einer gelungenen Umstellungsosteotomie, sollte man aber nicht mit einem künstlichen Gelenkersatz betreiben. Letzterer kann Wandern, Golfspielen, Schwimmen u. ä. Tätigkeiten durchführen, die keine Stoßbelastung beinhalten.

Die *lokalen Entscheidungsfaktoren* werden durch die klinische und radiologische Untersuchung objektiviert. Die schwere Gelenkdestruktion und das Ausmaß der Achsdeformität - sowohl frontal als auch sagittal - sind äußerst wichtig. Weiterhin bedeutsam sind Bandstabilität bzw. -instabilität und der Bewegungsumfang.

Der neurovaskuläre Status, die Haut- und Weichteilverhältnisse, die Grunderkrankungen sowie der Zustand der Nachbargelenke sind ebenfalls Kriterien, die den Entscheidungsprozeß beeinflussen.

Die Röntgenuntersuchung des Kniegelenkes beinhaltet als Basis die üblichen 3 Ebenen: anterior-posterior, seitlich und Patella tangential. Dazu gehört außerdem unabdingbar die Ganz-

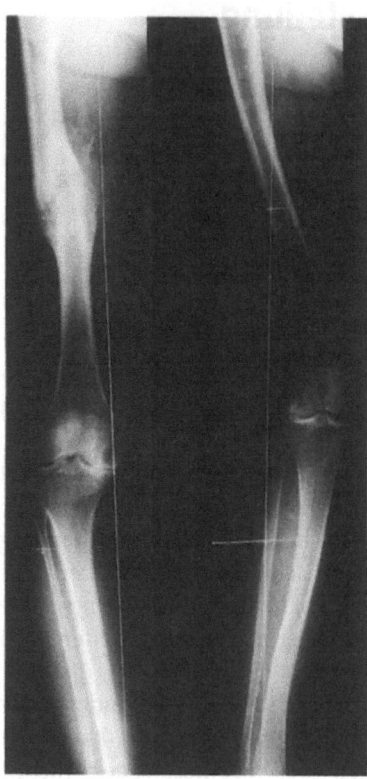

Abb. 1. Ganzbeinstandaufnahmen mit Darstellung kniegelenksferner Deformitäten

Tabelle 2. Differentialindikation

	Osteotomie	Unikompartimenteller Ersatz
Alter (Jahre)	< 60	> 70
Gewicht (kg)	> 100	< 100
Beruf	belastend	sitzend
Flexion (Grad)	> 90	< 90
Extension (Grad)	< −15	< −20
Achsdeformität (Grad)	< 15	< 20
Subluxation	nein	nein/ja
Knorpelglatze (%)	< 50	> 50
Kompartiment (cl)	0–I	I–II

beinstandaufnahme (evtl. in leichter Kniebeuge). Sie ermöglicht die Berücksichtigung auch kniegelenksferner Deformitäten, seien sie konstitutionell oder posttraumatisch (siehe Abb. 1).

Gegebenenfalls können zusätzliche Belastungsaufnahmen a-p in 20° Flexion und seitlich in Extension, gehaltene Aufnahmen mit Varus- und Valgusstreß sowie Tomographien und Szintigraphien von Nutzen sein.

Nach Beurteilung der angeführten Faktoren muß unter den operativen Optionen entschieden werden (siehe Tabelle 1):

Die Arthroskopie bietet Behandlungsmöglichkeiten nur bei leicht- bis mittelschweren Verän-

Tabelle 1. Operative Optionen

- Arthroskopie: Chondroplastik
  Debridement
- Osteotomie: Tibia
  Femur
  – unikompartimenteller Gelenkersatz
  – bi- und trikompartimenteller Ersatz
  – Arthrodese

derungen. Bei wirklich starken Schäden sind die Ergebnisse schlecht. Die Arthroskopie kann aber hilfreich sein bei der Objektivierung von Schwere und Ausdehnung der Destruktionen. Sie kann somit zur Differenzierung von Umstellung und Arthroplastik herangezogen werden.

In Tabelle 2 sind die Faktoren aufgelistet, welche für die Entscheidung zur Osteotomie und zum unikompartimentellen Ersatz besonders bedeutsam sind:

Die *Umstellung* wird vorgezogen bei jüngeren Patienten unter 60 Jahren, besonders wenn sie übergewichtig sind und einen hohen Funktionsbedarf, sei es beruflich oder privat, haben. Sie sollten 90° flektieren können und weniger als 15° Beugekontraktur haben. Die Achsabweichung sollte unter 15° liegen und es sollte keine wesentliche Subluxatuion bzw. Instabilität vorliegen. Die Knorpelglatze sollte nicht mehr als 50% der Gelenkfläche ausmachen und das gegenseitige Kompartiment weitgehend intakt sein. Ein vorangegangener Infekt ist kein Ausschlußkriterium.

Die Indikation zum *unikompartimentellen Ersatz* ist, was die lokalen Vorraussetzngen betrifft sehr ähnlich (siehe Tabelle 2 und Abb. 2 u. 3).

Die Kontraindikationen für die UKA sind in Tabelle 3 dargestellt:

Absolute Kontraindikation für die Schlittenendoprothese stellen die systemischen rheumatischen und metabolischen Grunderkrankungen dar. Nur in ausgebrannten Fällen rheumatoider Arthritis mit überwiegend unikompartimenteller Destruktion kann es eine Ausnahmeindikation für die Versorgung mit einer Schlittenprothese geben. Schwere Achsabweichungen über 20° stellen ebenfalls eine Kontraindikation dar, insbesondere wenn sie kontrakt sind. Die Achs-

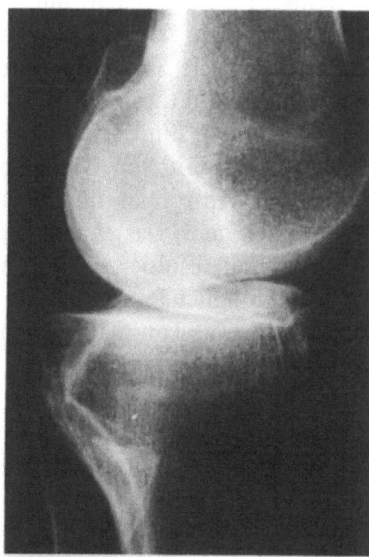
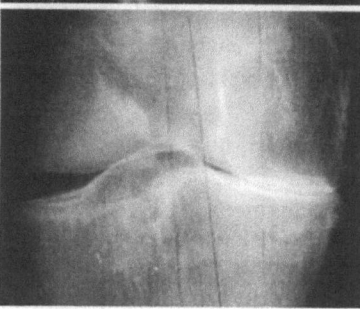

Abb. 2 und 3. Typische Röntgenbefunde für die Indikation zum unikompartimentellen Gelenkersatz

Tabelle 3. UKA Kontraindikationen

	Relativ	Absolut
Grunderkrankung		
CP, JCA, BE, SLE		+
Bakterielle Arthritis		+
Ochronose		+
Hämophilie		+
Chondrocalcinose	+	
Pigment. villonod. Synovitis		+
Befund		
Achsdeformität > 20°		+
Beugekontraktur > 20°	+	
Bewegungsumfang < 60°	+	
Subluxation	+	
Instabilität med./lat.	+	
ACL Insuffizienz		+
Knorpeldefekt kontralat. Kompartiment		+
Knorpeldefekt Patella	+	
Z. n. Tibiakopfosteotomie	+	

deformität sollte grundsätzlich passiv ganz oder zumindest subtotal korrigierbar sein.

Eine Beugekontraktur über 20° und ein Bewegungsumfang unter 60° sind relative Hindernisse. Tibiale Subluxationen sowie mediolaterale Instabilität sind nur leichtgradig zu akzeptieren. Ein defektes vorderes Kreuzband verbietet den Einsatz einer Schlittenendoprothese, weil alle Konzepte rein kraftschlüssig sind. Dies ist häufig der entscheidende Faktor.

Das kontralaterale Kompartiment darf leichtgradige Knorpelschäden im Sinne einer Malacie bzw. der Chondrose Stadium I–II aufweisen. Darüber hinausgehende Läsionen sind eine absolute Kontraindikation. Die Patella hingegen darf auch schwere Schäden der Chondrose Stadium III bis umschrieben IV aufweisen, insbesondere wenn sie die Facette auf der Seite des betroffenen Kompartimentes betreffen. Eine vorausgegangene Tibiakopfosteotomie ist ein relatives Hindernis.

Nach den Limitierungen sollen die Vorteile der Schlittenprothese jedoch auch genannt werden. Der Erhalt des gegenseitigen Kompartimentes, der Patella und des vorderen Kreuzbandes ist bedeutsam für die Propriozeption. Es resultiert eher das Gefühl eines „normalen" Gelenkes. Für das Gehen und Treppensteigen wurde dies auch nachgewiesen. Der Eingriff selbst ist kürzer, weniger belastend, der Blutverlust geringer und die Rekonvaleszenz demgemäß schnell. Dies ist besonders für ältere Patienten bedeutsam. Die Kosten sind geringer, was auch zunehmend wichtig ist. Die Komplikationsrate ist gering (1–2% pro Jahr), wenn man die Indikationsgrenzen respektiert, regelrecht operiert und nicht überkorrigiert. Wenn die genannten Voraussetzungen nicht gegeben sind, sollte die totale Kniearthroplastik erfolgen – heute in der Regel als trikompartimenteller Oberflächenersatz.

In Tabelle 4 sind die wesentlichen Faktoren benannt, die in diesem Fall für die *TKA-Indikation* entscheidend sind:

Tabelle 4. TKA Indikationen

Destruktion	> 1 Kompartiment
Achsdeformität	> 20°
Flexion	< 60°
Extension	> –20°
Subluxation	+
Instabilität	+

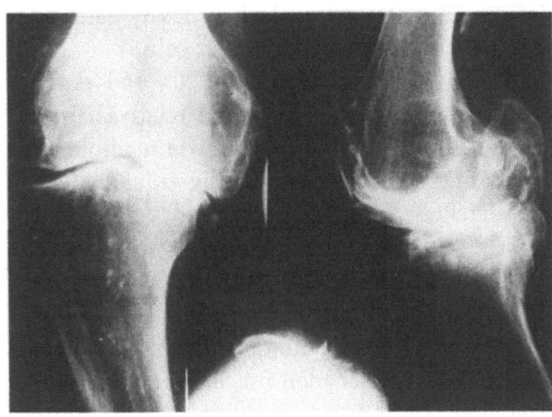

Abb. 4. Schwere subluxierende Gonarthrose

Destruktionen in zwei oder drei Kompartimenten – egal welcher Ursache. Auch Achsdeformitäten über 20°, Beugefähigkeit unter 60° und Streckdefizite über 20° können hiermit versorgt werden. Stärkere Subluxationen und Instabilitäten sind ebenfalls zu korrigieren (siehe Abb. 4). Je nach Ausmaß und Schwere der genannten Faktoren wird zu entscheiden sein, ob das hintere Kreuzband zu erhalten ist oder geopfert werden muß.

Es gibt Argumente sowohl für als auch gegen den Erhalt des PCL:

Für den Erhalt spricht, daß das PCL meist vorhanden ist und die posteriore Stabilität erhöhen kann, was besonders beim Treppabgehen wichtig ist. Dadurch kann der Verankerungsstreß der tibialen Komponente reduziert werden. Der femurale Rückschub kann Beugung und Extensionskraft verbessern.

Zahlreiche Untersuchungen haben aber gezeigt, daß PCL-erhaltende Prothesen diesbezüglich gegenüber PCL-resezierenden Konzepten keine signifikanten Vorteile aufweisen. Die biomechanische Funktion des PCL ist beeinträchtigt, weil das ACL fehlt. Das PCL ist in seiner Festigkeit und seinen propriozeptiven Eigenschaften deutlich degenerativ beeinträchtigt. Außerdem ist eine funktionsadäquate Vorspannung des Bandes operationstechnisch sehr schwierig herzustellen.

Für die PCL-Exzision spricht auch die vereinfachte Operationstechnik. Die größere femurotibiale Distanz erlaubt die Verwendung dickerer Polyaethylenlager oder eine sparsamere Tibiakopfresektion. Größere Konformität der Artikulationspartner ist möglich und reduziert den Polyaethylenverschleiß.

Schwere Deformitäten führen häufig zu einer Elongation des Kapsel-Band-Apparates auf der Konvexseite. Die Korrektur durch einen Release kontrakter Strukturen auf der Konkavseite wird durch das PCL limitiert. Es verhindert die Distraktionsfähigkeit von Tibia zu Femur. Dieses Hemmnis kann man durch Verlängerung des PCL beseitigen. Das Ausmeißeln des tibialen Ansatzes mit resultierender Kranialverschiebung ist eine Möglichkeit. Doch ob hierdurch eine funktionsfähige Länge und Spannung des hinteren Kreuzbandes erreicht wird, erscheint heute eher fraglich. Man kann auch die elongierten Kapsel-Band-Anteile auf der Konvexseite durch Distalisierung straffen. Letzteres hat aber keine weitere Verbreitung gefunden. Bei wirklich schweren Deformitäten ist es technisch sicherlich einfacher und erfolgversprechender, das hintere Kreuzband zu resezieren und eine Prothese zu verwenden, die die PCL-Funktion ersetzt.

Es gibt nur wenige Kontraindikationen zur totalen Kniegelenkarthroplastik. Hier ist besonders das neuropathische Gelenk anzuführen. Ein defekter Streckmechanismus sowie schwere Haut- und Weichteilschäden bedingen relative Einschränkungen, wenn man alle Möglichkeiten moderner Rekonstruktionstechniken ausschöpft.

Die Indikation für *verblockte Knieendoprothesen* ist durch den partiell formschlüssigen bzw. „semiconstrained" Oberflächenersatz in den Hintergrund gedrängt worden (siehe Tabelle 5). Ihre Anwendung gilt aber immer noch als sinnvoll bei ausgedehntem Knochenverlust, z.B. bei Prothesenrevisionen und Tumoren sowie bei extremen Deformitäten. Auch bei massiver Instabilität und Kontraktur kann ihre Anwendung leichter und erfogreicher sein als der konkurrierende Oberflächenersatz. Letztere sind nicht knochensparender und haben auch lange Markraumstiele. Die Stabilität wird jedoch häufig mit starker Distraktion von der Tibia gegen den Femur und dem hierdurch hervorgerufenen Tiefstand der Patella erkauft.

Tabelle 5. Indikation verblockte TKA

Knochenverlust	schwer
Prothesenrevision	+
Tumor	+
Achsdeformität	> 50°
Instabilität	massiv
Beugekontraktur	> 50°

Die guten bis hervorragenden Ergebnisse auch über 10 Jahre und länger (z. B. von Blauth- oder Endorotationsprothese) favorisieren diese Systeme bei den genannten Indikationen.

Die Notwendigkeit eines *Patellaersatzes* wird besonders bei degenerativen Grunderkrankungen widersprüchlich bewertet. Es gibt Studien, die hierbei keinen wesentlichen Unterschied in den Ergebnissen feststellen - andere, die eine gewisse Überlegenheit des Patellaersatzes registrieren. Der Patellaersatz ist jedoch mit Komplikationen belastet, die 5–30% der Fälle betreffen. Komponentenlockerungen und Polyaethylenverschleiß stehen hier im Vordergrund. Mit Änderungen im Prothesendesign (Trochlea ohne Ventralisation und nach kaudal verlängert, größere Polyaethylenartikulationsflächen und dickere Wandstärken) darf man eine Senkung der Komplikationsrate erwarten.

Ich persönlich verwende den Patellaersatz regelhaft bei allen entzündlich - rheumatischen Erkrankungen. Dies besonders unter dem Aspekt der Beseitigung von Immunkomplexen auch im Patellaknorpel. Ansonsten führe ich den Patellaersatz nur in Ausnahmefällen durch. Mit diesem Vorgehen waren in den letzten 10 Jahren in nur 1,5% der Fälle ein sekundärer Patellaersatz notwendig.

Im folgenden soll noch kurz auf die *zementfreie Implantationstechnik* eingegangen werden. Die Vorteile des Zementes sind allgemein bekannt und bedürfen keiner weiteren Erläuterung. Die Zementfixation stellt immer noch den „*golden standard*" dar. Keine Prothese scheitert primär wegen des Zementes, sondern wegen Misalignement, Instabilität oder PE-Verschleißproblemen. Die Verwendung von Zement hat aber auch folgende Nachteile: Toxizität, niedrige Zug- und Scherkraftfestigkeit, Abrasivität, Erhöhung der Infektionsgefahr und Verminderung der Spongiosaelastizität.

Die Vermeidung des Zementes ist deshalb sinnvoll. Voraussetzung für eine zementfreie Verankerung sind strukturierte Prothesenrückflächen, z. B. durch aufgesinterte Kugeln, die einen Gewebe- oder Knocheneinwuchs ermöglichen. In den letzten Jahren werden - zum Teil zusätzlich - bioaktive Beschichtungen (z. B. Hydroxylapatit) aufgebracht, um den Knocheneinwuchs zu verbessern. Voraussetzung beim Patienten ist vitaler, tragfähiger Knochen auf mindestens 2/3 der Auflagefläche. Es muß eine einwandfreie Primärstabilität erzielt werden. Zysten werden mit autolog gewonnener Spongiosa auf-

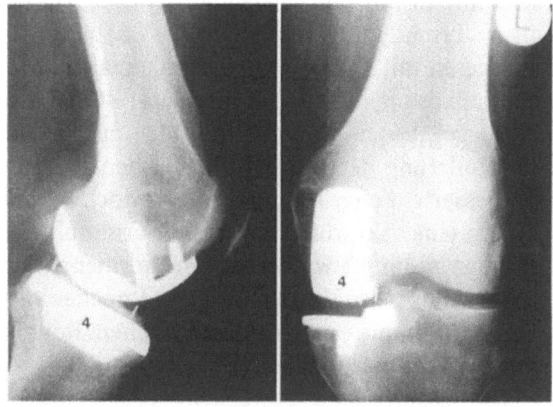

Abb. 5. Zementfreie AMC-Schlittenprothese mit stabilem Interface, 4 Jahre nach Implantation

gefüllt. Größere randnahe Defekte werden stufenförmig reseziert und ebenfalls mit autologem Knochenmaterial versorgt.

Ich habe 1983 die zementfreien Implantationen mit der PCA-Prothese begonnen. Bei 107 Versorgungen wurden 14 Lockerungen der Patellakomponente registriert. Dies war ein spezielles Designproblem. Vier Lockerungen geschahen an der tibialen Komponente, und zwar alle in den ersten 1 bis 2 Jahren. Die LCS-Prothese verwende ich seit 1986 und überblicke über 200 Fälle. Es wurden hier keine Lockerungen einer Prothesenkomponente festgestellt. Wir verwenden ein zementfreies Schlittensystem mit Hydroxylapatitbeschichtung seit 7 Jahren. Bei etwa 100 Fällen gab es auch hier bisher keine Komponentenlockerungen (siehe Abb. 5).

Man kann resumierend feststellen, daß die zementfreie Implantation zwar operationstechnisch anspruchsvoll, bei entsprechendem Design aber sehr zuverlässig ist. In dem Maße, wie die Lockerungsproblematik in den Hintergrund getreten ist und sich die Standzeiten der Prothesen verlängert haben, tritt die *Verschleißproblematik des Polyaethylens* zunehmend in den Vordergrund. Polyaethylenverschleiß ist multifaktoriell beeinflußt. Herausragend ist hier die spezifische Flächenpressung. Sie ist abhängig von der Größe der Kontaktflächen und den einwirkenden Kräften. Bei inkongruentem Kontakt entstehen zentral Druckkräfte und randständig Zugkräfte. Beim Abrollen des Femur auf der planen oder nur leicht gemuldeten Tibiakomponente kommen die Auflagepunkte somit unter eine zyklische Druck-Zugbeanspruchung. Wenn hierbei die Materialgrenzwerte des Polyaethylens überschritten werden, die von den Herstellern mit 10 Mpa angegeben wird, droht frühzeitiger Ermüdungsverschleiß. Dies betrifft alle Prothesen mit Punkt- oder Linienkontakt.

Die Lösung für dieses Problem ist bei den z. Zt. gegebenen Werkstoffen nur durch eine Vergrößerung der Artikulationsflächen möglich. Verbesserte Kongruenz bedeutet jedoch gleichzeitig eine Vergrößerung des Formschlusses. Hieraus resultiert wiederum eine vermehrte Beanspruchung der Verankerung im Knochen. Außerdem kommt es zum kinematischen Konflikt mit dem Kreuzbandapparat.

Die Lösung sind bewegliche Lager, wie sie zuerst von Goodfellow für die Oxford-Prothese eingeführt wurden. Bewegliche Lager sind aber luxationsgefährdet, wenn Beuge- und Streckspalt nicht identisch sind. Außerdem stellt die niedrige Intrinsicstabilität solcher Konzepte höhere Anforderungen an den Kapsel-Bandapparat.

Mit Erfahrung und guter Operationstechnik lassen sich aber diesbezügliche Komplikationen vermeiden. Um die Polyaethylenverschleißproblematik zu minimieren, sollte man zumindest bei jüngeren, aktiven und schwergewichtigen Patienten Prothesen mit kongruenten Artikulationsflächen verwenden.

KAPITEL 17

Differentialindikation und OP-Technik bei der primären Knieendoprothetik

U. Malzer, P. Schuler

Einleitung

Die Aufgabe einer Knieendoprothese besteht im
- Ersatz zerstörter bzw. abgenutzter Gelenkflächen
- Übernahme der Gleitfunktion der Gelenkknorpelflächen
- ggf. Ersatz der Bandführung des Gelenkes
- Übertragung der mechanischen Belastungskräfte auf den Knochen.

Entsprechend der Quantität und Qualität, in welcher die natürliche Gelenkfunktion ersetzt wird, können Knieendoprothesen in unterschiedliche Kategorien eingeteilt werden. Diese Einteilung erweist sich als sinnvoll, weil sich hierdurch nicht nur das Indikations- und Anwendungsspektrum, sondern auch die spezifischen Vor- und Nachteile der einzelnen Systeme unterscheiden lassen.

Der geordnete Bewegungsablauf eines natürlichen Kniegelenkes wird im wesentlichen durch die Geometrie der knöchernen Gelenkpartner, die Führung des Kapsel-Band-Apparates und der Menisken sowie die Einwirkung muskulärer Kräfte beeinflußt.

Ein erkranktes Gelenk hat eine oder mehrere dieser Funktionen verloren, und es ist die Aufgabe des endoprothetischen Ersatzes, diesen Funktionsverlust in möglichst adäquater Weise zu ersetzen.

Verschiedene Endoprothesensysteme müssen deshalb danach unterschieden werden, in welchem Ausmaß sie die Bewegungskomponenten Valgus/Varusangulation, antero-posteriore Translation, Rotation, Rollen und Gleiten innerhalb des normalen Bewegungsumfanges ermöglichen und in welchem Umfang sie eine verlorene Stabilität des Kollateral- und Kreuzbandapparates ersetzen [15, 25].

Der „kinematische Konflikt". Eines der wichtigen Probleme der Knieendoprothetik stellt der sogenannte ‚kinematische Konflikt' dar. Hierbei handelt es sich um den Widerspruch zweier Prinzipien:

- einerseits sollte ein künstliches Kniegelenk bei erhaltener Bandführung eine möglichst große Bewegungsfreiheit aufweisen. Hierdurch wird eine gute Gelenkfunktion erreicht und die Entstehung von inneren Zwangskräften vermieden, welche zu einem Implantatversagen führen könnten
- auf der anderen Seite ist man bestrebt, eine möglichst große Kongruenz der Gelenkpartner zu erzielen, da hierdurch die mechanische Belastung der artikulierenden Flächen und somit die Verschleißneigung – insbesondere des Polyäthylens – reduziert wird.

Da das Kniegelenk kein Kugelgelenk ist, führt eine Erhöhung der Kongruenz der Gelenkpartner zu einer Verminderung der Bewegungsfreiheit. Jedes Design einer Knieendoprothese muß somit auch als Kompromiß verstanden werden, welcher diesen kinematischen Konflikt auf eigene Weise zu lösen versucht.

Einteilung der Prothesensysteme nach Kopplungsgrad und Design

In Anlehnung an die gängige Literatur [13, 15, 22] können je nach Art und Ausmaß der mechanischen Kopplung zwischen tibialer und femoraler Komponente die nachgenannten Designs unterschieden und klassifiziert werden (vgl. Tabelle 1).

Bei der Beschreibung der konstruktiven Auslegung werden der Übersichtlichkeit halber nur die für den jeweiligen Typ gängigsten Lösungen erwähnt. Es werden die angloamerikanischen Termini mitgenannt, da sie auch in unserem Sprachraum Verwendung finden.

Tabelle 1. Einteilung der heute gängigen Knieendoprothesensysteme

Hauptgruppe	Untergruppe	Rotation	a/p-Translaion	valgus/varus
LINKED	Rigid Hinge	–	–	–
	Rotating Hinge	+	–	–
NON-LINKED	Constrained Condylar	+	–	(–)
	Posterior Stabilized	+	(–)	+
	Conforming Condylar	(–)	–	+
	PCL Retaining	+	+	+
	Unicondylar	+	+	+

Gekoppelte Systeme („Linked Devices")

Gekoppelte Systeme zeichnen sich durch eine mechanisch feste Verbindung zwischen der femoralen und tibialen Komponente aus. Entsprechend der Art der Verbindung wird zwischen Starrachsgelenken und Rotationsknien weiter unterteilt.

Rigid Hinge. Starrachsgelenke („Rigid Hinge") erlauben lediglich eine Flexions-/Extensionsbewegung, d.h. es findet nur eine Rotation um die Transversalachse statt. Hierbei werden die axialen Belastungskräfte in der Regel über das Scharnier von der femoralen auf die tibiale Komponente übertragen. Während die sehr frühen Designs über rein metallische Scharniere verfügten, wurden spätere Konstruktionen mit Polyäthylenlaufbuchsen versehen (Abb. 1).

Rotating Hinge. Beim Rotationsknie („Rotating Hinge") besteht zusätzlich eine Bewegungsmöglichkeit um die Longitudinalachse. Diese ist typischerweise auf einen Winkel von etwa 15° in beide Richtungen limitiert. Durch verschiedene

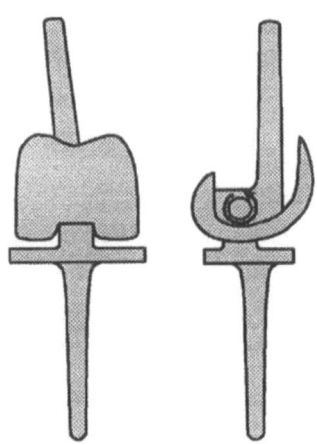

Abb. 2. Rotating Hinge

konstruktive Auslegungen wird die Rotation aber in Streckstellung verriegelt, so daß sich hier eine Rotationsstabilität ergibt. Die axialen Belastungskräfte werden zumeist durch ein Polyäthyleninlay übertragen. Im Gegensatz zu Starrachsgelenken besitzen die meisten Rotationskniegelenke auch über die Möglichkeit zur Längsdistraktion, was den ‚constraint' (Kopplungsgrad) bei extremer Beugung zusätzlich reduziert (Abb. 2).

Ungekoppelte Systeme („Non-Linked Devices")

Bei ungekoppelten Systemen findet sich keine feste Verbindung zwischen den Komponenten, d.h. eine Trennung von tibialer und femoraler Komponente ist ohne Disassemblierung möglich.

Trotz fehlender fester Verbindung können ungekoppelte Systeme unterschiedliche Freiheitsgrade haben. Hieraus ergibt sich die weitere Unterteilung:

Posterior Stabilized Constrained. Bei diesen Gelenken findet sich in der Regel im Artikulations-

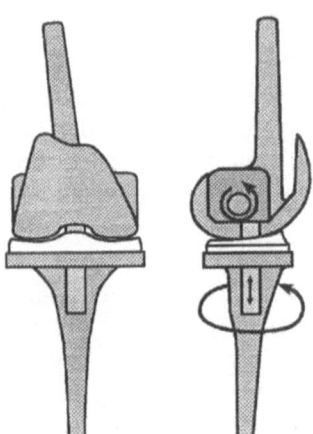

Abb. 1. Rigid Hinge

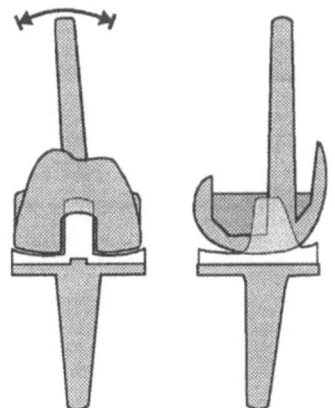

Abb. 3. Posterior Stabilized Constrained

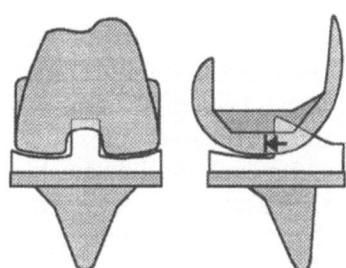

Abb. 4. Posterior Stabilized

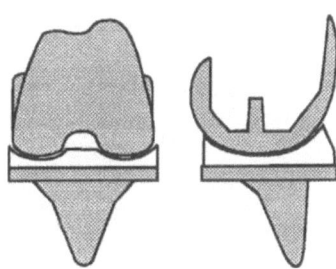

Abb. 5. Conforming Condylar

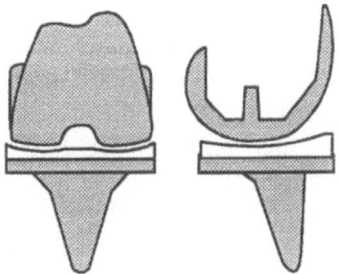

Abb. 6. PCL Retaining

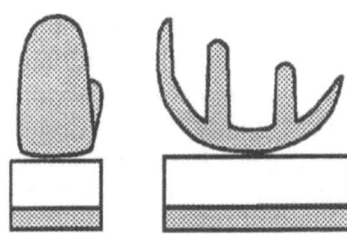

Abb. 7. Unicondylar

zentrum der tibialen Komponente ein längerer Zapfen oder Kamm, welcher in einen Kasten der femoralen Komponente hineinragt. Durch den Kontakt der Komponenten im Kasten wird eine valgus/varus-Stabilität gewährleistet und die hintere Schubladenverschieblichkeit der Tibia limitiert. Je nach Auslegung des Zapfens ist zusätzlich die Rotation des Femurs begrenzt Abb. 3).

Posterior Stabilized. Bei diesem Design ist der Zapfen kürzer ausgelegt, so daß sich keine wesentliche valgus/varus-Stabilisierung ergibt. Es liegt also lediglich eine Begrenzung der hinteren Schubladenbeweglichkeit sowie eine Begrenzung der mediolateralen Translation vor (Abb. 4).

Conforming Condylar. Bei diesen Systemen wird die Stabilität durch die Konformität der tibialen und femoralen Komponente in der Sagittal- und Frontalebene erzeugt. In Kombination mit der ligamentären und muskulären Verspannung des Gelenkes wird eine antero-posteriore Verschieblichkeit der Tibia sowie ein roll-back der femoralen Komponente verhindert. Das Ausmaß der Konformität limitiert darüber hinaus das Rotationsverhalten der Prothese (Abb. 5).

PCL Retaining. Dieses Design wird heute üblicherweise für die Primärimplantation bei bandstabilen Gelenken verwendet. Hierzu sollte das hintere Kreuzband (PCL) möglichst erhalten sein, um die hintere Schubladenbeweglichkeit zu sichern (Abb. 6).

Unikondylar. Die monokondylären Schlittenprothesen werden bei der unikompartimentellen medialen oder (seltener) lateralen Gonarthrose verwendet. Die PE-Lauffläche ist in den meisten Fällen flach ausgelegt (Abb. 7).

Fixed bearing – mobile bearing

Neben der o.g. *funktionellen* Klassifikation sei an dieser Stelle noch eine weitere häufig disku-

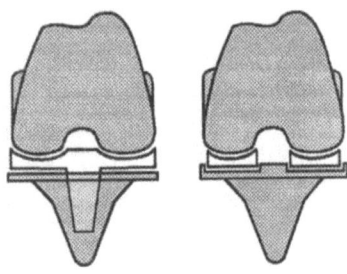

Abb. 8. Mobile bearings;
links: rotating platform, rechts: gliding menisci

tierte Unterscheidung erwähnt, bei der es sich jedoch nur um eine *Design*differenzierung handelt:

Bei ‚*fixed bearing*'-Implantaten ist das Polyäthyleninlay fest auf der tibialen Trägerplatte verankert. Die tibiofemorale Gelenkbewegung findet also ausschließlich im Interface zwischen femoraler Komponente und PE-Inlay statt.

Im Gegensatz hierzu finden sich sog. ‚*mobile bearing*'-Designs, bei denen das Inlay beweglich auf der (polierten) tibialen Trägerplatte montiert ist. Durch dieses Konstruktionsdetail soll versucht werden, den PE-Abrieb durch eine größere Kongruenz zwischen femoraler Komponente und Inlay zu verbessern. Als weitere Untergruppen lassen sich die sog. ‚*gliding menisci*'-Implantate von den ‚*rotating platforms*' unterscheiden (Abb. 8).

Je nach konstruktiver Auslegung lassen sich die ‚mobile bearing' – Gelenke vom funktionellen Standpunkt und vom Indikationsspektrum in die Gruppen ‚PCL-Retaining' oder ‚Posterior stabilized' einordnen.

Differentialindikation

Die klinische Erfahrung hat gezeigt, daß für den Erfolg der Kniegelenksarthroplastik die Auswahl des passenden Prothesendesigns von entscheidender Bedeutung ist. Ganz allgemein kann formuliert werden, daß entsprechend den Stabilitätsverhältnissen des zu operierenden Gelenkes ‚sowenig Constraint wie möglich, aber auch soviel Constraint wie nötig' zur Anwendung kommen muß.

Man wird also bei instabilen Gelenken, hohem Knochensubstanzverlust und großer Achsabweichung eher zu Prothesen mit höherem Kopplungsgrad greifen.

‚*Rigid Hinges*' werden heutzutage nur noch selten eingesetzt. Ihre Benutzung ist allenfalls noch bei völlig destruierten und instabilen Gelenken mit insuffizientem Streckapparat gerechtfertigt, bei denen als Alternative eigentlich nur noch die Arthrodese in Betracht kommt [13, 15, 25]. Außerdem werden Implantate dieser Gruppe häufig noch als Tumorprothesen eingesetzt. Aufgrund der starren Kopplung wurden vermehrt periprothetische Frakturen und Auslockerungen beobachtet [4, 14]. Auch das Infektionsrisiko ist im Vergleich zu anderen Designs relativ erhöht.

Als typische Indikationen für ‚*Rotating Hinges*' und ‚*Posterior Stabilized Constrained*'-Systeme gelten Revisionsfälle und Gelenke mit Insuffizienz des Seitenbandapparates, extremer Valgus- und Varusfehlstellung bei relativ intaktem Streckapparat [13, 15, 25]. Diese Designs zeigen bessere klinische Resultate als die älteren ‚Rigid Hinge'-Systeme.

Da auch die Implantate dieser Gruppen relativ ausgedehnte knöcherne Resektionen erfordern und sie im Falle einer Infektion oder Auslockerung schwieriger zu wechseln sind, sollte die Indikation zu ihrem Einsatz jedoch ebenfalls mit Bedacht gestellt werden.

‚*Conforming Condylar*' und ‚*Posterior stabilized*'-Systeme haben einen geringen Constraint und werden deshalb als Primärimplantate verwendet. Sie werden auch als ‚PCL sacrificing devices' bezeichnet. Bei Resektion oder Instabilität des hinteren Kreuzbandes sollen sie eine posteriore Subluxation des Tibiakopfes mit konsekutiver Überbelastung des PE-Inlays verhindern.

Während für die ‚posterior stabilized'-Gelenke gute und sehr gute Langzeitergebnisse vorliegen, sind ‚conforming condylar'-Designs in ihrer ursprünglichen Form verlassen worden, weil die fehlende Rotationsmöglichkeit eine sehr exakte Implantatpositionierung erforderlich machte.

Eine gewisse Renaissance erfuhr diese Gruppe durch die Einführung sogenannter ‚ultrakongruenter' Inlays, welche in Streckung des Gelenkes eine höhere Kongruenz haben, in Beugung aber eine größere Rotation erlauben.

‚*PCL Retaining devices*' gelten als Standard-Primärimplantate bei erhaltenem und intakten Bandapparat. Die knöchernen Resektionen sind relativ sparsam, in der Regel ist jedoch eine Resektion des vorderen Kreuzbandes erforderlich. Wegen des relativ geringen Kopplungsgrades ist insbesondere in dieser Gruppe die Verwendung zementfreier Implantate möglich.

Der Einsatz *unicondylärer Schlittenprothesen* wird noch immer kontrovers diskutiert. Neben Berichten über gute und sehr gute Langzeitergebnisse wurden auch häufiger auftretende Implantatlockerungen beschrieben.

Für den erfolgreichen Einsatz von Schlittenprothesen scheint die korrekte Indikationsstellung und eine exakte Implantationstechnik die entscheidende Voraussetzung zu sein. Neben der isolierten medialen oder lateralen Gonarthrose sollte ein völlig intakter Bandapparat sowie eine weitgehend erhaltene gerade Beinachse vorliegen. Für das Zusammenspiel mit der kontralateralen Gelenkfläche erfordern Schlittenprothesen eine sehr exakte Implantatpositionierung ohne mechanische Spannungen und ohne Rotationsfehler.

Operationstechnik, Komponentenausrichtung

Im Folgenden soll auf einige Besonderheiten der Operationstechnik beim künstlichen Kniegelenksersatz eingegangen werden. Hierbei sollen nicht die speziellen Operationsverfahren (Zugangswege etc.) oder Fragen der speziellen Instrumentierung erläutert werden. Diese sind der einschlägigen Literatur bzw. den systemspezifischen OP-Anleitungen zu entnehmen. Das Augenmerk soll vielmehr auf einige anatomische Details sowie die korrekte Positionierung der Implantate gelegt werden, wie sie auch in [17] beschrieben wurde (Dieser Publikation wurden auch die folgenden Abbildungen entnommen).

Lage der Gelenkebene

Die natürliche Kniegelenkslinie steht nicht exakt in der Horizontalebene. Sie weist vielmehr eine Varusneigung von etwa 3° auf. Anatomisch ausgedrückt, entspricht dies einer Prominenz des medialen Femurcondylus nach distal und dorsal sowie einer entsprechenden Neigung des Tibiaplateaus nach medial [11, 18] (Abb. 9).

In der Seitansicht ist das Tibiaplateau normalerweise um etwa 7° nach posterior geneigt. Hierbei finden sich aber relativ starke individuelle Schwankungen.

Resektionsverfahren

Bezogen auf die Lage der natürlichen Kniegelenksebene lassen sich grundsätzlich *zwei* Verfahren für das Anlegen der tibialen und femoralen Resektionen unterscheiden [12]:

Anatomische Resektion. Bei der ‚anatomischen‘ Resektion werden die Schnitte *parallel zur Kniegelenksebene* durchgeführt. Hierdurch werden an Tibia und Femur medial und lateral gleich dicke knöcherne Scheiben entfernt. Die selbe Resektionshöhe wird auch am posterioren Femur gewählt, so daß sich sowohl in Beugung als auch in Streckung ein paralleler Resektionsspalt ergibt (Abb. 10).

Im Normalfall ist zu erwarten, daß aus der identischen Höhe von ‚flexion gap‘ (Beugespalt) und ‚extension gap‘ (Streckspalt) ein gut balanciertes künstliches Gelenk resultiert.

Klassische Resektion. Die meisten modernen Instrumentare sind für die die sogenannte ‚klassische‘ Resektion (auch: ‚Standardresektion‘) ausgelegt (Abb. 11, 12).

Bei diesem Verfahren werden die Sägeschnitte senkrecht zur mechanischen Beinachse, also in die Horizontalebene gelegt. Hieraus resultieren unterschiedliche Resektionshöhen me-

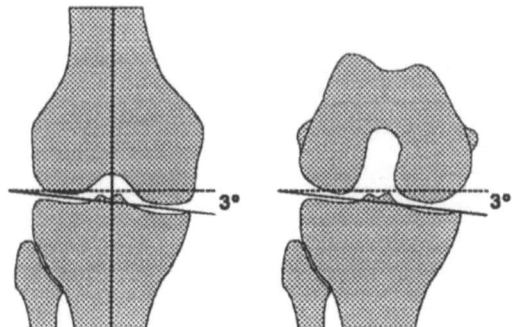

Abb. 9. Verlauf der Kniegelenkslinie

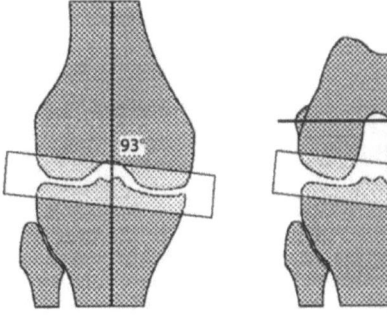

Abb. 10. Anatomische Resektion

dial und lateral an Femur und Tibia. In Streckung des Gelenkes gleichen sich die unterschiedlichen Resektionshöhen aus, so daß ein paralleles ‚extension gap' resultiert.

Bezüglich des ‚flexion gap' ergibt sich hieraus eine wichtige Konsequenz:

Wird die posteriore femorale Resektion parallel zur posterioren Condylentangente durchgeführt, so resultiert hieraus ein trapezförmiger Beugespalt, welcher medial relativ zu eng ist. Dieser Umstand erklärt sich durch die mediolaterale Asymmetrie der tibialen Resektion (Abb. 11).

Diese relative Enge des medialen Beugespaltes kann die Ursache für einen vorzeitigen Verschleiß des posteromedialen PE-Inlays sein.

Aus diesem Grunde ist eine Korrektur der posterioren femoralen Resektion erforderlich. Hierzu muß der entsprechende Sägeschnitt mit einer Außenrotation von 3° bezogen auf die dorsale Condylentangente durchgeführt werden (Abb. 12).

Eine fehlerhafte dorsale Femurresektion mit zu wenig Außenrotationskorrektur erzeugt nicht nur einen relativ engen medialen Gelenkspalt in Beugung. Sie führt auch dazu, daß die Patellagleitbahn des Implantates innenrotiert, d.h. medialisiert positioniert wird. Die resultierende Vergrößerung des Implantat-Q-Winkels birgt die Gefahr einer Patella(sub)luxation.

Rotationsausrichtung der Femurkomponente

Die oben beschriebenen Verfahren zur Rotationsausrichtung der femoralen Komponente sind nur in Fällen mit relativ geringem knöchernen Substanzverlust gültig.

Bei ausgeprägten knöchernen Formveränderungen ist die posteriore Condylentangente keine zuverlässige Referenz für die Rotationsausrichtung der femoralen Komponente. Insbesondere bei der schweren Valgusgonarthrose findet sich aufgrund der lateralseitigen Abnutzung eine innenrotierte Lage dieser Linie.

Zur Kontrolle der korrekten Rotation sollten daher konstantere anatomische Landmarken herangezogen werden (Abb. 13):

- Die *Epicondylenlinie* oder ‚*Insall-Linie*' [3] verbindet den medialen mit dem lateralen Epicondylus. Der dorsale Sägeschnitt sollte parallel zu dieser Linie gelegt werden. Diese Resektion entspricht im Normalfall (ohne knöcherne Defizite) der Resektion mit 3° Außenrotation bezogen zur Condylentangente.
- Da die Epicondylen nicht immer sicher zu identifizieren sind, empfiehlt sich zusätzlich die Markierung der sogenannten *a/p-Achse* oder ‚*Whiteside-Linie*' [28]. Es handelt sich um die Verbindungslinie vom tiefsten Punkt der Trochlea zum Zentrum des Intercondylicums. Der dorsale Sägeschnitt sollte senkrecht zu dieser Linie gelegt werden.

Epicondylenlinie und a/p-Achse liegen sowohl beim normalen als auch beim arthrotisch veränderten Femur praktisch immer senkrecht zuein-

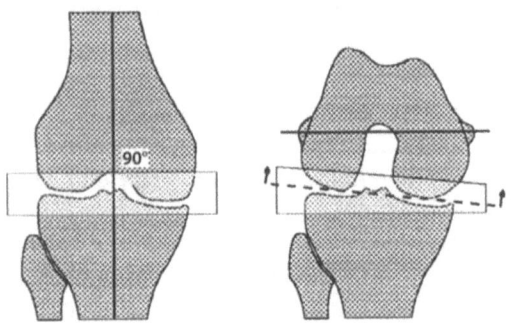

Abb. 11. Klassische Resektion ohne Rotationskorrektur

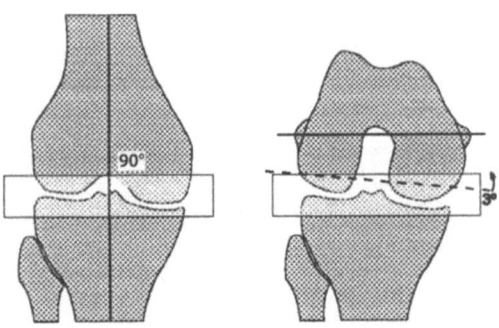

Abb. 12. Klassische Resektion mit Rotationskorrektur

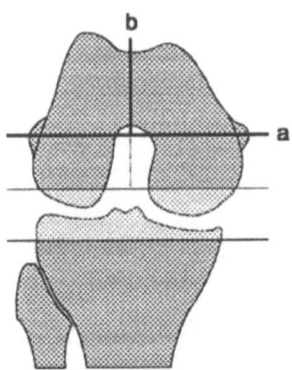

Abb. 13. Epicondylenlinie (**a**) und a/p-Achse (**b**)

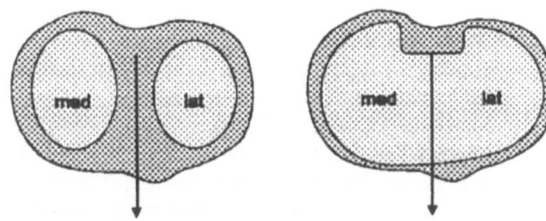

Abb. 14. Rotationsausrichtung der tibialen Komponente

ander, so daß es sich hier um eine äußerst zuverlässige anatomische Referenz handelt [2].

Ausrichtung der tibialen Komponente

Die *posteriore Neigung* der tibialen Komponente sollte sich an der natürlichen Anatomie orientieren. Hierdurch läßt sich in der Regel eine adäquate Weite des Gelenkspaltes in Beugung erreichen. Ist die Komponente zu stark geneigt, so besteht jedoch eine Gefährdung des posterioren Polyäthyleninlays durch ein exzessives ‚roll back' der femoralen Komponente in Kombination mit einer Flexionsinstabilität [26]. Aus diesem Grund scheint ein leichtes Unterschreiten des physiologischen Wertes sinnvoll und eine Neigung von ca. 3–5° angemessen [27].

Die *Rotationsausrichtung* der tibialen Komponente ist mitverantwortlich für einen zentrierten Lauf der Patella. Es ist zu beachten, daß eine *Innenrotation* der Komponente zu einer *Außenrotation* der Tuberositas Tibiae führt. Die resultierende Vergrößerung des Implantat-Q-Winkels kann zu einer Subluxationstendenz der Patella beitragen.

Für die korrekte Rotationsausrichtung der Komponente empfiehlt sich deshalb eine Orientierung am medialen Rand oder dem medialen Drittelpunkt der Tuberositas tibiae [16] (Abb. 14).

Patellaführung

Das Erreichen einer zentrierten Patellaführung ist eine der wichtigsten Voraussetzungen für einen erfolgreichen Kniegelenksersatz. Die meisten Fälle einer Subluxationstendenz der Patella sind auf eine Implantation der femoralen und/oder tibialen Komponente in Innenrotationsfehlstellung zurückzuführen.

Wenn ein endoprothetischer Ersatz der Patella duchgeführt wird, so ist darauf zu achten,

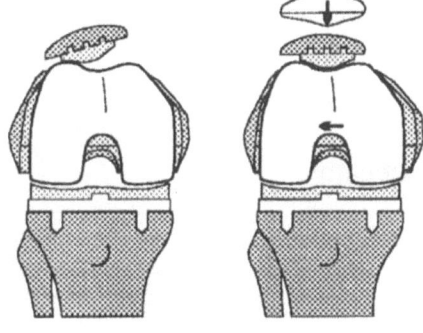

Abb. 15. Verbesserung der Patellaführung

daß die natürliche Asymmetrie der Patella berücksichtigt und das Implantat mit einem entsprechenden leichten Versatz nach medial eingesetzt wird.

Im Einzelfall kann die Zentrierung darüber hinaus durch einen geringen Versatz der femoralen Komponente nach lateral verbessert werden (Abb. 15).

Zusammenfassung

Der künstliche Kniegelenkersatz stellt eine Herausforderung an den operativen Orthopäden dar. Der Erfolg des Verfahrens ist dabei von vielen Faktoren abhängig.

Die Wahl des korrekten Implantattyps muß sich an Form und Ausmaß der vorgefundenen pathologischen Veränderungen orientieren. Nur hierdurch ist ein günstiges Zusammenspiel zwischen künstlichem und natürlichen Gelenk gewährleistet.

Eine anspruchsvolle operative Technik setzt eine genaue Kenntnis der Anatomie des gesunden und arthrotisch veränderten Gelenkes voraus. Die Abhängigkeit verschiedener Optionen der Komponentenausrichtung sollte ebenso bekannt sein wie die verschiedenen Möglichkeiten zur Durchführung von Weichteilkorrekturen.

Oft stellt sich das Problem, daß die Restauration einer geraden Beinachse mit der Erreichung einer ligamentären Balance konkurriert. In diesen Fällen muß entschieden werden, ob operative Möglichkeiten zu Beseitigung des Problems bestehen, oder ob auf ein Implantat mit höherem Kopplungsgrad zurückgegriffen werden muß.

Bei aller Präzision moderner Instrumentare sollte nicht vergessen werden, dass die wichtigste Voraussetzung für den Erfolg der Operation in der Erfahrung und dem Geschick des Operateurs liegt.

Literatur

1. Anouchi YS, Whiteside LA, Kaiser AD, Milliano MT (1993) The effects of axial rotational alignment of the femoral component on knee stability and patellar tracking in total knee arthroplasty demonstrated on autopsy specimens. Clin Orthop 287:170–177
2. Arima J, Whiteside LA, McCarthy DS, White SE (1995) Femoral rotational alignment, based on the anteroposterior axis, in total knee arthroplasty in a valgus knee. J Bone Joint Surg (A) 77:1331–1334
3. Berger RA, Rubash HE, Seel MJ, Thompson WH, Crossett LS (1993) Determining the rotational alignment of the femoral component in total knee arthroplasty using the epicondylar axis. Clin Orthop 286:40–47
4. Engelbrecht E, Heinert K (1988) Experience with a surface and total knee replacement: further development of the model St. Georg. In: Niwa S (ed) Total Knee Replacement. Springer, pp 257–273
5. Gschwend N, Siegrist H (1991) Das GSB-Kniegelenk. Revisionseingriffe und Infektionen. Orthopäde 20:197–205
6. Hoikka V, Vannka E, Eskola A, Lindholm TS (1989) Results and complications after arthroplasty with a totally constrained knee prosthesis (Guepar). Ann Chir 78:94–96
7. Hsu RW, Himeno S, Coventry MB, Chao EY (1990) Normal axial alignment of the lower extremity and load-bearing distribution at the knee. Clin Orthop 255:215–227
8. Insall JN, Ranawat CS, Aglietti P, Shine J (1976) A Comparision of Four Models of Total Knee-Replacement Prostheses. J Bone Joint Surg (A) 58: 754–765
9. Insall JN, Dethmers DA (1982) Revision Total Knee Arthroplasty. Clin Orthop 170:123–130
10. Knutson K, Lindstrand A, Lidgen L (1986) Survival of Knee Arthroplasties. J Bone Joint Surg (B) 68:795–803
11. Krackow KA (1983) Approach to planning lower extremity alignment for the total knee arthroplasty and osteotomy about the knee. Adv Orthop Surg 7:69–88
12. Krackow KA (1990) The technique of total knee arthroplasty. Mosby, St. Louis
13. Laskin RS, Denham RA, Apley AG (1984) Replacement of the Knee. Springer, Berlin Heidelberg New York Tokyo
14. Lettin AWF, Kavanagh TG, Craig D, Scales JT (1984) Assessment of the Survival and the Clinical Results of Stanmore Total Knee Replacements. J Bone Joint Surg (B) 66:355–803
15. Lombardi AV, Mallory TH, Eberle RW (1994) Constrained Knee Arthroplasty. In: Scott WN (ed) The Knee, Vol 2, Mosby-Year Book, Inc, pp 1305–1323
16. Lotke PA (1995) Knee Arthroplasty. 6:Standard principles and techniques. In: Thompson RC (ed) Master techniques in orthopaedic surgery. Raven Press, New York
17. Malzer U, Schuler P (1998) Die Komponentenausrichtung beim Oberflächengleitersatz des Kniegelenkes. Orth Prax 3:141–146
18. Moreland JR, Basset LW, Hanker GJ (1987) Radiographic analysis of the axial alignment of the lower extremity. J Bone Joint Surg (A) 69:745–749
19. Nobel le J, Patterson FP (1991) Guepar Total Knee Prosthesis. J Bone Joint Surg (B) 63:257–260
20. Ranawat CS, Rodriguez JA (1996) Malalignment and malrotation in total knee arthroplasty. In: Insall JN, Scott WN, Scuderi GR (eds) Corrent concepts in primary and revision total knee arthroplasty. Lippincott-Raven, Philadelphia
21. Rand JA, Ilstrup DM (1991) Survivorship analysis of total knee arthroplasty. J Bone Joint Surg (A) 73:397–409
22. Rand JA (1993) Total knee arthroplasty. Raven Press, New York
23. Scuderi GR, Insall JN, Windsor RE, Maran MC (1989) Survivorship of cemented knee replacements. J Bone Joint Surg (B) 71:798–803
24. Tew M, Waught W, Forster W (1985) Comparing the results of different types of knee replacement. J Bone Joint Surg (B) 67:775–779
25. Vince KG (1994) Evolution of total Knee arthroplasty. In: Scott WN (ed) The knee, Vol 2. Mosby-Year Book, Inc, pp 1045–1078
26. Wasielewski RC, Galante JO, Leightly RM, Natarjan RN, Rosenberg AG (1994) Wear patterns on retrieved polyethylene tibial inserts and their relationship to technical considerations during total knee arthroplasty. Clin Orthop 299:31–43
27. Whiteside LA, Amador DD (1988) The effect of posterior tibial slope on knee stability after ortholoc total knee arthroplasty. J Arthroplasty 3(Suppl):51–57
28. Whiteside LA, Arima J (1995) The anteroposterior axis for femoral rotational alignment in valgus total knee arthroplasty. Clin Orthop 321:168–172
29. Yoshii I, Whiteside LA, Anouchi YS (1992) The effect of patellar button placement and femoral component design on patellar tracking in total knee arthroplasty. Clin Orthop 275:211–219

Frühdiagnostik von Knieendoprothesenlockerungen

H. Kienapfel, Ch. Sprey, N. Ishaque

Einleitung

Der primäre Kniegelenkersatz hat im letzten Jahrzehnt eine deutliche Zunahme erfahren. So schätzt man, daß zur Zeit in den USA jährlich circa 250 000 und in Deutschland circa 50 000 primäre Kniegelenkersatzoperationen durchgeführt werden. Obgleich mit der Verbesserung der Verankerungstechniken und dem Effekt der Lernkurve bei den jeweiligen Operationstechniken insgesamt die Anzahl der Revisionsoperationen im Vergleich zu den 70iger und 80iger Jahren abgenommen hat, ist die aseptische Knieprothesenlockerung immer noch die häufigste Versagensursache beim primären Kniegelenkersatz. Wie aus den Ergebnissen des Schwedischen Kniearthroplastik-Registers (Knutson, 1994) anhand von über 30 000 Knieprothesenimplantationen zu erkennen ist, lag die Revisionsrate für tri-kompartimentäre Gleitflächenersatzprothesen bei Gonarthrose bei Operationen zwischen 1976 und 1982 nach 10 Jahren immer noch in der Größenordnung von 8%, während sie für die Knieprothesenoperationen, die zwischen 1983 und 1987 durchgeführt worden sind, nach 10 Jahren nur bei etwa 4% lagen. Die Revisionsraten für Patienten mit der Primärdiagnose rheumatoide Arthritis sind vergleichbar. Dem gegenüber haben sich über die Jahre die Revisionsraten für die Patienten, die mit einem unikondylären Gleitflächenersatz versorgt worden sind, nicht verbessert und liegen beim Schwedischen Kniearthroplastik-Register nach 10 Jahren unverändert zwischen 5% und 6%. Neben der aseptischen Prothesenlockerung ist die septische Prothesenlockerung nach wie vor die zweite Hauptursache für Knieprothesenrevisionseingriffe.

Die Zielsetzung des nachfolgenden Beitrags ist es, dem Leser die derzeitigen Möglichkeiten der Frühdiagnostik von Knieendoprothesenlockerungen unter besonderer Berücksichtigung bildgebender Verfahren aufzuzeigen. In diesem Zusammenhang wird im Nachfolgenden insbesondere auf die konventionelle Röntgentechnik, die Szintigraphie, die Radiostereometrie (RSA) und die digitale Radiostereometrie (DIRSA) eingegangen.

Methodik

Konventionelle Röntgentechnik

Sichere Lockerungszeichen

Sichere Lockerungszeichen bestehen dann, wenn ein Implantatpositionswechsel nachzuweisen ist (Schneider 1982, Brand 1986). Eine solche Positionsänderung der Prothese kann allerdings nach Kärrholm nur mit einer Genauigkeit von 1–5 mm bzw. 1–6 Grad erfaßt werden (Kärrholm 1989). Die sog. „sichere Erkennbarkeit" ist daher einmal abhängig von dem Ausmaß der Positionsänderung, von der angewandten Technik bei der Röntgenuntersuchung, der anatomischen Region und der subjektiven Bildbetrachtergenauigkeit.

Mögliche Prothesenlockerungszeichen

Mögliche Zeichen einer Prothesenlockerung liegen vor, wenn um das Implantat ein möglichst durchgehender Osteolysesaum vorliegt. Der von Ewald veröffentlichte Konsens zu der Bestimmung von Osteolysesäumen an den Grenzflächen (Ewald 1989) sieht vor, daß eine systematische Grenzflächenzoneneinteilung für die drei Knieprothesenkomponenten vorgenommen wird. In jeder der Grenzflächenzonen wird dann die Weite der Lyseäume in Millimetern gemessen und anschließend eine Summe der Einzelmessungen gebildet. Nach den Empfehlungen der Knee-Society gilt, beispielsweise für eine 7-Zonen Tibiakomponente, eine aufsummierte Lysesaumweite von weniger als 4 mm als unauffällig. Eine aufsummierte Lysesaumweite von 4–9 mm gilt als fragliche Lockerung mit der Empfehlung regelmäßiger klinischer und radiologischer Kontrollen. Eine aufsummierte Lysesaumweite über 9 mm gilt als Fehlschlag bzw. sichere Lockerung und führt in der Regel zur Knieprothesenrevision.

Ganz davon abgesehen, daß diese Konsensbildung arbiträr ist, liegen die Grenzen dieses Systems in der Darstellungsproblematik von Lysesäumen. Letztere können aufgrund der unterschiedlichen Kniepositionierung bzw. der sich ändernden Röntgenstrahlpositionierung bei unzureichender, planparalleler Darstellung der Knieprothesenkomponentengrenzflächen nicht reproduzierbar dargestellt werden. Experimentelle Untersuchungen (Fehring 1996) haben gezeigt, daß bereits Abweichungen des Röntgenzentralstrahls von nur 3 Grad im Vergleich zu der Prothesenkomponentengrenzfläche einen 2 mm weiten Lysesaum nicht mehr erkennen lassen. Einen theoretischer Lösungsansatz stellt die Durchleuchtungstechnik/Fluoroskopie dar, um eine bessere Darstellung von Lysesäumen zu gewährleisten. Vereinzelt angewandt hat sich diese Technik allerdings insbesondere wegen der erhöhten Strahlenbelastung als eine Routineuntersuchung zur Frühdiagnostik von Knieendoprothesenlockerungen nicht durchgesetzt.

Szintigraphie

Die Skelettszintigraphie erlaubt den Nachweis von Knochenstoffwechselstörungen, d.h. es werden Zonen detektiert, in denen das normalerweise bestehende Gleichgewicht zwischen Knochenabbau und -aufbau gestört ist. Mit Hilfe von radioaktiven Tracern der Skelettszintigraphie lassen sich Umbauzonen, d.h. Zonen mit gesteigerter Aktivität der Osteoblasten über eine vermehrte Radionuklidanreicherung nachweisen. Die in diesem Zusammenhang verwendeten Radiopharmaka sind mit Technetium markierte Verbindungen (^{99m}Tc markierten Poly-Phosphonatverbindungen). Eine vermehrte ^{99m}Tc-Aktivitätsanreicherung im Bereich der implantierten Endoprothese nach mehr als neun Monaten postoperativ bei zementierten Prothesen und nach mehr als drei Jahren postoperativ bei zementfreien Prothesen deuten auf eine Lockerung der Prothese bzw. auf eine Infektion hin (Hamad 1996). Zur differentialdiagnostischen Abklärung stehen die Dreiphasen- und die Entzündungsszintigraphie zur Verfügung. Die Dreiphasenszintigraphie ist eine Sonderform der normalen Skelettszintigraphie, bei der die Aktivitätsanreicherung zu verschieden Zeitpunkten überprüft wird (sequentielle Szintigraphie). So erfolgt die erste Kontrolle (Perfusionsphase) nach einer Minute, die zweite nach zehn Minuten (Blutpoolphase) und die letzte nach zwei bis drei Stunden nach Injektion des Radiopharmakons (Spätphase). Die Dreiphasenszintigraphie liefert Hinweise auf die Perfusion und Größe des pathologischen Prozesses. Zur Differenzierung zwischen postoperativer Lockerung und entzündlichen Veränderungen kann ergänzend eine Leukozytenszintigraphie durchgeführt werden. Bei dieser Entzündungsszintigraphie wird mit Hilfe radioaktiv markierter Leukozyten eine vermehrte Aktivitätsanreicherung am Entzündungsort nachgewiesen.

Skelettszintigraphische Methoden zur Diagnostik einer Prothesenlockerung haben eine geringe Spezifität, da Aktivitätsanreicherungen in Prothesennähe auch bei Patienten vorkommen, die keine Endoprothesenlockerung haben. Nach Nilsson (1992) und Ryd et al. (1993) nimmt die Aktivitätsanreicherung über die Jahre, besonders im Bereich der tibialen Komponente, sowohl für symptomatische als auch für asymptomatische Kniegelenke unspezifisch zu (Owen 1995). Dessen ungeachtet kann ein negativer „scan" den festen Sitz einer Prothese bedeuten. In einer klinischen Studie konnte von Ryd keine Korrelation zwischen der szintigraphischen Diagnostik und dem radiostereometrisch bestimmten Migrationsausmaß gefunden werden.

Röntgenstereometrie (RSA)

Definition der Röntgenstereomerie (RSA)

Röntgen Stereophotometrische Analysen (RSA) stellen eine Möglichkeit dar, genaue dreidimensionale Messungen mit Hilfe von Röntgenaufnahmen durchzuführen. Im Verlauf von wiederholten radiologischen Untersuchungen kann die dreidimensionale Kinematik von Knochen- oder Implantatbewegungen erkannt und gemessen werden. Diese Methode erlaubt es, unter Verwendung von zweidimensionalen Röntgenbildern, dreidimensionale Objekte zu rekonstruieren und an diesen Messungen und Berechnungen durchzuführen.

Der Begriff Röntgenstereometrische Analyse ist synonym mit Röntgenstereophotometrischer Analyse (Selvik 1974, Ryd 1986) oder radiostereometrische Analyse (Hilding 1995). Im Verlauf von wiederholten radiologischen Untersuchungen kann durch simultane Aufnahme von röntgendichten Markern im Strahlengang von zwei Röntgenröhren die dreidimensionale Kinematik von Knochen- oder Implantatbewegungen erkannt und gemessen werden. Diese Methode erlaubt somit unter Verwendung von zweidimensionalen Röntgenbildern dreidimensionale Objekte zu rekonstruieren und an diesen Messungen und Berechnungen durchzuführen. Die hohe Genauigkeit dieses nichtinvasiven, bildgebenden Verfahrens macht die RSA zum derzeit genauesten Verfahren zur Beurteilung von Lockerungsphänomenen in der Endoprothetik. Durch radiometrische Vermessung eines internen Standards (Tantalkugeln in der Endoprothese, bzw Knochen) mit einem externen Standard (Tantalmarkierung im Plexiglaskasten) können Lageveränderungen im Kniegelenksersatz räumlich erfaßt werden.

Der Ablauf einer Untersuchung mit RSA läßt sich in vier Arbeitsschritte unterteilen, die chronologisch aufeinander aufbauen.
* Implantation von Markierungshilfen
* Röntgenuntersuchungen
* Markierung und Messung der Röntgenbilder (2D-Analytik)
* Computergestützte Berechnung der Position der Punkte im Raum (3D-Analytik)

Der erste Schritt besteht in der Implantation von Tantalkugeln.

Um Markierungen zu erhalten werden sphärische Marker aus Tantal in den Knochen und in das Protheseninlay eingebracht. Tantalmarkierungen wurden aufgrund ihrer guten Biokompatibilität der hohen Atomnummer (OZ 73) und damit der hohen Dichte (16,7 g/cm^3) eingesetzt. Hierdurch kommt es auf den Röntgenbildern zu einer Abbildung mit hoher Tiefenschärfe. Zur Implantierung wurden mit einem Spinalnadel-Trokar-System Tantalkügelchen (Durchmesser: 0,5, 0,8, 1 mm) in die Bohrungen des Knochens bzw. in das Protheseninlays eingebracht und mit Knochenwachs gesichert. Neuere Plazierungshilfen benutzen einen Sprungfeder-Induktionsmechanismus zum Einbringen der Tantalkugeln. Diese Implantationshilfen haben sich – wegen der einfachen Handhabung und der Verkürzung der Operationsdauer – als günstig erwiesen. So erfolgt eine Markierung der beiden Segmente (Knochen- oder Implantat), deren Kinematik später gemessen werden soll.

Eine vollständige kinematische RSA-Analyse ist nur dann gewährleistet, wenn mindestens drei Kugeln in einem Segment vorhanden sind. Bei Verwendung mehrerer Marker, bis zu neun, wächst die Meß- und Aussagegenauigkeit dieses Verfahrens. Für die spätere Berechnung des Segmentes ist es vorteilhaft, wenn die Kugeln in verschiedenen Ebenen eine möglichst große räumliche Distanz haben.

Neuerdings werden immer mehr Prothesen verwendet, die primär schon mit Tantalkugeln versehen sind. Dies bietet den Vorteil fester, sicher zu identifizierender Punkte sowie eine Verkürzung der notwendigen Operationszeit.

Die radiologische Untersuchung wird in regelmäßigen, zeitlichen Abständen durchgeführt.

Für RSA-Studien mit künstlichem Kniegelenkersatz werden mit der biplanaren Technik, d.h. die beiden Röntgenröhren sind rechtwinkelig zueinander versetzt, simultan zwei Aufnehmen vom Kniegelenk in einem Acryl-Kalibrierungskasten („cage 10") aufgenommen. Zwei Seiten des Kalibrierungskastens (oberhalb der Röntgenfilmkassette) enthalten fixe Referenzmarker aus Tantal („fiducial marks"). Die gegenüberliegenden Seiten des sog. „cage 10" enthalten weitere Referenzmarker („control points"). Aus den Koordinaten der „fiducial marks", der „control points" und der Objektmarkierung werden später mit Hilfe eines speziellen Computerprogrammes die räumlichen Veränderungen im Falle von Lockerungen berechnet. Abbildung 1 zeigt das Modell eines für die Kniegelenks-RSA verwendeten Kalibrierungskastens „cage 10", der vor allem für statische Analysen im Bereich der Knieendoprothetik genutzt wird.

Die Röntgenaufnahmen dokumentieren – neben den Objektpunkten (Patientenmarkierungen) – alle Positionskoordinaten (Kastenpunkte), die für eine 2D-Bildauswertung nötig sind.

Die Kastenpunkte, d.h. die „control-points" und die „fiducial marks" haben bekannte Koordinaten und werden später bei der mathematischen Kalkulation zur Festlegung des „Arbeits"-Koordinatensystems benutzt. Die anschließende Numerierung und Zuordnung der Tantalkugeln

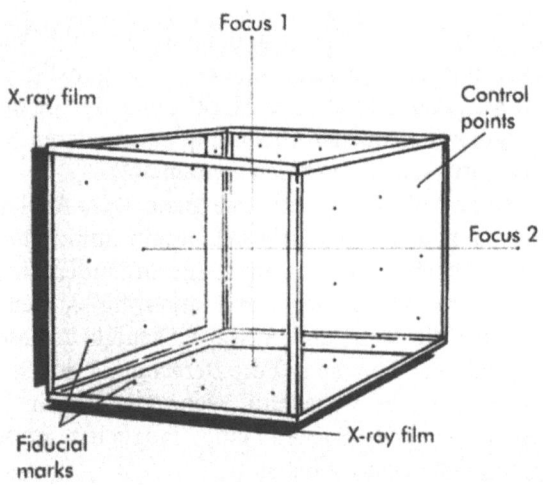

Abb. 1. Schematische Darstellung des Kalibrierungskastens „cage 10" (biplanare Technik) nach UMRSA user guide

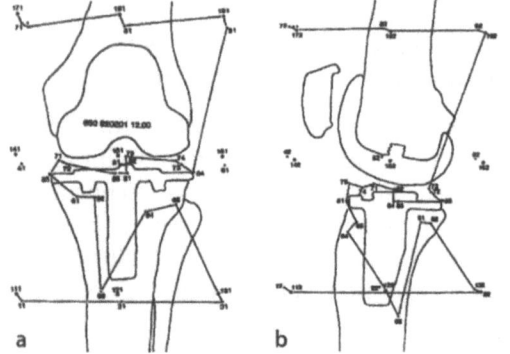

Abb. 2. Schematische Darstellung der RSA-Vermessungspunkte (fiducial marks, contol points und Patientenmarkierungen) auf den Röntgenbildern bei antero-posteriorer (**a**) und seitlicher (**b**) Ansicht

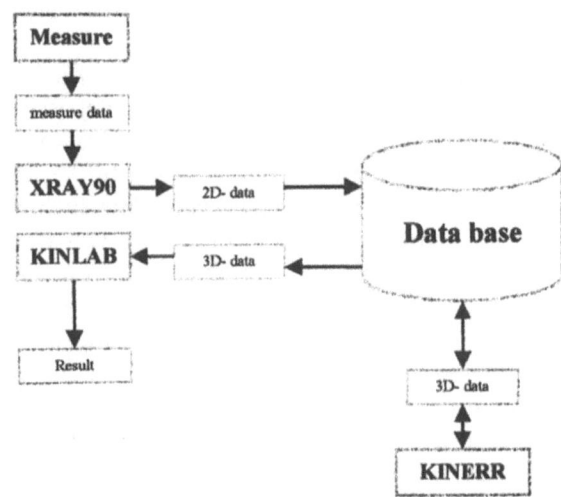

Abb. 3. Der vierte Schritt besteht in einer mathematischen Analyse der Meßergebnisse

in beiden Projektionen erfolgt in standardisierter Weise. Dabei werden den korrespondierenden Patientenmarkierungen in beiden Projektionen gleiche Ziffern zugeordnet.

Die Abbildung 2 zeigt exemplarisch die oben beschriebene Numerierung der auf den Röntgenbildern erkennbaren Tantalmarkierungen.

Die Vermessung der Punktpositionen auf den Röntgenbildern erfolgt durch die Analyse der zweidimensionalen Position eines jeden Punktes mit der Hasselblad Präzisionsmeßeinheit (Meßgenauigkeit 5–25 µm). Mit der auf einem Schlitten montierten Videokamera wird die Position der einzelnen Markierungen analysiert und die zweidimensionalen XY-Koordinaten einer jeden Tantalkugel in das Programm UMRSA® eingelesen (Transformation der Bilder in das „Arbeits"-Koordinatensystem).

Für die mathematische Kalkulation steht das Programm UMRSA® zur Verfügung. Es enthält drei Hauptprogramme: XRAY90, Kinlab, Kinerr (Abb. 3).

Das Softwareprogramm X-Ray-90 errechnet für jede einzelne Tantalkugel die Position im Raum, wobei die vorher mit der Hasselblad Präzisionsmesseinheit bestimmte zweidimensionale Position die Grundlage der Berechnung darstellt. Das Programm *Kinerr* entdeckt bzw. korrigiert falsch zugeordnete Tantalkugeln. Das Programm *Kinlab* bestimmt die dreidimensionalen Bewegungsabläufe der berechneten Segmente. Es enthält fünf Analysemöglichkeiten: *Segment motion*, *Point motion*, *Point transfer*, *Rotate* und *Growth*.

- *Segment motion*: Dieses Programm bietet die Möglichkeit, die Bewegung verschiedener Segmente gegeneinander zu vergleichen. Üblicherweise wird dabei das distale Segment als Referenzsegment angegeben. So wird z. B. die Bewegung eines Knieprotheseninlays gegen die tibiale Komponente (Referenzsegment) analysiert. Prinzipiell sind aber auch andere Kombinationen möglich.
- *Point motion*: Point motion beinhaltet die gleichen Informationen wie das Programm Segment motion, wobei hier die Translation der einzelnen Punkte zueinander angegeben wird. Prothesenbewegungen werden in diesem Schritt durch Vergleich der Bewegung zwischen Patientenmarkierungen und fiktiven Punkten dokumentiert. Fiktive Punkte sind einmalig bestimmte, willkürlich festgelegte

Fixpunkte im Bereich des untersuchten Knochenabschnitts. Die Ungenauigkeit dieser Verfahrensweise ist gering, da nur eine Untersuchung mit niedriger Standardabweichung in *X-Ray-90* zur Festlegung dieser Punkte verwendet werden darf.
- *Point transfer:* Hierbei werden ausgesuchte Punkte eines Segmentes ausgehend von der Referenzuntersuchung transformiert. Die Transformation ist dabei von der absoluten Bewegung des Referenzsegmentes zwischen den einzelnen Untersuchungen bestimmt.
- *Rotate:* Ermöglicht die Änderung der Position eines Segmentes. So ist es z.B. möglich, ein in späteren Untersuchungen anders gelagertes Knie in die gleiche Position wie die der Ausgangssituation zu bringen.

Bedeutung der Röntgenstereomerie (RSA) zur Früherkennung von Prothesenlockerungen

Die Röntgenstereometrie stellt die derzeit genaueste Methode zur Früherkennung von Prothesenlockerungen dar. Ryd konnte 1995 in einer retrospektiven Studie an 143 Patienten mit einer Verlaufsbeobachtung von 13 Jahren nachweisen, daß eine frühzeitige Erkennung und Bestimmung des Ausmaßes dieser Migrationsbewegungen inzwischen einen allgemein anerkannten prädiktiven Wert bei der Früherkennung von Prothesenlockerungen hat (Ryd 1995). Die in der Studie von Ryd gefundenen Ergebnisse lassen die Schlußfolgerung zu, daß die aseptische Prothesenlockerung bereits früh in der postoperativen Phase beginnt. Demgegenüber treten die klinischen Symptome einer Prothesenlockerung oft erst mit einer Verzögerung von 10 Jahren auf. Mit Hilfe der Röntgenstereometrie-Analyse konnten die Knieprothesenkomponenten, die 8–12 Jahre später wegen der klinisch auffälligen Lockerung gewechselt werden mußten, bereits 1–2 Jahre nach der Operation mit einer Vorhersagegenauigkeit von 85% identifiziert werden.

Zeitaufwand und Kosten

Mit der heute angewandten Technik muß man für die Implantation der Markierungshilfen intraoperativ mit zusätzlich 10 Minuten rechnen. Die Röntgenuntersuchung selbst muß so vorgenommen werden, daß alle Tantalkugeln im Kalibrierungskasten und auch möglichst viele Tantalkugeln, die in der Prothese sowie im Tibiakopf fixiert sind, in *beiden Ebenen* zu erkennen sind. Hierzu ist eine gewisse Lernkurve notwendig. Die Röntgenuntersuchung kann daher zwischen 5 und 30 Minuten dauern. Die nachfolgende Markierung der Röntgenbilder, bei der jeder Tantalkugel in zwei Ebenen eine bestimmte, segmentbezogene Ziffer zugeordnet wird, dauert zwischen 5 und 20 Minuten. Die nachfolgende Messung der Röntgenbilder zur zweidimensionalen Analyse mit Hilfe der Hasselbladt-Präzisionskamera dauert bis zu 20 Minuten. Die abschließende computerunterstützte Berechnung der Position der Punkte im Raum mit nachfolgender Berechnung der Migrationswerte dauert in Abhängigkeit der Genauigkeit der zuvor beschriebenen Arbeitsschritte zwischen 2 und 40 Minuten.

Die Kosten für das derzeitige Röntgenstereometriesystem liegen einschließlich dem Kalibrierungskasten, dem Streustrahlenraster, der Kassettenhalterung, dem Hasselbladt-Kamera-Meßsystem, der CCD-Kamera sowie der Soft- und Hardware in der Größenordnung von 130 000 DM.

Eigene Untersuchungen

Bedeutung einer HA-Beschichtung

Aufgrund der relativ hohen Variabilität bei den histomorphometrischen Ergebnissen zum Knocheneinwachsverhalten bei den Miller-Galante-Tibiakomponenten (Sumner 1995) sowie den positiven Ergebnissen zum Effekt einer Hydroxylapatitbeschichtung bei den von uns durchgeführten belasteten und unbelasteten tierexperimentellen Untersuchungen (Kienapfel 1997 und 1999) sowie den positiven Ergebnissen bei Kalziumphosphatkeramiken im Zellkulturmodell (Wilke 1998) führten wir eine prospektiv, randomisierten RSA-Studie zur Bestimmung der Hydroxylapatitbeschichtung auf das Migrationsverhalten von tibialen Komponenten durch (1999).

Methoden/Patienten. Insgesamt 21 Patienten wurden nachuntersucht, von denen 9 eine Hydroxiapatit- und 12 eine unbeschichtete Prothese vom Typ Miller-Galante II erhalten hatten. Intraoperativ wurde bei allen Patienten die proximale Tibia und die Prothese mittels Tantalkugeln markiert. Die Röntgenstereometrie setzt sich aus der simultanen Anfertigung zweier

Röntgenbilder, der Analyse der zweidimensionalen Daten und der Berechnung der dreidimensionalen Punkte im Raum zusammen.

Die röntgenstereometrische Referenzuntersuchung erfolgte spätestens am 5. postoperativen Tag, folgende Untersuchungsintervalle waren 6 Wochen, 3 Monate, 6 Monate, 12 Monate und 24 Monate. Die Computerauswertung wurde mit dem Programm UMRSA durchgeführt, welches auch die dreidimensionale Auswertung der Punktbewegungen beinhaltet. Die Mikrobewegung des Tibiaplateaus der Knieendoprothese setzt sich zusammen aus *Translations- und Rotationsbewegungen entlang bzw. um die drei Koordinatenachsen x, y und z* des Kniegelenkes. Erfaßt und in die Beurteilung mit aufgenommen wurden die röntgensterometrischen Bewertungskriterien bezüglich der Translation MAXSUB, LIFTOFF, MTPM sowie die Kriterien zur Erfassung der Rotation Xrot, Yrot und Zrot.

Ergebnisse. MTPM (Maximum Total Point Motion) erfaßt das größte Bewegungsausmaß eines *errechneten dreidimensionalen Vektors. Dieser Vektor ist ein Summationsvektor*, der sich aus den Translationen in allen drei Gelenkachsen zusammensetzt. Bis zum einjährigen Nachuntersuchungstermin zeigt sich eine kontinuierliche Mehrbewegung sowohl bei dem unbeschichteten als auch bei dem beschichten Prothesen. Zum zweijährigen Nachuntersuchungstermin ist der MTPM-Wert rückläufig, d.h. die Prothese zeigt eine vermehrte Stabilität. Zum einjährigen Nachuntersuchungstermin zeigen beide Beschichtungstypen eine Maximalbewegung. Hier als auch zu allen anderen Nachuntersuchungszeitpunkten zeigt das unbeschichtete Prothesenmodell eine höhere Migrationstendenz.

	MTPM2	MTPM3	MTPM4	MTPM5	MTPM6
HA	0,308	0,322	0,522	0,587	0,412
NHA	0,435	0,565	0,889	1,051	0,871

Maximal total point motion der HA bzw. der nicht HA-beschichteten Prothesenkomponenten nach 6 Wochen, 3 Monaten, 6 Monaten, 12 Monaten und 24 Monaten.

Schlußfolgerung. Die zusätzliche Hydroxiapatitbeschichtung scheint einen positiven Effekt in der Reduzierung von Prothesenbewegungen zu haben. Die Ergebnisse zeigen die hohe *Sensitivität der Röntgenstereophotometrie in der Erfassung von Prothesenbewegungen*. Sie bietet neben einem genauen Vergleich verschiedener Prothesenmodelle auch die Möglichkeit der Erfassung von pathologischen Implantatbewegungen.

Digitale Röntgenstereometrie

Im Rahmen einer experimentellen Kadaverstudie haben wir einen Vergleich zwischen digitaler und konventioneller Radiostereometrie beim alloplastischen Kniegelenksersatz durchgeführt (Ishaque 1998).

Ziel. Das Ziel dieser Untersuchung bestand darin, die Anwendung der digitalen Radiographie in der RSA in Hinblick auf die mögliche Reduktion des Flächen-Dosis-Produktes und die mögliche Verbesserung der Bildqualität zu analysieren.

Dazu erfolgte ein Vergleich von konventionellen und digitalen Aufnahmen unter Modifikation der Röhrenspannung (kV) und des Röhrenstroms (mAs).

Material/Methoden. Eine Prothese vom Typ Miller-Galante II wurde in ein Leichenknie implantiert. In das Polyäthyleninlay wurden fünf Tantalkugeln und in das proximale Tibiaplateau 17 Tantalkugeln mit einen Durchmesser von 0,5 bzw. 0,8 mm eingesetzt. Für die Röntgenuntersuchung stand eine Obertischröhre (Process 1000 ST Televix 1600 Firma: GE (General Electrics) Med. Systems) und eine Mobilette (Mobilett-plus Siemens) zur Verfügung. Für die konventionellen Röntgenaufnahmen wurde ein Film-Folien-System (Folie: SE- Folie grün {Gadolinium Oxisufid}; Film: HT 1000 G) der Firma (Agfa Gevaert) (Empfindlichkeit{EK}: 100) verwendet. Die digitalen Aufnahmen wurden mit dem Agfa Diagnostik Center (ADC) (Folie: Phosphorzusammensetzung BaSrFBr: Eu; Speicherfolien-EK: 100) angefertigt. Das Auflösungsvermögen beträgt beim Kassettenformat 24 × 30 und einer EK von 200, 2,5 LP/mm. Die Dokumentation erfolgte auf Laserfilmen im Format 8 × 10 inch. Es wurde ein Filmformat von 24 × 30 cm und ein Film-Fokus-Abstand von einem Meter gewählt. Mit einer Ionisationskammer (Diamentor M4, PTW-Freiburg) erfolgte die Dokumentation des Flächen-Dosisproduktes. Die Bildqualität wurde durch drei erfahrene Untersucher anhand einer subjektiven Qualitätsskala (1 {= sehr gut} - 5 {= mangelhaft}) bewertet. In die Auswertung gingen die Erkennbarkeit der Knochenstruktur, die Trennschärfe der Prothese gegenüber dem Knochen ein und die Abbildungsqualität der Tantalkugeln ein.

Ergebnisse. Es wurden 30 digitale und 20 konventionelle Bildpaare ausgewertet. Bei der üblich angewandten Röhrenspannung von 109 kV und 3,2 mAs betrug das Flächen-Dosisprodukt sowohl für die digitale als auch für die konventionelle Aufnahme a.p. 7,2 cGy/cm^2 und seitlich 8,5 cGy/cm^2. Bei dieser Konstellation wurde die Bildgüte bei beiden verglichenen Verfahren durchschnittlich als zufriedenstellend angesehen. Die Kriterien für eine RSA Analyse waren erfüllt. Bei 66 kV und 3,2 mAs ergab sich ein Flächen-Dosisprodukt von a.p. 2,7 cGy/cm^2 und seitlich 2,5 cGy/cm^2. Mit Hilfe der digitalen Technik erreichten wir eine befriedigende Bildgüte und die Kriterien für eine RSA-Analyse waren erfüllt. Die entsprechend konventionellen Röntgenaufnahmen ließen eine RSA-Analyse nicht zu und wurden hinsichtlich des Bildeindrucks als mangelhaft angesehen. Eine weitere Dosisreduktion auf ein Flächen-Dosisprodukt von 1,3 cGy/cm^2 sowohl im seitlichen als auch im a.p. Strahlengang ließ sich nur im digitaler Technik erreichen (66 kV; 1,6 mAs). Die Kriterien für eine RSA-Analyse waren hier bei einem guten bis zufriedenstellenden Bildeindruck erfüllt.

Diskussion und Schlußfolgerung. Anhand dieser Untersuchung konnte erstmalig belegt werden, daß eine Reduktion des Flächen-Dosisproduktes um circa 82% im anterioren und um circa 85% im lateralen Strahlengang bei gutem bis zufriedenstellendem Bildeindruck und erfolgreicher RSA-Analyse möglich ist.

Schlußfolgerung

Die Frühdiagnostik von Knieendoprothesenlockerungen wird heute in den meisten Kliniken nach wie vor mit der konventionellen Röntgentechnik unter Bestimmung sicherer und möglicher Prothesenlockerungszeichen durchgeführt. Die Szintigraphie ist, zumindest was die aseptische Knieprothesenlockerung anbetrifft, eine Methode von geringer Spezifität, da die Aktivitätsanreicherung in Prothesennähe, auch bei Patienten vorkommen, die keine Endoprothesenlockerung haben. Die konventionelle Röntgenstereometrie stellt sich derzeit als genaueste, aber auch zeitaufwendigste und vergleichsweise teuerste Methode dar. Sie hat den großen Vorteil einer sehr hohen Genauigkeit sowie eine inzwischen anerkannte Vorhersagegenauigkeit was spätere Prothesenlockerungen anbetrifft. Die o.g. Nachteile der konventionellen Radiostereometrie werden mit der digitalen Radiostereometrie voraussichtlich zu lösen seien. Die digitale Radiographie bietet die Möglichkeit der Nachverarbeitung sowie der Einbindung in digitale Kommunikation und Speichersysteme (Picture Archiving and Communication System=PACS). Die bisherige Anwendung der konventionellen Film-Folien-Systeme im Rahmen der RSA-Untersuchung, kann in Hinblick auf Strahlenbelastung und Bildqualität zugunsten der digitalen Aufnahmetechnik aufgegeben werden.

Literatur

Brand RA, Pedersen DR, Yoder SA (1986) How definition of „loosening" affects the incidence of loose total hip reconstructions. Clin Orthop 210:185–191

Ewald FC (1989) The Knee Society total knee arthroplasty roentgenographic evaluation and scoring system. CORR 248:9–12

Fehring et al (1996) Fluoroscopic evaluation of the painful total knee arthroplasty. CORR 331:226–233

Hamad K (1996) Orthopädie. In: Biersack HJ, Grünwald F (Hrsg) Die wichtigsten Diagnosen in der Nuklearmedizin. Springer, pp 103–128

Ishaque N, Sprey C, Kienapfel H, Pavone V, Klose KJ (1999) Comparison of Conventional and Digital Radiography – An experimental study using radiostereometry (RSA). J Bone and Joint Surg 81-B:67

Hilding MB (1995) Fixation and load in total knee arthroplasty. A clinical, radiographic, radiostereometric and gait study

Kärrholm J (1989) Roentgen stereophotogrammetry. Review of orthopaedic applications. Acta Orthop Scand 60 (4):491–495

Kienapfel H, Swain R, Wilke A, Orth J, Lengsfeld M, Griss P (1997) The effect of Hydroxyapatite coating on bone ingrowth of porous coated implants in a sheep gap model. In: Willert HG, Buchhorn GH (eds) Ceramic Implant Materials in Orthopaedic Surgery Hogrefe & Huber Publishers, Seattle Toronto Bern Göttingen

Kienapfel H, Sprey C, Wilke A, Griss P (1999) Bone ingrowth fixation. J Arthroplasty 14 (3):355–368

Kienapfel H, Sprey C, Ishaque N, Koller M, Griss P (1999) Micromotion during the first two years of HA coated and non-HA coated tibial components in Miller Galante II TKA – A randomized RSA study. J Bone and Joint Surg 81-B:49

Knutson K et al (1994) The Swedish knee arthroplasty register. Acta Orthop Scand 65:375–386

Schneider R, Hood RW, Ranawat CS (1982) Radiologic evaluation of knee arthroplasty. Orthop Clin North Am 13(1):225–244

Nilsson KG (1992) Kinematics and fixation of total knee arthroplasties. A clinical, radiographic, scintimetric and roentgen stereophotogrammetric evaluation. Thesis, Umea University, Umea, Sweden

Owen RJ (1995) Isotope bone scans in patients with painful knee replacements: do they alter management? Br J Radiol 68(815):1204–1207

Ryd L (1986) Micromotion in knee arthroplasty. A roentgen stereophotogrammetric analysis of tibial component fixation. Acta Orthop Scand 57:1–80

Ryd L, Gustavsson T, Lindstrand A (1993) ^{99m}Tc-Diphosphonate scintigraphy in successful knee arthroplasty and its relation to micromotion. Clin Orthop 287:61–67

Ryd L et al (1995) Roentgen stereophotogrammetric analysis as a predictor of mechanical loosening of knee prostheses. Bone Joint Surg (Br) 77(3):377–383

Selvik G (1989) A roentgen-stereophotogrammetric method for the study of the kinematics of the skeletal system. Thesis, University of Lund, Lund Sweden (1974). Reprinted Acta Orthop Scand 60(4):Suppl 232

Sumner DR, Kienapfel H, Galante J (1995) Well-fixed cementless porous-coated tibial components removed from patients. The Journal of Arthroplasty 10-2:157–167

Wilke A, Orth J, Lomb M, Fuhrmann R, Kienapfel H, Griss P, Franke RP (1998) Biocompatibility testing for different Biomaterials in human marrow cell cultures. J Biomedical Materials Research 40:301–306

Probleme und Problemlösungen in der Knierevisionsendoprothetik

J. Jerosch

Einleitung

Die Revision einer Knieendoprothese birgt eine Vielzahl Probleme in sich. Das Primärimplantat, die Situation der Weichteile sowie das vorhandene Knochenlager sind von Fall zu Fall sehr unterschiedlich.

Die häufigsten Gründe für ein nichtinfektiöses Fehlschlagen von Knieallarthroplastiken sind:
* aseptische Auslockerung im Knochenlager
* Instabilität des Gelenkes
* ungünstiges Bein-Alignment
* ungünstige Komponentenpositionierung.

Bei allen Patienten mit gelockerten Primärimplantaten muß das Vorliegen einer *Gelenkinfektion* ausgeschlossen werden, da eine low-grade Infektion im Einzelfall auch durchaus völlig schmerzfrei verlaufen kann und sich nur in der vorzeitigen Implantatlockerung manifestiert. Der Nachweis einer solchen Situation ist jedoch trotz Untersuchung der Laborparameter BSG und CRP, einer Gelenkpunktion mit dem direkten Nachweisversuch eines Erregers sowie durch eine Knochenszintigraphie schwierig und gelingt nur selten.

Einen nicht unerheblichen Einfluß auf das Ergebniss einer Revisionsoperation hat das *Design des Primärimplantates*. Hier zeigen Patienten mit einer primären Scharnierprothese nicht nur intraoperativ schlechtere Wechselbedingungen aufgrund des im Vergleich zur Oberflächenprothese stärker geschädigten Knochenlagers (Bryan/Rand 1982), sondern auch ein schlechteres funktionelles Endresultat (Bargar et al. 1980).

Die *Ursachen für eine Instabilität* können prä-, intra- und postoperativ liegen. *Präoperative* Instabilitätsursachen sind recht selten, es handelt sich hier vor allem um hochgradige Varus-/Valgusinstabilitäten aufgrund einer echten Seitenbandinsuffizienz, knöcherner Deformitäten, einer hochgradigen a.-p.-Instabilität nach Kreuzbandruptur oder -degeneration sowie um eine hochgradige Beugekontraktur (Cuckler 1995, Rand 1993).

Intraoperative Instabilitätsursachen sind hingegen häufig. Hierzu zählen eine ungenügende Korrektur präoperativer Deformitäten infolge eines insuffizienten Weichteilreleases oder einer ungenügenden Knochendefektauffüllung, eine Fehlpositionierung der Komponenten durch ungenügenden Beuge- und Streckspalt oder eine femorale Fehlrotation sowie Wahl des falschen Prothesentyps. Sehr selten liegen die Ursachen *postoperativ* in aufgetretenen Kapsel-Band-Rupturen (echte posttraumatische Rupturen oder Bandinsuffizienz nach Bagatelltrauma) sowie in einer Lageveränderung des Implantates (Abb. 1) durch Lockerung oder PE-Abrieb.

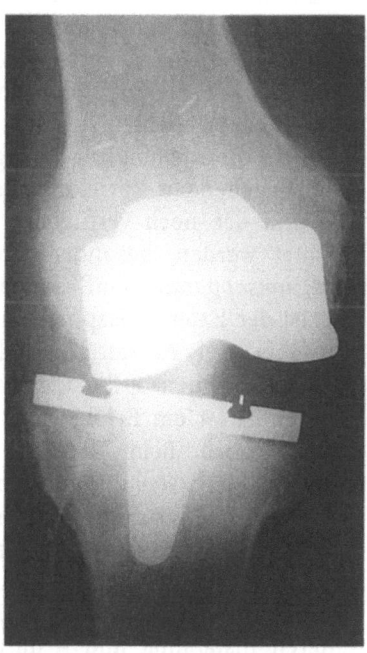

Abb. 1. Instabile Knieallarthroplastik bei luxierter Implantatkomponente

Es kann schwierig sein, klinisch sicher zwischen einer Insuffizienz der Kollateralbänder und einer durch eine chronische Implantatlockerung bedingte Instabilität zu unterscheiden. Das vordere Kreuzband ist in der Regel entfernt, das hintere Kreuzband kann vorhanden oder ebenfalls reseziert sein. Die Tendenz zu einer posterioren Subluxation der Tibia in Relation zum Femur läßt eine Insuffizienz des hinteren Kreuzbandes vermuten. Wurde beim Primäreingriff eine Tibiakomponente mit einer höheren Dicke als 16 mm eingesetzt, so ist in der Regel das hintere Kreuzband reseziert.

An Instabilitätstypen nach Knietotalalloarthroplastik sind zu unterscheiden:
- Extensionsinstabilität
- Flexionsinstabilität
- Rotationsinstabilität
- Translationsinstabilitat (a.-p.-Instabilität)
- Genu recurvatum.

Eine Indikation zur Revision einer Knietotalalloarthroplastik ist die mediolaterale Instabilität in Streckung von über 5° sowie eine anteroposteriore Instabilität in 90° Flexion von mehr als 10 mm.

Patientenselektion und präoperative Planung

Vor Durchführung eines Knieendoprothesenaustausches müssen der allgemeine Gesundheitszustand des Patienten, vorliegende Gelenkerkrankungen sowie die individuellen Bewegungsbedürfnisse des Patienten sorfältig erfaßt werden.

Bei der Beurteilung des Kniegelenks im Falle einer anstehenden Revision müssen die Weichteile und der noch verfügbare Knochen genau beachtet werden, besonders die *Funktion des Extensionsapparates* muß sorgfältig erfaßt werden. Ist der Extensionsapparat nicht mehr funktionsfähig, sei es durch Patellasehnen- oder Quadrizepssehnenruptur oder nach früherer Patellektomie, ist ein Erfolg einer Revision wenig wahrscheinlich. Beim Versuch, das Knie beim Gehen in Streckstellung zu stabilisieren, würde ein Patient mit insuffizientem Kniestreckapparat das Knie hyperextendieren. Die hierdurch bedingte wiederholte Belastung des Kniegelenks dehnt dann die hintere Kapsel, was zu einer weiteren Instabilität und – durch höhere Belastung der Knochen-Zement-Grenze des Implantates – schließlich zu einer Lockerung der Allo-

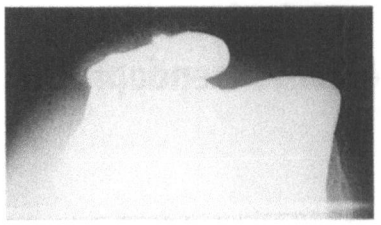

Abb. 2. Laterale Patellasubluxation bei einliegender Knieendoprothese

plastik führen würde. Aus diesem Grunde kommt ein Patient mit insuffizientem Extensionsapparat für einen Totalendoprothesenwechsel grundsätzlich nicht in Frage.

Eine *Patellasubluxation oder -dislokation* (Abb. 2) in Verbindung mit einer Kontraktur des Streckapparates müssen im Rahmen des Revisionseingriffes ebenfalls angegangen werden.

Die Mobilität und Qualität der das Kniegelenk *umgebenden Weichteile* sind für die Revisionsoperation von ganz entscheidender Bedeutung. Vorhandene Schnittführungen, Hauttransplantate oder Muskellappen können zu erheblichen Schwierigkeiten bei der Exposition des Kniegelenks und später auch zu Wundheilungskomplikationen führen. In Einzelfällen kann es erforderlich werden, stufenweise vorzugehen; so kann zunächst eine gute Weichteildeckung des Kniegelenks hergestellt werden, um dann anschließend in einem weiteren Schritt den Prothesenwechsel vorzunehmen.

Weiterhin gilt es schon präoperativ das *Ausmaß der Knochendefizite* soweit wie möglich festzulegen. Das vorhandene Knochenlager muß auf den präoperativen Röntgenbildern beurteilt werden, um Art der Rekonstruktion und auch den in Frage kommenden Prothesentyp festlegen zu können. In der Regel stellt sich das Ausmaß des Knochenverlustes intraoperativ größer dar, als auf den präoperativen Röntgenbildern zunächst vermutet werden konnte (Robinson und Mulliken 1995).

Knochenfrakturen im Bereich der Metaphysen sind nicht ungewöhnlich und entstehen durch die ständige Belastung einer gelockerten Prothese bei mangelhaftem Knochenlager. Belastungsfrakturen des metaphysealen Knochens können gelegentlich nicht stabil ausheilen und die Knochenunterstützung der Prothese zusätzlich beeinträchtigen. Der kortikale Rand in einer nicht geheilten Fraktur darf nicht als adäquate stützende Struktur zur Aufnahme eines Implantates angesehen werden. In Fällen fragwürdiger Frakturheilung sollten präoperativ Computertomogramme des Bruchbereichs angefertigt werden.

Um auf die unterschiedlichen intraoperativen Situationen vorbereitet zu sein, sollten entsprechende Prothesenmodelle vorhanden sein. Der modulare Aufbau der modernen Systeme gestatten es, viele Defekt- und Instabilitätsprobleme zu lösen.

Ist die Entscheidung zu einem Totalendoprothesenwechsel gefallen, sollte – ähnlich wie vor einer Primäralloarthroplastik – eine gründliche präoperative Planung erfolgen, wobei vor allem folgende Aspekte berücksichtigt werden sollten:
* die Technik der Exposition
* die Entfernung der alten Prothese mit Zement und fibrösen Membranen
* die Wiederherstellung des Knochenlagers und der Gelenklinie
* das Weichteil-Balancing
* die Implantatwahl
* den Wundverschluß
* die postoperative Rehabilitation.

Hautschnitt und Zugangsweg

Hautschnitt. In der Regel empfiehlt sich die Wiederverwendung primärer Hautinzisionen. Bei mehreren vorbestehenden Zugangswegen besteht die große Gefahr einer postoperativen Beeinträchtigung der Durchblutung im verbleibenden Hautlappen; vorhandene Narben sollten in die Schnittführung mit einbezogen werden. Sollte es einmal erforderlich werden, einen Hautlappen zu bilden, so ist auf eine exakte Präparation zu achten. Weichteillappen müssen in voller Stärke erhalten bleiben; um die Hautdurchblutung nicht zu kompromittieren, sollte die Muskelfaszie möglichst an der subkutanen Fettschicht verbleiben. Vor der Entscheidung zur Präparation eines Hautlappens sollte geprüft werden, ob eine Verlängerung der Inzision nach proximal und/oder distal nicht einfacher und schonender zum Erfolg führt.

Kurze Schnitte sind in der Revisionsendoprothetik am Kniegelenk immer gefährlich. Falscher Ehrgeiz macht hier keinen Sinn; er rächt sich in der Regel. Eine kurze Schnittführung provoziert Haut- und Weichteilprobleme durch eine vermehrte Hautspannung sowie durch unnötigen Hebeldruck und Hakenzug während des Eingriffes. Bei einer genügend langen Inzision gleiten die Weichteile im Zuge der Kniebeugung schonend nach dorsal.

Beim Entschluß zu einer neuen Inzision, muß der Abstand zum Hautschnitt der Primäroperation zumindest 10 cm betragen, um die Gefahr der Nekrose zu mindern. Müssen Narben überquert werden, so reduziert ein Kreuzungswinkel von 60° und mehr die Gefahr einer Wundrandnekrose.

Als präoperative Risikofaktoren einer drohenden Hautnekrose gelten:
* multiple Narben
* breite Narben mit wenig subkutanem Fettgewebe
* stark adhärente Narbenplatten.

In seltenen Fällen kann es auch einmal nützlich sein, bereits präoperativ eine Hautplastik oder einen Hautexpander anzulegen. Bei schwerwiegender Weichteil- und Hautproblematik ist es immer besser, sich vor dem Eingriff einen genauen Einblick zu verschaffen, evtl. auch durch eine Probeinzision. Eine genaue Beurteilung der Hautsituation und die bestmögliche Vermeidung von Wundproblemen ist im Rahmen einer Knierevision unerläßlich, da Wundprobleme unweigerlich zur Infektion führen und weitere Komplikationen nach sich ziehen können. Eine spannungsfreie Hautnaht ist am Knie von besonderer Bedeutung.

Eröffnung des Gelenkes. Auch für die Revisionschirurgie bietet sich standardmäßig eine anteromediale Arthrotomie an. Am medialen Patellarand sollte ein gut 5 mm breiter Kapselsteifen erhalten bleiben, um am Ende der Operation einen sicheren Wundschluß zu gewährleisten. Die Rektussehne kann etwa 5 mm lateral ihrer medialen Begrenzung inzidiert werden. Dies erleichtert die spätere Naht und auch ein sogenanntes VY-turn down. Bei genügender Erfahrung hat sich in unseren Händen der Subvastus-Zugang auch im Rahmen der Revisionsendoprothetik bewährt.

Zur Gelenkdarstellung hat sich gerade bei der Sekundäroperation ein weites, subperiostales Ablösen der Weichteile an der medialen, proximalen Tibia mit weiten Anteilen des Pes anserinus bewährt. Danach erfolgt die Darstellung des lateralen Gelenkkompartimentes von ventral nach dorsal. Je nach Situation wird anschließend eine Synovialektomie durchgeführt. Ist für den Prothesenwechsel eine posterior stabilisierende Komponente vorgesehen, so empfiehlt es sich, das hintere Kreuzband frühzeitig zu resezieren. Die Tibia kann so besser subluxiert und die hinteren Regionen des Kniegelenkes besser eingesehen werden.

Mit einem 90° gebogenen Raspatorium wird nun die dorsale Kapsel vom Tibiaplateau abgelöst. Noch wirkungsvoller im Hinblick auf die Subluxationsmöglichkeit der Tibia und zur Behebung einer Kniebeugekontraktur ist jedoch das femorale Inzidieren der Weichteilnarbe. Diese wird dabei in ihrer Gesamtheit mit einem geraden oder 20–30° gebogenen Raspatorium nach kranial abgeschoben. Quere Inzisionen der dorsalen Narbenplatte sollten nur ganz behutsam und unter dem Schutz einer gekrümmten Rinne erfolgen. Besonders hilfreich kann hierzu eine gebogene Overhold-Klemme sein.

Eversion der Patella. Nach Durchführung der Arthrotomie ist die Evertierung der Patella und Flexion des Kniegelenks ohne Avulsion der Patellasehne schwierig. Eine systematische und sorgfältige Exzision des Narbengewebes mit Mobilisation der Kapsel ermöglicht die Exposition, ohne den Ansatzpunkt der Patellasehne einer zu starken Spannung auszusetzen. Bei der Exzision des Granulationsgewebes müssen die Kollateralbänder und der Extensionsapparat sorgfältig geschützt werden. Ist die Patella evertiert, kann das Kniegelenk gebeugt werden; dabei ist auf die Insertionsstelle der Patellasehne an der Tuberositas tibia zu achten. Läßt sich die Patella zwar umklappen, das Kniegelenk sich anschließend jedoch nicht ausreichend beugen, so hilft in der Regel eine Verlängerung des Schnittes nach proximal in die Rektusmuskulatur.

Wird trotz dieser Maßnahme noch eine Tendenz der Patellasehne zur Ablösung festgestellt, ist ein weiteres Weichteilrelease erforderlich. Hierzu wird der tiefe Kapselanteil des medialen Kollateralbandes von der Tibia gelöst. Dieses Release beginnt in Höhe der anterioren Arthrotomie und wird nach posterior fortgesetzt wird, es schließt bei Bedarf die Ansatzstelle des M. semimembranosus an der Tibia mit ein. Durch eine mediale tibiale Weichteildiszision werden die Außenrotation der Tibia sowie eine verminderte Spannung des Extensionsapparates ermöglicht. In den meisten Fällen reicht diese Kombination aus Exzision des Narbengewebes und Weichteilrelease aus, um die Patella spannungsfrei zu evertieren. Ist dies nicht der Fall, kann das Kniegelenk auch alternativ ohne Evertierung der Kniescheibe gebeugt werden und diese dabei soweit nach lateral luxiert werden, daß die Femurkomponente entfernt werden kann. Anschließend ist die Spannung des Extensionsapparates dann meist so verringert, daß die Patella mühelos evertiert werden kann.

Ist die Beweglichkeit des Kniegelenks präoperativ bereits wesentlich eingeschränkt, können alle Standardmaßnahmen zur Exposition des Kniegelenks inadäquat sein. In diesem Fall sind verschiedene Alternativen zu überlegen:
- „laterales Release"
- „Quadrizeps snip"
- proximales „Turn-down" (VY-Quadrizepsplastik) des Extensionsapparates
- Osteotomie der Tuberositas tibiae mit der Ansatzstelle des Lig. patellae.

Das laterale Release befreit die Kapseladhäsionen von der Patella. Bei leichteren, weniger kontrakten Situationen genügt diese Maßnahme. Sie empfiehlt sich auch dann noch, wenn bei der Primäroperation schon ein laterales Release durchgeführt wurde. Hierbei ist das Spalten des distalen Retinakulums in der Regel besonders effizient.

Insall (1984) hat den sogenannten „Quadrizeps snip" angegeben, um bei straffem Extensionsapparat den Zugang zum Gelenk zu erleichtern. Es handelt sich hierbei um eine quere Inzision der Rektussehne in ihrem proximalen Anteil. Die Wirksamkeit dieser Maßnahme ist in der Regel jedoch begrenzt.

Das „Turn-down" (VY-Quadrizepsplastik) des Extensionsapparates stellt eine Modifikation des „Coonse-Adams-Zugangs" dar. Dieses Release besteht in einer schrägen Inzision über die Sehne des M. rectus femoris nach distal zum Muskelbauch des M. vastus lateralis. Ist die Spannung proximal verringert, kann die Patella sicher herausgedreht werden. Gegebenenfalls kann eine V-Y-Plastik durchgeführt und so der Extensionsapparat verlängert werden. Wird dieser Zugang angewendet, muß eine aktive Extension für einen Zeitraum von 8 postoperativen Wochen vermieden werden.

Die größte Schwierigkeit liegt jedoch meist nicht in der proximalen, sondern in der distalen Narbenbildung. Deshalb ist es logisch, vor allem ein distales Release vorzunehmen. In diesen Fällen ist eine Osteotomie der Tuberositas tibiae in einer Länge von etwa 8cm zu empfehlen. Die Osteotomie erfolgt beim innenseitigen Zugang von medial mit dem Osteotom oder der

oszillierenden Säge. Die Tuberositas tibiae wird hierbei nur nach aussen geklappt und keinesfalls vollständig abgelöst. Das laterale Periost, die hier liegende Muskulatur und damit auch die Blutversorgung bleiben dann intakt. Die spätere osteosynthetische Refixation erfolgt durch Schrauben oder Drahtcerclagen. Durch die Refixation der Tuberositas können über eine Rezentrierung der Patella und des Extensionsapparates verschiedene pathologische Zustandsbilder des Extensionsmechanismus korrigiert werden, z. B. eine:
- Patella baja
- eine Extensionskontraktur
- eine Medialisierung oder
- eine Lateralisierung der Patella.

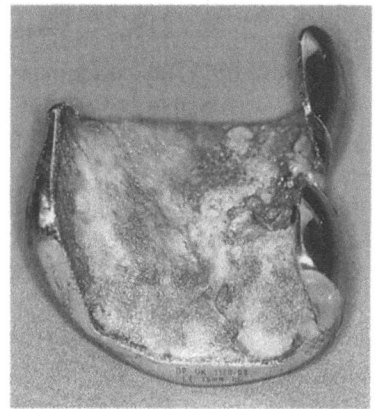

Abb. 3. Anhaftender Knochen an entfernter Femurkomponente

Vorgehen bei ausgeprägter Valgusfehlstellung und kontraktem Kniegelenk

Ein besonderes Problem stellt eine Valgusfehlstellung, v. a. in Kombination mit einer erheblichen Kontraktur dar. Bei einem Valgusknie von über 20–30° sollte ein lateraler, parapatellarer Zugang in Erwägung gezogen werden. Im Gegensatz zum Primäreingriff ist diese Schnittführung beim Revisionseingriff häufig jedoch nicht erforderlich. Beim Zweiteingriff einer Prothese mit modularem Tibiaplateau kann das Polyethylenplateau häufig frühzeitig entfernt und dadurch ein guter Überblick erlangt werden. Bei starken Fehlstellungen und sehr kontrakten Kniegelenken ist mitunter auch eine Ablösung beider Kollateralbänder erforderlich, um die Fehlstellung genügend zu beseitigen und einen ausreichenden Zugang zum Gelenk zu ermöglichen. Vor allem bei recht alten Patienten hat sich in diesen Fällen das Einsetzen eines gekoppelten Prothesenmodells bewährt.

Explantation der Prothese

Nach Exposition des Kniegelenks wird die alte Prothese entfernt. Die Femurkomponente wird hier vor dem Tibia- und dem Patellaimplantat ausgebaut. Nach Ausbau der Femurkomponente ist in der Regel eine gute Darstellung der Tibia gegeben. Ist das Femurimplantat entlang der kondylären Oberflächen freigelegt, kann es in der Regel ohne Mühe ausgeschlagen werden.

Vor dem Ausschlagen ist es jedoch entscheidend, die Prothesen-Knochen-Grenzschicht so weit wie möglich freizulegen, ohne dabei zuviel Knochensubstanz zu opfern (Abb. 3). Dieses kann mit Hilfe eines flachen Meißels oder noch eleganter mit einer Gigli-Säge erfolgen. Viele Prothesenfirmen bieten inzwischen auch Halteeinrichtungen an, die auf den Femurschild gespannt dann eine Lösung des femoralen Implantates mit Hammerschlägen ermöglichen. Steht ein solches Instrument nicht zur Verfügung, so kann auch von kranial die metallische Kufe mit einem Stößel gelockert werden.

Der Ausbau einer gut sitzenden Tibiakomponente ist meist schwieriger. Die Exzision des posterioren Kapsel-Narbengewebes mit der hypertrophen Synovia hilft bei der Mobilisation der Tibia. Ein mediales Kapsel-Release ermöglicht eine Außenrotation des Unterschenkels und damit den Zugang zum medialen Anteil des Implantates. Anschließend kann das Tibiaplateau z. B. mit einem flexiblen Osteotom von medial in lateraler Richtung vor und hinter dem Verankerungsschaft freigelegt werden. Bei qualitativ guter Knochensubstanz und nicht porös beschichtetem Verankerungsschaft ist nun ein Abheben der Komponente oftmals möglich. Handelt es sich um einen Kunststoffschaft, kann dieser durchtrennt und das Tibiaplateau anschließend separat abgetragen werden; dann wird der Schaft zugänglich und ebenfalls entfernt. Besteht die Tibiakomponente samt Schaft aus Metall, so muß ein Zugang zum Schaft geschaffen werden. Im Falle einer Aussparung der tibialen Komponente für das hintere Kreuzband, kann der Zugang durch diese Lücke versucht werden. Sind die medialen, lateralen und posterioren Bereiche des Schafts freigelegt, gelingt die Extraktion in vielen Fällen.

Erlaubt die Tibiakomponente jedoch keinen Zugang zum Schaft, sollte ihr medialer Teil bis zum Schaft mit einer Diamantfräse abgetrennt und der Verankerungsstiel damit zugänglich gemacht werden. Bei langen zementierten Stielen sollten sowohl dessen medialer als auch lateraler Bereich durch Abtrennen beider Plateauhälften freigelegt werden. Alternativ kann auch über ein Knochenfenster in der Tibia der Versuch unternommen werden, mit einem Stößel das Tibiaplateau retrograd herauszuschlagen.

Nach Entfernung der Femur- und Tibiakomponenten sollten dann Zementreste und die darunterliegende bindegewebige Membranen sorgfältig abgetragen werden.

Bei Scharnierprothesen wird in ähnlicher Weise vorgegangen. Hier ist jedoch entscheidend, daß sich der Operateur vor dem Eingriff über den Entkoppelungsmechanismus der tibiofemoralen Verbindung die notwendigen Informationen verschafft. Ist der Zugang an die intramedullären Stilfixierungen nicht möglich, so sollte eine Deckelung des Knochen erfolgen. Hierbei ist darauf zu achten, das der jeweilige Knochendeckel wenn irgend möglich auf einer Seite noch eine periostale Durchblutung erhält.

Bein-Alignment und Gelenklinie

Ähnlich wie bei Ersteingriffen kann das Prothesen-Alignment mit Hilfe intramedullärer Ausrichtungssysteme ermittelt werden. Bei Austauschoperationen ergeben sich jedoch wegen des Fehlens der posterioren Femurkondylen mehr Schwierigkeiten als bei Primäreingriffen.

Die femoralen Epikondylen können dabei wie bei Primäroperationen als Rotationsreferenz dienen. Beim Revisionseingriff wird der Führungsstab so ausgerichtet, daß möglichst nur wenig zusätzlicher Knochen reseziert werden muß. Hierbei sollte am distalen Femur medial und lateral genügend stabiles Knochenmaterial stehenbleiben, so daß die Austauschprothese in korrekter Orientierung eingesetzt werden kann. Ist das Ausmaß des Knochenverlustes stark asymmetrisch, wie z.B. nur minimaler Knochenverlust auf einer und ein ausgedehnter auf der anderen Seite, würde eine weitere Abtragung von Knochengewebe auf der prominenten Seite unnötig gesunde Anteile opfern, um schließlich beide Seiten einander anzupassen. In diesem Fall sollte entweder ein dickeres (augmented) Implantat oder ein Knochentransplantat zur Anwendung kommen.

Ähnlich wie bei der Resektion des Femurs ist es das Ziel, möglichst wenig zusätzlichen Knochen proximal abzutragen, so daß zur Unterstützung der Prothese ein gleichmäßiger kortikaler Rand medial und lateral erhalten bleibt. Die sagittale Orientierung der Resektionsebene an der Tibia hängt vom Implantattyp ab, der für den Austausch vorgesehen ist.

Defektstrategien beim Wechsel

Bei Austauschoperationen kann der Knochenverlust aufgefüllt werden durch:
- homo- und heterologe Transplantate
- alloplastische Implantate
- modulare Metallkeile („modular wedges")
- individuell maßgefertigte Implantate.

Klassifikation von ossären Defektsituationen im Rahmen der Knierevisionsendoprothetik nach Rand:
- Typ I: lokalisierte Defekte mit geringer metaphysärer Beteiligung und intakter kortikaler Begrenzung.
- Typ II: ausgeprägte metaphysäre Defekte mit noch intakter kortikaler Begrenzung.
- Typ III: massiver Knochenverlust mit metaphysären und kortikalen Defektzuständen.

Die Technik der Defektfüllung hängt ab vom Ausmaß der Knochenzerstörung und seiner Lokalisation, der Lebenserwartung und den individuellen Ansprüchen des Patienten sowie den Erfahrungen des Operateurs. Robinson und Mulliken (1995) verwendeten im Rahmen von Revisionseingriffen bei vorliegenden osteolytischen Defekten in 47% der Fälle Zement, in 30% Allografts und in 33% Metal-wedges. Auf den Röntgenbildern wird präoperativ das Ausmaß der Defekte sehr häufig unterschätzt. Dieses macht es absolut notwendig, bei der präoperativen Planung eines Knieendoprothesenwechsels die evtl. zum Einsatz kommenden Defektaufbaustrategien auch vorzuhalten.

Der Aufbau mit Bankknochen bietet den Vorteil, daß man den Aufbau individuell auf den Defekt zuschneiden kann und umgekehrt wie es bei vorgefertigten Metallkeilen der Fall ist. Zuerst wird der Knochendefekt sorgfältig gesäubert und angefrischt. Hierbei ist darauf zu achten, daß auch der kortikale Bereich im Grund des Defektes mit einigen Bohrungen perforiert wird. Nun wird ein Allograft aus der Knochenbank zunächst grob zurechtgeschnitten und angepaßt. Dieser Knochen wird in den Defekt eingebracht und mit K-Drähten temporär fixiert. Nun wird der Allograft so zugeschnitten, daß das tibiale Implantat plan aufliegt. Nach Einzementieren der Prothese und stabiler Verankerung des Allograft, können die K-Drähte entfernt werden. Überstehende Anteile werden nun mit der oszillierenden Säge entfernt.

Liegt sogar eine klinisch relevante ligamentäre Instabilität vor, so muß nebem dem Aufbau auch eine stärker geführte Endoprothese eingebaut werden.

Ist bei einem Knieendoprothesenwechsel ein knöcherner Aufbau sowie aufgrund der schlechten ligamentären Führung die Implantation einer stärker geführten Prothese notwendig so sollten immer zusätzlich intramedulläre Führungstile verwendet werden. Bei massiven Destruktionen muß in Einzelfällen auch einmal auf eine Spezialprothese zurückgegriffen werden. Bei guten Restknochen sind diese evtl. noch zementfrei einzubringen. Da an derartigen Implantaten keine sichere Fixierung der Tuberositas tibae erfolgen kann, wird der Schaftteil der Prothese mit einem Spezialschlauch überzogen. Nach Reposition wird der Streckapparat mit nichtresorbierbaren Fäden fixiert. Jeglicher knöcherner Restanteil der Tuberositas tibiae kann so sicher refixiert werden.

Die Bestimmung der Gelenklinienposition ist wichtig für die Restitution der Funktionalität und beeinflußt die Wahl der Implantatdicke. Bei der Wiederherstellung der Gelenklinie sind Frontal-, Transversal- und Sagittalebene zu beachten. Jedes Kniegelenk muß zwar individuell bewertet werden, intraoperativ sind jedoch verschiedene Orientierungshilfen wichtig.

In der Frontalebene sind für den distalen Schnitt am Femur in diesem Zusammenhang zu nennen:
* Bandansätze (der femorale Ansatz des medialen Kollateralbandes liegt 25 mm, der femorale Ansatz des hinteren Kreuzbandes 15 mm oberhalb der Gelenklinie)
* Fibulaköpfchen (20 mm unterhalb der Gelenklinie)
* Patellaspitze (20 mm oberhalb der Gelenklinie).

Intraoperative anatomische Orientierungsrichtlinien in der Sagittalebene existieren nicht, die einzige Möglichkeit der Überprüfung der Ausrichtung bieten hier die präoperativen Röntgenaufnahmen. Intraoperative Orientierungshilfen in der Transversalebene sind am schwierigsten, da sie präoperativ nicht zu bestimmen sind. Hier handelt es sich um die epikondyläre Achse und die Whiteside-Linie, die zur ersteren im Winkel von 90° steht und durch die Mitte der Facies patellaris bis zum Dach der Fossa intercondylaris verläuft.

Sind keinerlei Landmarken mehr vorhanden, so muß nach der Flexions-Extensions-Intervall-Technik vorgegangen werden.

Letztlich sollte die Wahl der Komponentendicke von der Lage der Gelenklinie und der Weichteilspannung im Bewegungsbereich abhängen. Diese sollte in Ab- und Adduktion sowohl bei voller Streckung als auch bei 30°, 45° und 90° Flexion des Kniegelenks bestimmt werden.

Engh und Parks (1994) stellten eine komplexe Klassifikation für tibiale und femorale Defekte mit entsprechenden standardisierten Therapierichtlinien vor (s. S. 152).

Prothesenstabilisierungsgrad und -verankerung

Die Wahl des erforderlichen Grades der Implantatkopplung hängt vom Zustand der noch vorhandenen Weichteile und der Möglichkeit ab, wieder eine adäquate Weichteilspannung herzustellen. Bei Kniegelenken mit starkem Knochenverlust muß zur sicheren Verankerung ein intramedullärer Schaft in gesundem Knochen gewählt werden. Bei modularen Prothesensystemen besteht hier die Möglichkeit, auch im Zuge von Revisionsalloarthroplastiken die Prothesenschäfte im Press-fit-Verfahren zu verankern.

Von der intraoperativen Instabilitätsdiagnostik nach erfolgtem Weichteilrelease wird abhängig gemacht, welche Art von Prothese implantiert wird. Die Indikation für eine ungekoppelte Prothese ist dann gegeben, wenn das Gelenk nach Einbringen des Probeinlays mit oder ohne Wechsel von Teilkomponenten in anteriorposteriorer Richtung sowohl in Beugung wie in Streckung stabil ist, wenn es in mediolateraler Richtung Stabilität in Streckung zeigt und in Beugung innenseitig stabil ist. Lateral ist ein

Klassifikation	Beschreibung	Therapie
Femorale Defekte		
F1 (keine strukturellen Defekte)	Keine Defekte in der kortikalen Begrenzung der spongiöse Anteil ist noch tragfähig für ein Implantat	Für die Zurichtung des femoralen Knochenlagers können Standardinstrumente verwendet werden kleinere Defekte können mit spongiösem Knochen oder Zement aufgefüllt werden intramedulläre Führungen oder augmentierte Komponenten sind nicht notwendig
F2 (strukturelle Defekte)	Der spongiöse Knochenanteil ist nicht mehr tragfähig	Das femorale Implantat muß zur Rekonstruktion der Gelenklinie augmentiert werden, evtl. sind Allograftaufbauten notwendig
F2A (struktuerelle Defekte an nur einer Kondyle) Subklassifikation; M: mediale Kondyle L: laterale Kondyle	Defekt durch varischem- oder valgischem Einsinken der Prothese Erhalt der Gelenklinie auf der anderen Seite Diese anguläre Fehlstellung kann auch bereits bei der Pimärimplantation iatrogen entstanden sein	Aufbau mit Augmentation oder Allograft auf der defekttragenden Seite Resektion der gegenseitigen Kondyle (Konversion in Defekttyp 2B) und beidseitiger Aufbau Verwendung einer kurzen intramedullären Führung (95 mm)
F2B (strukturelle Defekte an beiden Kondylen)	Defekte an beiden Kondylen Proximalisierung der Gelenklinie Patella baha	Beidseitiger Aufbau durch Augmentation oder Allograft intramedullärer kanalfüllender Führungsschaft
F3 (struktureller Knochendefekt und ligamentäre Instabilität)	Erhebliche Komponentenmigration erheblicher femoraler Knochenverlust durch Osteolyse oder suprakondylärer Fraktur erhebliche Implantatinstabilität Verlust des ligamentären Kollateralbandansatzes an einer oder beiden Kondylen	Notwendigkeit zum massiven Aufbau durch Allograft oder Spezialprothese sichere Varus-/Valgusführung durch Implantat intramedulläre Press-Fit-Stilführung sichere Rotationstabilität durch Zementierung oder Stufenosteotomie des Allograftaufbau
Tibiale Defekte		
T1 (keine strukturellen Defekte)	Intakter peripherer kortikaler Rand gut erhaltener spongiöser Knochen mit guter Tragfähigkeit	Kleinere Defekte können mit spongiösem Knochen oder Zement aufgefüllt werden intramedulläre Führungen oder augmentierte Komponenten sind nicht notwendig
T2 (strukturelle Defekte)	Verursacht durch eine Lockerung des tibialen Implantates meistens Varusfehlstellung Reduktion der Distanz zwischen Tuberositas tibiae und Implantat	Aufbau in der Regel mit tibialen Augmentationen oder Allografts intramedulläre Führungsstilen sind notwendig, um Kippmomente zu vermeiden
T2A (strukturelle Defekte an nur einer Plateauhälfte) Subklassifikation; M: mediales Tibiaplateau L: laterales Tibiaplateau	In der Regel Knochendefekt an der medialen Tibiaplateauhälfte deutlicher Osteolysesaum unter dem Implantat das gegenseitige Tibiaplateau ist intakt	Aufbau mit Implantataugmentation oder Allograft intramedulläre tibiale Führung
T2B (struktureller Defekt an beider Tibiaplateaus)	Defekte an beiden Tibiaplateauhälften Entstehung oft iatrogen im Rahmen der Revisionsoperation durch unkritische Resektion des gegenseitigen Tibiaplateaus	Tibialer Defektaufbau mit Allograft oder Implantataugmentation Verwendung eines überhohen Tibiaplateaus (>16mm) intramedullärer Führungsstil
T3 (struktureller Knochendefekt und ligamentäre Instabilität)	Erheblicher Knochendefekt mit Verlust der Ansatzstelle des Lig.patellae Verlust der Ansatzstellen der Kollateralligamente	Aufbau durch massiven strukturellen Allograft oder Spezialprothese langer intramedullärer Führungstil sichere Varus-/Valgusführung durch Implantat Rekonstruktion des Extensionsmechanismus (Abb. 4, s. S. 154) Sicherung der Rotationsstabilität durch Zementfixierung des Schaftes

Tabelle 1. Prothesenkopplung: Indikationen zur schrittweisen Prothesenkoppelung in Abhängigkeit vom Ausmaß der Instabilität

Prothesentyp	Indikationskriterien
Ungekoppelte Prothese	*Anterior-posterior* in Beugung und Streckung stabil *Mediolateral* • in Streckung stabil • in Beugung medial stabil • lateral Lift-off +
Posterior stabilisierte Prothese	*Anterior-posterior* posterior-mediale oder posterior-laterale Translation > 5 mm *Mediolateral* medial stabil lateral instabil (< 5 mm)
Interkondylär stabilisierte Prothese	*Anterior-posterior* anterior-posterior instabil > 5 mm *Mediolateral* medial und lateral instabil (> 5 mm) *Differenz* zwischen Beuge- und Streckspalt bis 1,5 cm
Voll gekoppelte Prothese	*Hochgradige mediolaterale und anterior-posteriore Instabilität* *Differenz* zwischen Beuge- und Streckspalt > 1,5 cm

erstgradiges Lift-off des Femurkondylus als physiologisch anzusehen.

Die Indikation für die Verwendung posterior stabilisierten Prothesen ist dann gegeben, wenn die anterior-posteriore Instabilität deutlich größer als 5 mm ist und in mediolateraler Richtung zumindest das innere Seitenband weitgehend stabil ist. Lateral kann eine erstgradige Instabilität toleriert werden.

Interkondylär stabilisierte Prothesen werden notwendig, wenn zusätzlich zur anterior-posterioren eine erhebliche mediolaterale Instabilität hinzukommt. Um eine ausreichende interkondyläre Führung des Polyethylen-Zapfens bei allen Gelenkstellungen sicherzustellen, sollte die Differenz zwischen Beuge- und Streckspalt nicht größer als 1,5 cm sein.

Die Verwendung vollgekoppelter Prothesen halten wir dann für erforderlich, wenn neben einer hochgradigen Instabilität eine Differenz zwischen Beuge- und Streckspalt vorliegt, die 1,5 cm übersteigt.

Patella und Extensionsapparat

Die Behandlung des Extensionsapparates und der Patella kann im Rahmen einer Revisionsoperation einer Kniealloarthroplastik problematisch werden. Zunächst ist hier zu entscheiden, ob der Patellarückflächenersatz, sofern vorhanden, ausgetauscht werden muß. Ein gelockertes Patellaimplantat, das zudem u.U. auch Verschleißspuren auf dem Kunststoff aufweist, sollte ausgewechselt werden. Die Entscheidung zur Revision des Patellaimplantats hängt ferner ab von:
  seiner Kongruenz zu der Femurkomponente der Austauschprothese
• der Patellaführung
• der Symmetrie des Patellarückflächenersatzes
• dem noch vorhandenen Knochenlager der Kniescheibe.

In vielen Fällen entwickelt sich im Laufe der Zeit eine Weichteilhülle um die Patella. Die Führung zwischen der Kniescheibe mit diesem Bindegewebssaum ist in der Regel so gut, daß die ursprüngliche Kniescheibe im allgemeinen nicht revidiert werden muß. Besteht eine Subluxationstendenz, kann die Führung durch ein laterales Release oder – was seltener durchgeführt wird – durch eine Verlagerung des M. vastus medialis korrigiert werden. Liegt jedoch eine deutliche Asymmetrie der Implantatposition auf der Patella vor, kann in der Regel keine zufriedenstellende Patellaführung mehr erzielt werden, was eine Revision auch des Implantates erforderlich macht.

Grundvoraussetzung für eine Revision der Patellaprothese ist in erster Linie genügend verbliebene gesunde Knochensubstanz (Resthöhe zumindest 10 mm). Ist der verbliebene Patellaknochen dicker als 20 mm, kann er nachreseziert werden, um eine flache Patellarückfläche zu erhalten. Bei konkaven Knochenaushöhlungen mit nur noch 10–15 mm dickem verbliebenen Restlager ist die Verwendung einer bikonvexen Patellakomponente möglich. Hierzu muß die zentrale patellare Konkavität für die Aufnahme der Komponente bearbeitet werden. Steht weniger als 10 mm Dicke an Knochensubstanz zur Verfügung, sollte keine bikonvexe Revisionskomponente verwendet werden, um einer Fraktur des Knochenlagers vorzubeugen. Ungelöst ist das Problem, wie eine Patella mit weniger als 10 mm Restknochendicke und zentralem konka-

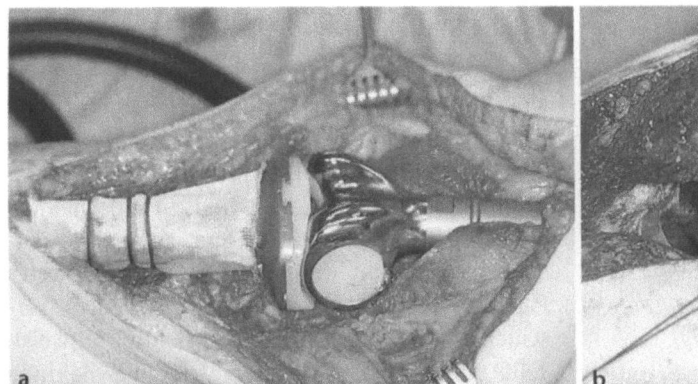
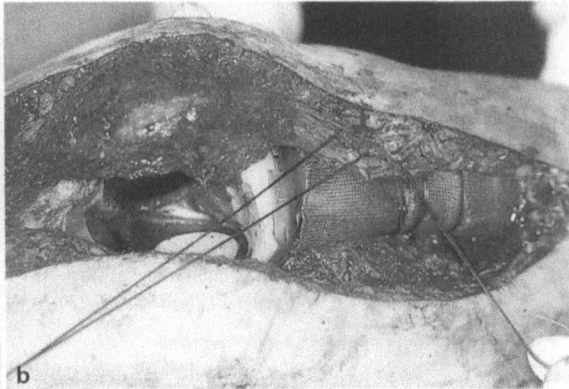
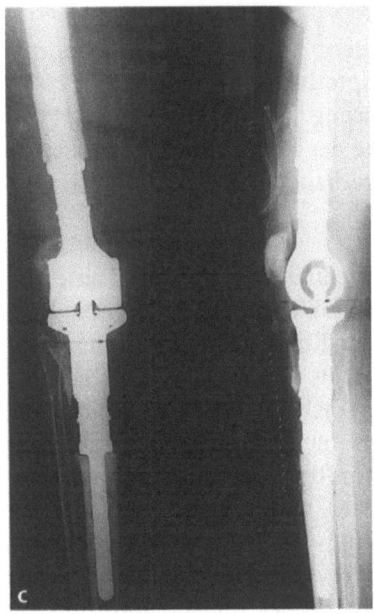

Abb. 4. Rekonstruktion des Ansatzes der Patellasehne durch Treviraschlauch (**a**) und Refixation (**b**) des Lig. patellae. **c** postoperatives Röntgenbild

ven Knochendefekt behandelt werden soll, hier bestehen zwei Alternativen:
- der Restknochens der Patella wird belassen
- Durchführung einer Patellektomie.

Wird der Restknochen belassen, verbleibt ein Hebelarm für den Extensionsapparat. Die Restpatella paßt sich in der Regel im Laufe der Zeit der lateralen Femurkondyle an und wird auch in dieser Position sicher geführt. Ihre femorale Artikulation kann jedoch schmerzhaft sein. Nach Durchführung einer Patellektomie besteht häufig eine anteroposteriore Instabilität sowie eine Schwächung des Kniestreckapparates. Deshalb muß nach erfolgter Patellektomie entweder ein gut funktionierendes hinteres Kreuzband vorhanden sein oder aber eine posterior stabilisierte Knieendoprothese verwendet werden.

Implantation der Austauschprothese

Nachdem mit der Probeprothese das richtige Alignment, die Weichgewebespannung, die Stabilität und auch Beweglichkeit überprüft wurde, erfolgt das Lösen der Blutsperre und eine sorgfältige Blutstillung. Die Exzision des vernarbten posterioren Kapselgewebes hinterläßt oft erheblich blutende Gefäße, die elektrokoaguliert werden müssen. Vor Implantation der Austauschprothese sollte die Blutstillung erreicht und eine gründliche Lavage des Gelenkes zur Entfernung von Gewebetrümmern durchgeführt werden.

Die meisten Austauschprothesen werden zementiert eingesetzt. Zuerst wird hier die Tibiakomponente, nachdem diese sicher fixiert ist, dann Femur- und Patellakomponente eingesetzt.

Wird ein intramedulläres Press-fit-System verwendet, sollte der Markkanal bis zum Durch-

messer bzw. um 1 mm weniger als der Schaftdurchmesser aufbereitet werden. Der Zement wird angemischt und als etwas flüssigere Phase als zur Verankerung eines zementierbaren Schafts erforderlich verwendet. Zahlreiche kleine Bohrlöcher im Metaphysenknochen können die Zementpenetration unterstützen. Medialer und lateraler Metaphysenbereich werden gefüllt, ohne daß dieser in den medullären Kanal gelangt. Anschließend wird das Implantat in die korrekte Position gedrückt. In ausgewählten Fällen kann die zementfreie Verankerung einer Austauschprothese erwogen werden. Rand (1993) nennt hier als Voraussetzungen:
- junge Patienten mit qualitativ gutem Knochenlager
- ältere Patienten mit gutem Knochenlager und mit zementfrei implantierter Primäralloarthroplastik
- adäquater Zustand der Weichteile
- Möglichkeit zur Wiederherstellung oder Kompensation massiver Knochenverluste
- Möglichkeit, eine sichere initiale Befestigung des Implantates zu erzielen.

Revisionen mit zementfreien Knieendoprothesen sind technisch schwieriger als jene mit zementierten Implantaten. Langzeitergebnisse mit diesen Implantaten liegen bisher noch nicht vor.

Weichteildeckung

Nicht selten stellt die Weichteildeckung in der Knierevisionsendoprothetik ein großes Problem dar. Eine bewährte Methode, um mit ortsständigem Gewebe eine Implantatdeckung zu erzielen, ist die Deckung mit Hilfe einer gestielten Gastrocnemius-Lappen-Plastik. Je nach Ausmaß des Lappens kann dieser nur zur reinen Weichteildeckung oder auch zur Sicherstellung eines Ansatzbereiches für den Streckapparat dienen (Jaureguito et al. 1997).

Zur Darstellung des medialen Gastrocnemiusbauches wird die Schnittführung medial der Tibia nach distal verlängert. Die oberflächliche Unterschenkelfaszie wird inzidiert und die Schicht zwischen M. gastrocnemius medialis und M. soleus identifiziert. In diesem Bereich ist normalerweise die Plantarissehne lokalisiert. Der mediale Gastrocnemiusbauch wird distal im Einstrahlungsbereich der Achillessehne abgelöst und proximal im Bereich der medialen fibrösen Verbindung vom lateralen Bauch abgetrennt. Die Mobilisation erfolgt durch stumpfe und scharfe Präparation bis in Höhe der Femurkondylen, um eine ausreichende Rotationsmöglichkeit zur erhalten. Bei dieser Präparation muß unbedingt auf Erhaltung die A. suralis medialis geachtet werden, um die arterielle Versorgung zu erhalten. Der gut durchblutete Muskelbauch wird dann in Höhe des Kniegelenkes so nach anterior geschlagen, daß er die Tuberositas tibia abdeckt. Anschließend wird er mit der oberflächlichen Fascie des anterioren Kompartment vernäht. Das Lig. patellae sowie die mediale Gelenkkapsel werden mit dem Muskelbauch vernäht. Mit Hilfe eines Mesh-Grafts kann abschließend die Hautdeckung erfolgen.

Bei Patienten mit einem defizientem Kniestreckmechanismus wie z. B. nach einem Versagen einer Patellasehnenrekonstruktion, nach Patellektomie, oder nach tiefer Infektion kann eine modifizierte Technik angewendet werden. Hierbei wird die Inzision weiter nach distal geführt und es wird das mediale Drittel der Achillessehne zusammen mit dem medialen Gastrocnemiusbauch mobilisiert. Der gesamte Muskel-Sehnenkomplex wird dann proximalisiert und mit transossären Nähten an der Tuberositas tibiae befestigt. In Streckstellung des Kniegelenkes wird der Achillessehnenstumpf unter maximaler Spannung mit dem Reststreckapparat mit nichtresorbierbaren Fäden vernäht.

Postoperativ wird der Patient in einem Oberschenkelgips in Streckstellung des Kniegelenkes für 6 Wochen immobilisiert. Eine Gehschulung sowie isometrische Übungen für die Oberschenkelmuskulatur können nach Abklingen der Wundschmerzen frühzeitig beginnen. Nach 6 Wochen wird der Gips entfernt und es wird eine Oberschenkelorthese mit Kniegelenk angepaßt, die für weitere 12 Wochen getragen werden muß. Nach 8 Wochen werden zunehmend auch Bewegungsübungen durchgeführt. Eine Intensivierung der Kräftigungsübungen erfolgt nach 12 Wochen.

Literatur

Bryan RS, Rand JA (1982) Revision total knee arthroplasty. Clin Orthop 170:116–122

Bargar WL, Cracchiolo A, Amstutz HC (1980) Results with the constrained total knee prosthesis in treating severely disabled patients and patients with failed total knee replacements. J Bone Joint Surg 62A:504–512

Coyte PC, Hawker G, Croxford R, Wright JG (1999) Rates of revision knee replacement in Ontario, Canada. J Bone Joint Surg Am 81(6):773–782

Cuckler JM (1995) Revision total knee arthroplasty. How much constraint is necessary. Orthopedics 18 (9):932–936

Cuckler JM (1996) Mechanisms of knee implant failure. 12th ann current concepts in joint replacement, Orlando, pp 163–164

Engh G, Parks NL (1994) The classification and treatment options of bone defects in revision knee surgery. AAOS, 24.–28. Febr

Hofmann AA (1999) Morselized allografting in revision. TKA Orthopedics 22(9):877–878

Insall JN (1984a) Total knee replacement. In: Insall JN (Hrsg) Surgery of the knee. Churchill Livingstone, New York, pp 587–695

Insall JN (1984b) Surgical approaches to the knee. In: Insall JN (Hrsg) Surgery of the knee. Churchill Livingstone, New York, pp 41–54

Jaureguito JW, Dubois ChM, Smith StS, Gottlieb LJ, Finn HA (1997) Medial gastrocenmius transposition flap for the treatment of disruption of the extensor mechanism after total knee arthroplasty. J Bone Joint Surg 79-A:866–873

Jerosch J, Heisel J (1998) Knieendoprothetik. Springer, Heidelberg

Jerosch J, Mersmann M, Fuchs S (1999) Treatment modalities in infected knee alloarthroplasties. Z Orthop Ihre Grenzgeb 137(1):61–66

Leopold SS, Greidanus N, Paprosky WG, Berger RA, Rosenberg AG (1999) High rate of failure of allograft reconstruction of the extensor mechanism after total knee arthroplasty. J Bone Joint Surg Am 81(11):1574–1579

Metzdorf A, Jakob RP, Petropoulos P, Middleton R (1999) Arterial injury during revision total knee replacement. A case report. Knee Surg Sports Traumatol Arthrosc 7(4):246–248

Partington PF, Sawhney J, Rorabeck Ch, Barrack RL, Moore J (1999) Joint line restoration after revision total knee arthroplasty. Clin Orthop (367):165–171

Rand JA (1993) Neurovascular complications of total knee arthroplasty. In: Rand JA (Hrsg) Total knee arthroplasty. Raven New York, pp 417–422

Robertsson O, Dunbar M, Knutson K, Lewold S, Lidgren L (1999) Validation of the Swedish knee arthroplasty register: a postal survey regarding 30 376 knees operated on between 1975 and 1995. Acta Orthop Scand 70(5):467–472

Robinson EJ, Mulliken BD (1995) Catastrophic osteolysis in total knee replacement. Clin Orthop 321:98–105

Van Loon CJ, Wijers MM, de Waal Malefijt MC, Buma P, Veth RP (1999) Femoral bone grafting in primary and revision total knee arthroplasty. Acta Orthop Belg 65(3):357–363

Rekonstruktionsmöglichkeiten nach Fehlschlägen in der Knieendoprothetik

J. G. Fitzek, B. Barden

Einleitung

In den vergangenen Jahren hat die Knieendoprothetik einen erheblichen Aufschwung genommen, so daß das ursprüngliche Verhältnis von Hüft- zu Knieimplantationen mit 8:1 sich derzeitig auf ein Verhältnis von 4 bis 3:1, im eigenen Patientengut auf 1,7:1 eingependelt hat. Die Erfahrungen aus der Hüftendoprothetik haben gezeigt, daß mit zeitlichem Versatz zum Anstieg der Primärimplantationen prinzipiell auch mit einem absoluten Anstieg von Revisionseingriffen zu rechnen ist.

Häufigkeit von Revisionseingriffen mit Komponentenwechsel am Kniegelenk

Die Überlebensraten moderner Knieprothesen lassen auf Langzeitresultate schließen, die denen der Hüftendoprothetik zumindest äquivalent sind. Literaturangaben zum Anteil der Revisionen an der Gesamtzahl der Primärversorgungen des Kniegelenkes sind spärlich, sie schwanken zwischen 5 und 14,65% [34, 40, 42], im eigenen Patientengut liegt der Anteil bei 8,3%.

Indikationen zum Revisionseingriff

Die Versagensursache legt die Indikation und Ausgangssituation für den Folgeeingriff fest. Die Ursachen des Fehlschlages sind neben schicksalsmäßigen Verläufen teils implantatspezifisch, teils auch operateurinduziert.
- Aseptisch/septische Lockerung
- Materialversagen
- Arthroseentwicklung nicht ersetzter Gelenkoberflächen
- Malposition der Implantate
- Ligamentäre Instabilität
- Abriebbedingte Granulome/Osteolysen
- Spätkomplikationen (periprothetische Frakturen/Extensorverlust).

Die individuell vorliegende Versagensursache bestimmt die prinzipielle Verfahrenswahl. Es ergeben sich folgende Alternativen:
- Partieller oder kompletter Austausch der Komponenten
- Arthrodese
- Resektionsarthroplastik
- Amputation
- Weichteileingriffe.

Die spezielle Indikation ist weiterhin abhängig von der allgemeinen Ausgangssituation des Patienten, der Situationseinschätzung und der Erfahrung des Operateurs. Die Indikation zum Prothesenwechsel setzt neben der Compliance des Patienten einen intakten Weichteilmantel und eine neuro-muskuläre Integrität voraus. Eine schlechte Weichteilsituation läßt sich durch plastisch-/chirurgische Maßnahmen optimieren (Schwenk-/Rotationslappen, Gastrocnemiusflap, autogene/allogene Reparaturen des Extensorzügels), die die Voraussetzungen für eine erfolgreiche Revisionsarthroplastik schaffen.

Die weiteren aufgezeigten Verfahren wie Arthrodese, Resektionsarthroplastik und Amputation stehen angesichts der Fortschritte in der Revisionsarthroplastik am Ende einer Kette von vorausgegangenen Fehlschlägen.

Eine Arthrodese ist angezeigt bei nicht beherrschbaren neuromuskulären Defiziten, persistierender Infektsituation und natürlich auf Wunsch des Patienten.

Eine Resektionsarthroplastik analog der Girdlestone-Situation an der Hüfte wird primär nur selten angestrebt, da mit ungenügenden funktionellen Resultaten verknüpft. Sie ist in der Regel die Folge eines Fehlschlags eines Revisionseingriffes oder einer Arthrodese.

Als ultima ratio ist die Amputation zu bezeichnen, angezeigt bei nicht beherrschbaren septischen Verläufen mit vitaler Bedrohung des Patienten.

Klassifikation knöcherner Defekte am Kniegelenk nach Implantatlockerung

Läßt man die Probleme, die sich aus den Weichteilen des Kniegelenkes ergeben, außer acht, sind wir prinzipiell mit der gleichen Ausgangssituation konfrontiert, die wir vom Hüftendoprothesenwechsel kennen, nämlich dem Knochenverlust.

Es ist einleuchtend, daß dieser Faktor die Wahl des Implantates, die einzuschlagende Operationstaktik – damit Planung des Eingriffs und Aufklärung des Patienten – sowie entscheidend die Prognose des Revisionseingriffs bestimmt. Wie schon aus der Hüftendoprothetik bekannt, lassen sich die erzielten Resultate erst dann vergleichen, wenn die Ausgangssituation systematisch klassifiziert wird.

Für das Hüftgelenk haben Samuelson et al. [62] die Defektsituation beschrieben in Abhängigkeit vom Ausmaß der primären Deformität, der Knochenresektion anläßlich der Erstimplantation sowie der Destruktionen infolge Implantatmigration und abriebbedingter Osteolysen.

Übertragen auf das Kniegelenk kommt somit bereits der Auswahl des primären Implantattyps eine entscheidende Bedeutung zu.

Von der Hüfte bekannte Defektklassifikationen lassen sich nur bedingt auf das Kniegelenk projizieren. Den qualitativ orientierten Defekteinteilungen der AAOS [1] mit Differenzierung in segmentale, cavitäre oder kombinierte Läsionen bzw. von Morscher [48] in contained oder uncontained Defekten haftet der prinzipielle Makel an, keine Auskunft über Quantität und Lokalisation des Substanzverlustes zu geben.

Kohn und Schmolke [43] haben die Knochenverluste in 3 Kategorien aufgegliedert, allerdings nur unter dem Gesichtspunkt des Nachfolgeeingriffs Arthrodese.

Eine sehr detaillierte Defektklassifikation wurde auf der SICOT 95 von Drobny und Munzinger [14] vorgestellt, die auch die Situation der Ligamente und der Patella inkludiert. Ihre Reproduzierbarkeit ist aufgrund der sehr detaillierten Parameter zweifelhaft, sie hat bislang keinen Eingang in die Literatur gefunden.

G. Engh und Parks [18] heben in ihrer Klassifikation im wesentlichen auf das Vorhandensein von strukturellen oder nicht strukturellen Defekten ab.

Der Typ I entspricht der Situation nach Durchführung der Knochenschnitte für eine Primärimplantation eines kondylären Implantates und schließt volumetrische Spongiosaverluste ein.

- Der Typ II Defekt ist unterteilt in II A für strukturelle Knochenverluste unikondylär bzw. strukturelle Knochenverluste bikondylär entsprechend II B.
- Der Typ III Defekt zeichnet sich durch massive metaphysäre Knochenverluste aus, die die ligamentären Insertionen kompromittieren. Die registrierten Defekte lassen sich in formelhafter Kurzform getrennt für Femur und Tibia dokumentieren.

Nicht oder nur ungenügende Berücksichtigung finden streng unikondyläre Defekte z.B. nach Ausbau einer Schlittenendoprothese oder zentrale Knochenverluste nach Explantation einer langstreckig intramedullär verankerten Prothese.

Die Defizite der bisher für das Kniegelenk vorgestellten Defektklassifikationen führte zur Entwicklung einer eigenen, zusammen mit Barden erstellten Einteilung, die hier erstmals präsentiert wird. Sie listet für Femur und Tibia vier prinzipielle Defektsituationen auf:
- den Typ I unikondylär,
- den Typ II bikondylär,
- den Typ III zentral,
- der Typ IV repräsentiert den metaphysären Globaldefekt mit Kompromittierung der Ligamentansätze (Abb. 1 b–e).

Die Typ-I- bis III-Defekte sind jeweils untergliedert in A und B entsprechend einer contained = A bei bestehender kortikaler tragfähiger Umfassung und uncontained = B bei fehlender tragfähiger kortikaler Umfassung.

Als tragfähige Strukturen am Femur sind anzusehen die kortikale Randeinfassung der Condylen, der zentrale Pfeiler mit der interkondylären Notch sowie die subchondrale Spongiosa. An der Tibia sind dies die kortikale Ringstruktur sowie die subchondrale Spongiosa.

Unter Berücksichtigung dieser Tragstrukturen wird klar, das bereits mit der Erstimplantation einer interkondylären Prothese oder auch eines Implantates mit posterior stabilizer der zentrale Tragpfeiler am Femur geopfert wird, was im Fall des Implantatversagens erhebliche Probleme für die Rekonstruktion aufwirft.

Für alle Defektklassifikationen ist letztendlich verbindlich der intraoperative Situs nach Explantation der Komponenten. Die Erfahrung aus der Hüftchirurgie hat gezeigt, daß für die Praktikabilität einer Klassifikation eine hohe Übereinstimmung zwischen praeoperativ anhand der Röntgenbilder erhobenem und dem intraoperativen Status vorliegen muß, um eine korrekte und standardisierte Planung und Patienteninformation zu gewährleisten.

Zur Klassifikation von Azetabulumdefekten haben Paprosky und Mitarbeiter [7, 55] radiologische Determinanten festgelegt. In Anlehnung an diese Methode haben wir für die praeoperative Evaluation eine virtuelle „kritische Grenze" definiert, die auf den Standardröntgenaufnahmen nachvollzogen werden kann. Sie entspricht am Femur einer Verbindungslinie der kaudalen Begrenzung der Epicondylen entsprechend den Bandansätzen, an der Tibia schneidet sie die Proximalbegrenzung der Tuberositas (Abb. 1 a)

Als weiterer Parameter für die Eingrenzung und Einordnung des Defektes dient die Resektionslinie, wie sie sich aus der Instrumentierung für die Primärimplantation eines kondylären Implantates ergibt. Strukturelle uni- oder bikondyläre Defekte der Untergruppe B = uncontained manifestieren sich somit zwischen der Resektionslinie und der „kritischen Grenze".

Überschreiten die Defekte die kritische Grenze am Femur nach proximal und der Tibia nach distal, sind nicht nur die Stabilisatoren (Ligamente, Tractus insertion, Streckzügelinsertion) kompromittiert, die residuale Knochensubstanz erscheint zudem nicht mehr ausreichend für eine stabile Implantatauflage, bisweilen auch nicht für eine stabile Rekonstruktion mit mittelgroßen Allografts (Femurköpfe). Diese Situation ist als Typ-IV-Defekt gekennzeichnet entsprechend dem Typ III nach Engh.

Die Klassifikation wurde anhand der radiologischen und intraoperativen Befunde erarbeitet auf der Basis von 103 Revisionen mit Komponentenwechsel (Stand 12/98), sie hat sich im bisherigen Gebrauch als zuverlässig erwiesen, insbesondere zeigte sich eine hohe Korrelation zwischen praeoperativer Einschätzung und definitivem intraoperativen Situs.

Die Dokumentation der Defekte im OP-Bericht erfolgt in Anlehnung an Engh in Form einer Formel, getrennt für Femur und Tibia ausgewiesen.

Die Auswertung der einzelnen implantatspezifischen Defekte zeigt folgendes Bild:

Nach Explantation von 35 unikondylären Schlitten und Endoprothesen resultierte femoral bis auf eine Ausnahme jeweils ein I-A-Defekt. 35% der tibialen Defekte wurden dem Typ I B zugeordnet, dieser war lediglich in zwei Fällen so ausgeprägt, daß eine Rekonstruktion mit ei-

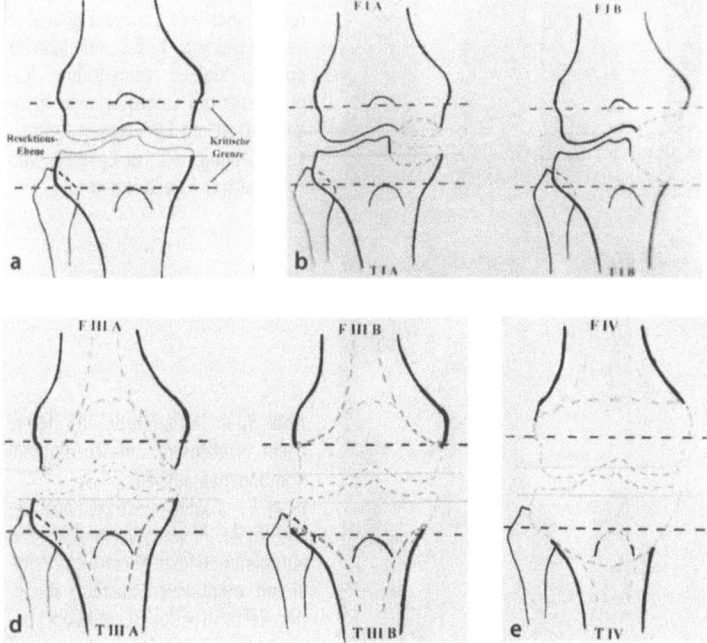
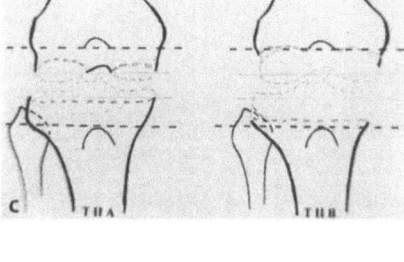

Abb. 1. a Orientierende Bezugslinien für Defektzuordnung; **b** Unikondylärer Defekt Typ I; **c** Bikondylärer Defekt Typ II; **d** Zentraler Defekt Typ III; **e** Metaphysärer Globaldefekt Typ IV

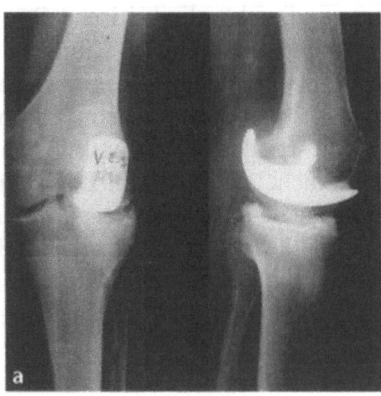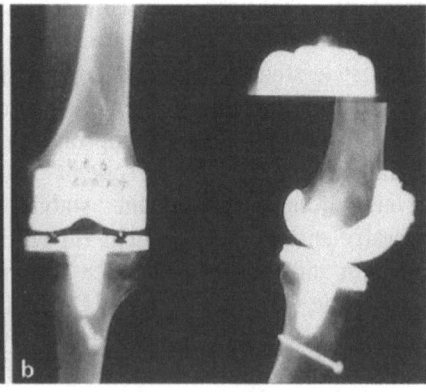

Abb. 2. a V.e., unkomplizierter F-I-A/T-I-A-Defekt, **b** V.e., 5 Jahresresultat nach zementfreier Versorgung mit Primärkomponenten, Defektauffüllung aus Resektatmaterial

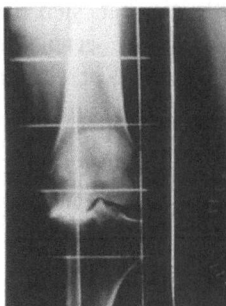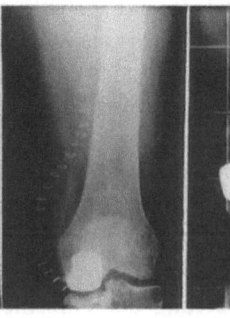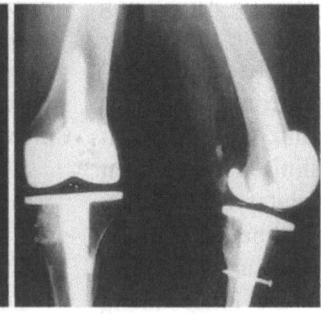

Abb. 3. a F.M., Entwicklung eines exzessiven T-I-B-Defektes über 9 Jahre; **b** F.M., 39 Monate postop., stabil angeheilte und unverändert tragfähige Allograftrekonstruktion, zementfreie nicht modulare Revisionskomponenten

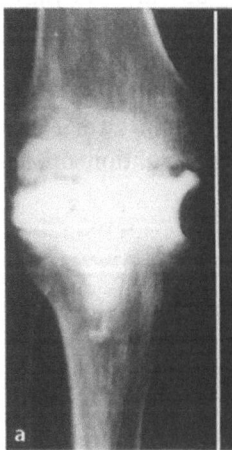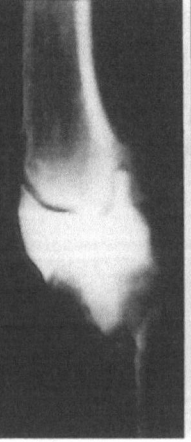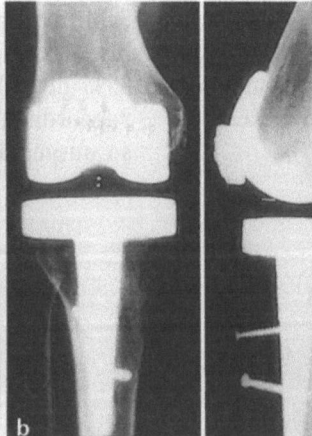

Abb. 4. a Z.L., F-II-B/T-II-A-Defekt nach infektbedingtem zweizeitigem Wechsel mit Monobloc-Spacer, bereits primär weit proximal gelegene Femurresektion; **b** Z.L., 38 Monate postop., stabiler zementfreier Implantatsitz mit eingeschränkter Beugefähigkeit auf 80° wegen Kranialverschiebung der Gelenklinie und konsekutiver Patella infera

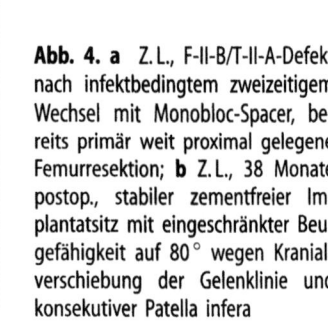

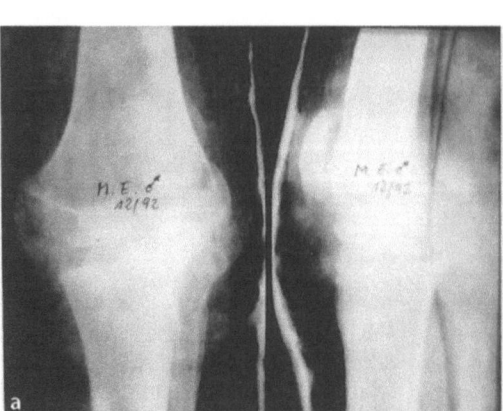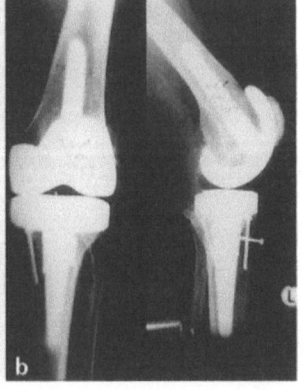

Abb. 5. a M.E., F-II-B/T-II-B-Defekt nach ersatzlosem infektbedingtem Komponentenausbau;
b M.E., 4 Jahre postop. nach zementfreier Implantatversorgung und autogener Defektrekonstruktion tibial mit trikortikalen Spänen, allogener Rekonstruktion (Femurkopf) laterale Femurcondyle

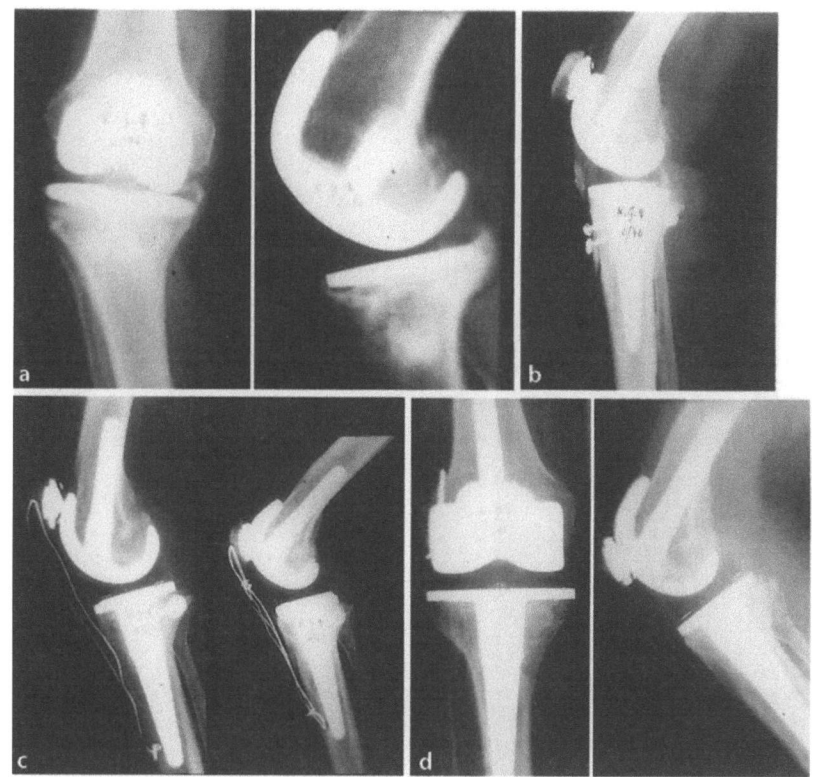

Abb. 6. a K.G., F-II-B/T-IV-Defekt, bedingt durch die exzentrische Lage der Verankerungszapfen, liegt sowohl am medialen wie lateralen Tibiakopf eine Perforation der Kortikalis vor, medial zudem eine infraktionsbedingte Instabilität; **b** K.G., Rekonstruktion des Tibiakopfes mit Femurkopftransplantat und Schraubenosteosynthese, distale Augmentation am Femur mit soliden Spongiosascheiben zur Wiederherstellung der korrekten Gelenklinien; **c** K.G., postoperative Komplikation wegen Ausriß der sehr dünnen Tuberositasschuppe mit konsekutivem Patellahochstand, temporäre Tenodese des Ligamentum patellae; **d** K.G., einwandfreies klinisches und röntgenologisches Resultat ein Jahr postop. nach zwischenzeitlicher Metallentfernung

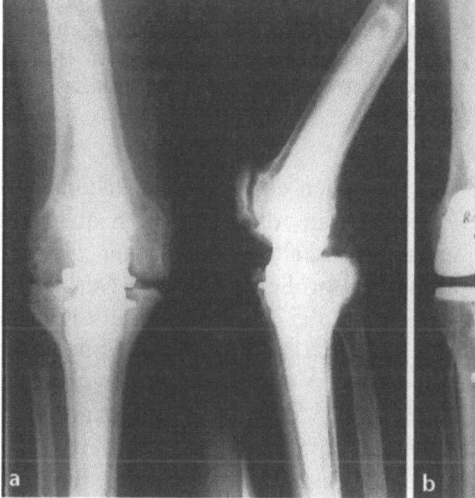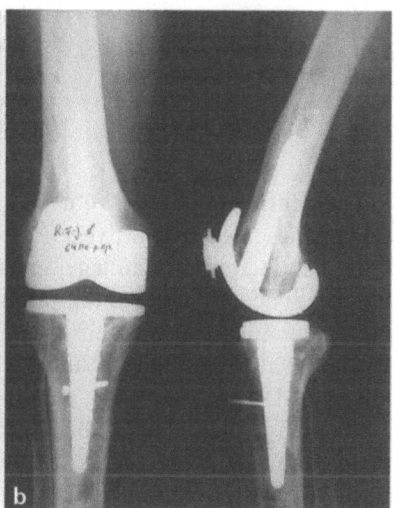

Abb. 7. a K.F.J., F-III-A/T-III-A-Defekt, 2½ Jahre nach Primärimplantation einer Rotationsendoprothese; **b** K.F.J.: 64 Monate postop. zeigt die ausgedehnte allogene Defektauffüllung (Volumen 5½ Femurköpfe) nach der Impaction-grafting-Technik einen partiellen trabekulären Umbau. Implantat zementfrei verankert

nem allogenen Femurkopf erforderlich war. In allen anderen Fällen reichte das autologe Resektatmaterial zur Defektrekonstruktion aus.

Nach Explantation von bikondylären Implantaten hielten sich femoral wie tibial die Typ-II-A und II-B-Defekte annähernd die Waage. Die femoralen II-B-Defekte waren weniger durch Osteolysen oder Implantatmigration bedingt, als durch offensichtlich bereits primär zu hoch gewählte Resektionen bei der Erstimplantation. Die tibialen 2-B-Defekte resultierten überwiegend aus primären oder sekundären Malpositionen der Implantate, insbesondere dann, wenn diese exzentrische Verankerungszapfen aufwiesen, die nach eingetretener Lockerung durch ihre enge räumliche Beziehung zur Tibiakopfkortikalis Destruktionen hinterließen, die in zwei Fällen eine Zuordnung zum Typ-IV-Defekt veranlaßten.

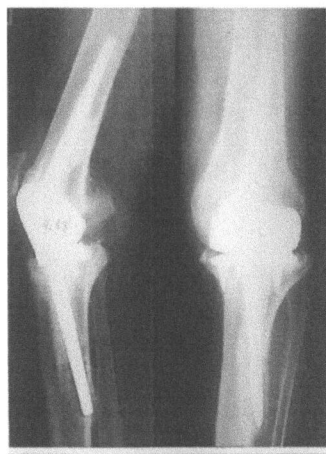
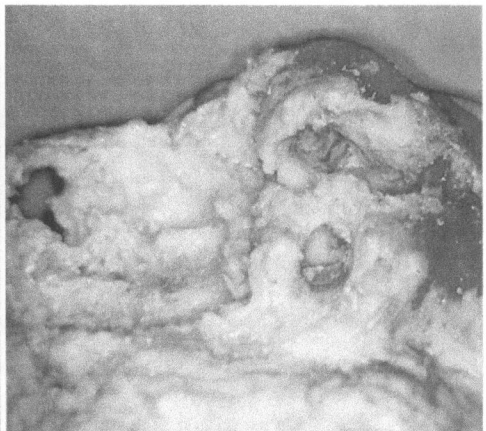
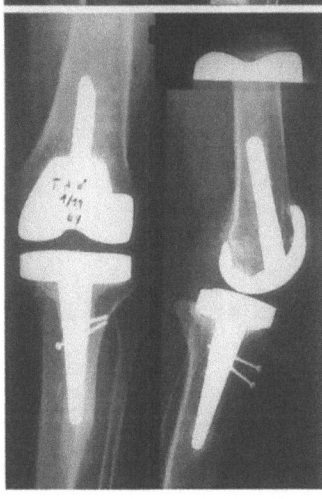

Abb. 8. a T.A., grobe Lockerung einer Blauth-Prothese 5 Jahre postop. Defekttyp F-III-B/T-III-B praeop.; **b** T.A.: Der intraoperative Situs entspricht eher einem Typ-IV-Defekt femoral; **c** T.A.: 6 Jahre postoperativ nach zementfreier Versorgung und struktureller Rekonstruktion des Kondylenmassivs. Die teils autologe Spongiosaplastik ist am medialen Tibiakopf partiell eingesunken, was innerhalb des 1. postoperativen Jahres zum varischen Tilt der Tibiakomponente führte. Seitdem unveränderte Implantatposition, klinisch exzellentes Resultat

Die zentralen Defekte vom Typ III stellen ein erhebliches rekonstruktives Problem dar, da eine stabile Implantatauflage selbst bei erhaltener kordikaler Randstruktur infolge der großen zentralen Aushöhlung kaum möglich ist. Bei 19 Explantaten dieses Typs resultierte lediglich 3 × ein III-A-Defekt, aber 14 × ein III-B-Defekt und 2 × ein Typ-IV-Defekt. Tibial hinterlassen derartige zementfixierte Prothesen weniger dramatische Knochenverluste, nur 3 × bestand ein III-B-Defekt, einmal ein Typ-IV-Defekt nach Explantation einer volumösen zementfrei verankerten Totalprothese.

Aus der praeoperativen Einschätzung der Defektsituation läßt sich ableiten, daß für die Rekonstruktion struktureller Defekte vom Subtyp B entweder strukturelle Allografts (in der Regel Femurkopf) oder modulare Systeme mit gezielter Augmentationsmöglichkeit vorgehalten werden müssen. Für Typ-IV-Defekte sollten adäquate Allografts (distales Femur, proximale Tibia) zur Verfügung stehen.

Die Rekonstruktion von Typ-II-B oder III-B-Defekten an der Tibia ist wesentlich unproblematischer als am Femur, da der strukturelle Substanzverlust – neben zentraler volumetrischer Auffüllung – durch ein höher aufbauendes tibiales Implantatvolumen zur Wiederherstellung der korrekten Gelenklinie kompensiert werden kann.

Eigene Resultate

Im Zeitraum von 3/89–12/93 wurden an der Orthopädischen Universitätsklinik Essen bzw. der Orthopädischen Abteilung in Zülpich vom Autor 48 Revisionseingriffe mit Komponentenwechsel am Kniegelenk unter ausschließlicher Benutzung des LCS-Systems durchgeführt. Ausgetauscht wurden 24 unikondyläre Implantate, 16 Implantate vom kondylären Typ und 8 gekoppelte Totalprothesen. Das durchschnittliche Patientenalter betrug 69,1 Jahre.

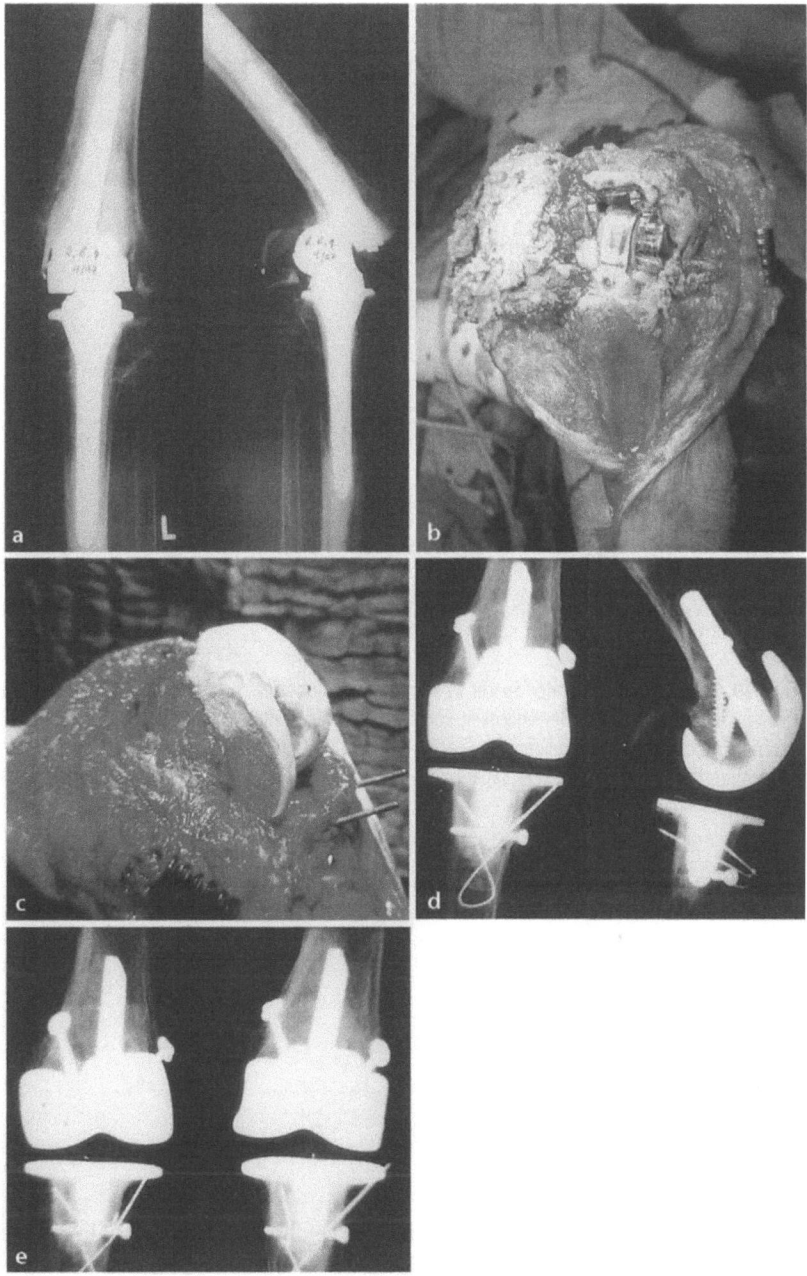

Abb. 9. a R.B., F-IV-/T-III-A-Defekt nach femoralem Implantatbruch mit konsekutiver exzessiver Metallose; **b** R.B.: Intraoperativer Situs Femur; **c** R.B., Defektrekonstruktion mit distalem Femurallograft, das nach exakter Einpassung und Schraubenfixierung entsprechend den Resektionsschablonen bearbeitet werden kann; **d** R.B., 8 Monate postop., Implantate in der kondylären Auflage zementfixiert, tibiale Defektrekonstruktion in der Sandwich-Technik, ein langer Stem konnte wegen Tibiakopf-off-sets nach früherer Osteotomie nicht verwendet werden. Klinisch exzellentes Resultat; **e** R.B., Varus-Valgusstreßaufnahmen belegen eine zufriedenstellende Kollateralbandstabilität

Die Versagensursachen waren in 41 Fällen mechanisch bedingt (32 Lockerungen, 8 × kontra-laterale Arthrosen, 10 × ligamentäre Instabilitäten, 4 × eine Malposition der Implantate) in 7 Fällen wurde die Indikation wegen einer periprothetischen Infektion gestellt (6 × bikondyläre, 1 × unikondyläres Implantat).

In nahezu allen Fällen kamen auto- oder allogene Knochentransplantate, großenteils auch in Form struktureller Allografts zur Anwendung,

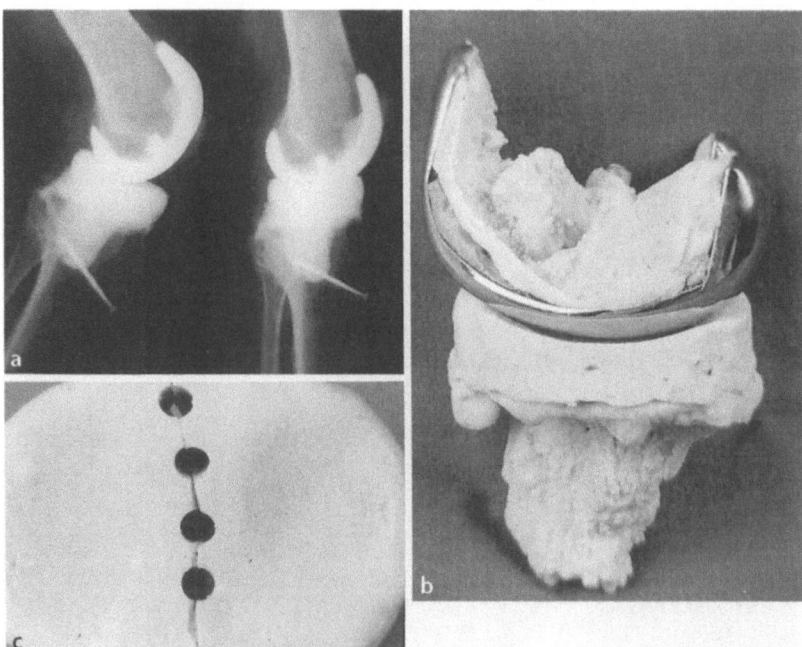

Abb. 10. a W.G., Artikulierender Spacer in situ, die Funktionsaufnahmen zeigen eine aktive Beweglichkeit von 0–10–70° vor Entlassung; **b** Explantierter artikulierender Spacer. Die knochenseitige Zementoberfläche ist ein Ausgußpräparat der bestehenden Defekte, zusätzlicher Knochenverlust mit der Explantation nicht verbunden; **c** Die Lauffläche des Tibiablocks (zentral gespalten zur Explantation) zeigt lediglich randständig geringe Abriebspuren nach dreimonatiger Standzeit in situ

Tabelle 1. Resultate nach Knieprothesenwechsel mit dem LCS®-System (New-Jersey-Score)

Explantate	Excellent	Good	Fair	Poor	Follow-up (mo)
Unikondylär n=24	8	13	1	0	34,2 (12–60)
Bikondylär n=16	4	8	1	3	26,9 (8–52)
Total n=8	3	5	0	0	38,2 (12–64)
Gesamt n=48	15 (32,6%)	26 (56,5%)	2 (4,4%)	3 (6.5%)	

ausgedehnte Releasetechniken zum Erreichen der ligamentären Balance waren in 83% erforderlich, im gleichen Prozentsatz wurde ein latero-parapatellarer Zugang mit temporärer Tuberositasablösung gewählt.

Additive Osteosyntheseverfahren waren in 31% der Prozeduren erforderlich, teils zur Fixierung der strukturellen Allografts, teils zur Beherrschung einer intraoperativen Komplikation (Tibiakopffissur/Fraktur).

In 5 Fällen (10%) wurden ergänzend bandplastische Maßnahmen vorgenommen.

Die Gesamtrate der intra-respektive perioperativen Komplikationen beläuft sich auf 41,7%, der Anteil der major complications, die entweder einer invasiven Therapie (Re-OP) bedurften oder das Ergebnis negativ beeinflußten, betrug 8,3%.

Die Evaluation nach dem New-Jersey-Score ist kurzgefaßt tabellarisch dargestellt (Tabelle 1).

Eine gesonderte Betrachtung sei der Konversion intramedullär verankerter, gekoppelter Totalprothesen in das ungekoppelte kondyläre LCS-System gewidmet, basierend auf dem Stand von 12/98. Es handelt sich um 17 Knierevisionen von 16 Patienten mit einem Durchschnittsalter von 67,3 Jahren. Die Explantate repräsentieren das gesamte Spektrum der in Deutschland gebräuchlichen gekoppelten Totalprothesen, die Gründe für die Revision waren 8× einmal eine aseptische Lockerung, 3× eine periprothetische Infektion, 3× ein Implantatbruch, in zwei Fällen nicht beherrschbare Patellaschmerzen und in einem Fall exzessiver Polyäthylen/Metallabrieb. Für die Rekonstruktion der Knochendefekte am Femur waren mit Ausnahme eines Falles durchwegs strukturelle Rekonstruktionen unter Verwendung von Femurköpfen (13×) oder proximalen bzw. distalen Femurallografts (3×) erforderlich. Die nahezu ausschließlich zentralen tibialen Defekte wurden entweder nach der impaction-bone-grafting-Technik (10×) oder durch sandwichartiges Aufeinanderstapeln solider Spongiosascheiben (5×) und in 2 Fällen unter Verwendung trikordikaler Iliumgrafts repariert. Eine Zementfixierung bei ungenügendem Kontakt des Implantates zum vitalen Knochen oder mangelnder Primärstabilität erfolgte ausschließlich in der Auflagefläche, femoral 10×, tibial 5×.

Die Resultate unter Benutzung des New-Jersey-Score sind ermutigend. In einem Nachuntersuchungszeitraum von 4–7 Jahren (durchschnittlich 5 Jahre) wurde das Resultat 4× als exzellent, 4× als gut klassifiziert. Im Nachuntersuchungszeitraum zwischen 2 und 3,5 Jahren (durchschnittlich 2,9 Jahre) 2 als exzellent, 1 als befriedigend, 1 als schlecht (Austausch der Tibiakomponente) im Kurzzeitverlauf bis zu 18 Monaten postop. (durchschnittlich 11 Monate) 2× als exzellent, 3× als gut.

Diese Resultate belegen nicht nur, das der Austausch gekoppelter Totalprothesen in ein ausschließlich bandgeführtes Oberflächenersatzsystem möglich ist – wie die standardmäßig durchgeführten Varus-/Valgusstreßaufnahmen im Längsschnitt follow up belegen – sie stellen auch die Notwendigkeit der primären Indikationsstellung für derartige Implantate in Frage.

Operative Zugangswege zum Knieendoprothesenwechsel

Bislang nur weitgehend, leider nicht vollständig durchgesetzt hat sich die mediane Hautinzision (midline incision). Sie ist die kürzest mögliche Inzision für eine vollständige Exposition des Gelenkes, bietet die Möglichkeit der Mehrfachbenutzung und gestattet sowohl einen medio- wie latero-parapatellaren tiefen Zugang zum Gelenk.

Andere gebräuchliche, seitenbetonte Inzisionen (alle Modifikationen der Payr-Schnittführung, Subvastus-Zugang) limitieren mögliche Nachfolgeoperationen auf die gleiche Schnittführung bzw. erhöhen die Gefahr einer Hautnekrose bei neuerlicher andersgelagerter Inzision.

Die eigene Technik zieht nach medianer Hautincision eine gleichartige Durchtrennung der suprapatellaren Gleitschicht, einschließlich der Bursa praepatellaris, und Abpräparieren derselben nach medial oder lateral der Patella entsprechend dem gewählten tiefen Zugangsweg vor. Diese Präparationstechnik gestattet eine kulissenartige Deckung der tiefen Parapatellarincision beim Wundverschluß.

Standardmäßig wird im anglo-amerikanischen Schrifttum der medio-parapatellar tiefe Zugangsweg für Revisionen empfohlen, anlog zur Primärarthroplastik. Nieder [53] zieht den Subvastuszugang vor.

Revisionen sind jedoch schon häufig dadurch kompliziert, daß eine erheblich verdickte Gelenkkapsel bis zur Arthrofibrose, eine Induration des Hoffa'schen Fettkörpers, bisweilen kombiniert mit einer Verkürzung des Ligamentum patellae und einer Malposition der Patella vorliegt. Eine übersichtliche Exposition des Situs mit Evertierung der Kniescheibe ist dadurch erheblich erschwert, bisweilen ohne Zusatzmaßnahme nicht möglich.

Aus diesem Grund wurden im Schrifttum weitere tiefe Zugangswege zum Gelenk angegeben:
* Quadriceps turn down nach Coonse und Adams [11] 1943
* Weiterentwicklung und Modifikation des Quad. t.d. als sogenannter Quadrizepssnip (Insall 1995) [23]
* Osteotomie des Tuberculum tibiae mit langstreckigem Ablösen des ventralen Pfeilers (Dolin 1983 [12], Whiteside und Ohl 1990 [69, 72])
* Der Zugangsweg latero-parapatellar, der sich insbesondere bei einer Malposition der Patella anbietet, wird mit Mißtrauen betrachtet (Laskin) [46], da er die Gefahr einer Avulsionsverletzung des Ligamentes in sich berge.

In Verbindung mit einer medaillonförmigen Osteotomie der Tuberositas tibiae von lateral ohne Kompromittieren des ventralen Pfeilers läßt sich nach eigener Erfahrung eine exzellente Exposition des Gelenkes erzielen, die zusätzlich durch einen subperiostalen Release am medialen Tibiakopf unter Belassung der Weichteilbeziehung zur Tuberositasschuppe erweitert werden kann. Dieser Zugang schließt automatisch einen latero-parapatellaren Release ein. Eine End-zu-Endnaht der latero-parapatellaren-Retinacula ist nicht erforderlich, der verbliebene Spalt kann durch die zuvor abpräparierte suprapatellare Gleitschicht gedeckt werden. Die Gefahr einer Patellanekrose oder Malposition ist somit praktisch ausgeschlossen. Bei 215 Prozeduren dieser Art (einschließlich Primäreingriffen) war dreimal eine Reoperation (1,4%) wegen Ausriß der schraubenfixierten Tuberositas im eigenen Patientengut erforderlich.

Revisionseingriffe am Kniegelenk – Überblick über Resultate und Komplikationen der verschiedenen Verfahren

Nachstehend wird anhand der rezenten – überwiegend anglo-amerikanischen – Literatur eine kurze Übersicht über Resultate und Komplikationen von Komponentenwechsel bzw. der weitergehenden Verfahren gegeben.

Resultate nach Revisionen von unikondylären Implantaten

Der unikondyläre Gelenkersatz gilt als minimalprothetische Versorgung, dennoch wurden die vorgefundenen Knochendefekte zum Zeitpunkt des Revisionseingriffes zum Teil als erheblich beschrieben. Die Notwendigkeit einer Knochentransplantation beziffern Herzog und Morscher [35] mit 36%, Gill et al. [24] mit 77%.

Jackson et al. [39] vermerken 50% major defects und verwenden demnach in einem hohen Prozentsatz dicke Tibiaplateaus.

Als Revisionsimplantat kommen in aller Regel kondyläre Prothesen zum Einsatz, Harilainen [33] sah sich in 4 seiner 11 Revisionen genötigt, ein gekoppeltes, intramedullär verankertes Implantat zu verwenden.

Die Resultate einer Austauschoperation mit follow-up-Angaben von mindestens 36 Monaten sind weniger günstig als nach Primärimplantationen, erstaunlicherweise auch schlechter als nach Austausch bikondylärer Implantate. Frühe Lockerungsraten und Probleme mit den Weichteilen werden als Ursache angeführt. Gute bis sehr gute Resultate werden mit 70–86% [24, 35, 39, 45, 54] angegeben. Die Rate der nennenswerten Komplikationen schwankt zwischen 0 [39] und 13% [45]. Neuerliche Revisionen oder Revisionsbedürftigkeit des Austauschimplantates zum Nachuntersuchungszeitpunkt lagen in 2,1–16,7% [24, 39, 45] vor.

Resultate nach Revision von bi-/trikondylären Implantaten

Bis vor wenigen Jahren war die Aussicht eines Patienten mit einer aseptischen Knieprothesenlockerung, durch einen Implantataustausch wiederum ein gut bis sehr gut funktionierendes Kniegelenk zu erhalten, mit einer Erfolgsrate von 46–76% [9, 10, 25, 58] verknüpft.

Die Durchsicht der neueren Literatur zeigt, das auch bei Vorliegen von erheblichen knöchernen Destruktionen mit besseren Resultaten zu rechnen ist. Die Gründe sind sicher multifaktoriell, zunehmende Erfahrung der Operateure, die Verbreitung von modularen Revisionsprothesen mit verbesserter Instrumentierung und möglicherweise auch eine Änderung im Spektrum der Vorgängerimplantate sind anzuführen. In der hier referierten anglo-amerikanischen Literatur kommen ausschließlich Prothesen vom Kondylar-type mit modularen Stems zur Anwendung, eine neuere relevante deutschsprachige Arbeit konnte zu diesem Thema nicht gefunden werden.

Über eine komplett zementfreie Fixierung mit Preß-fit-stems berichten Mow [49] und Whiteside [70], die Regelversorgung sieht eine Zementfixierung in der kondylären Auflage in Verbindung mit einem verlängerten, zementfrei eingebrachten Press-fit-stem vor [27, 34, 50, 56, 59, 64, 66].

Für derartige Versorgungen gibt Ritter [61] eine Überlebensrate von 97% nach 6 Jahren an. Die Rate von guten und exzellenten Resultaten mit durchschnittlichen Nachuntersuchungszeiten von 2–5½ Jahren liegt zwischen 84 und 93% [27, 34, 49, 52, 70].

Die Rate der ernsthaften Komplikationen schwankt beträchtlich zwischen 2,5 und 18% [27, 52, 64]. Als eine charakteristische Folgeerscheinung des Revisionseingriffes nennt Takahashi [64] die Patella infera mit 21%, die mit einem erniedrigten Score für Schmerz und Funktion verbunden ist.

Eine Sondergruppe in der Versorgung stellen hochgradige Knochendefekte durch Polyäthylen- oder Metallabrieb dar. Reine Spongiosaplastiken leisten in diesen Fällen keine stabile Implantatsituation, zur Reparatur dieser strukturellen Defekte kommen mittelgroße Allografts (Femurköpfe) oder distale Femur- respektive proximale Tibiatransplantate in Betracht.

Während Rand [59] für seine 21 Fälle mit ausgedehntem Knochenverlust nach einem Follow up von durchschnittlich 4 Jahren nur in 50% gute und sehr gute Resultate, aber eine Versagerquote von 25% bei einer Komplikationsrate von 33% mitteilt, präsentieren anderen Autoren [34, 50, 56, 65], teils unter Verwendung tibialer oder distaler Femurallografts gute und exzellente Resultate um 80% bei einer Nachbeobachtungszeit bis zu 4 Jahren. Ernsthafte Komplikationen wurden nur in 2 von 24 derartigen Prozeduren registriert, jedoch kein Infekt.

Bei adäquater Operationstechnik, Erfahrungen im Umgang mit den Weichteilen unter Verwendung struktureller Knochentransplantate lassen sich bei aseptischen Austauschoperationen von Knieendoprothesen trotz desolater Ausgangssituation Resultate erzielen, die denen der Primäralloarthroplastik nahe kommen. Die Variabilität der modernen, modular konzipierten Revisionsimplantate belassen Indikation für gekoppelte Totalprothesen oder custom made Implantate nur für seltene Sonderfälle.

Die Mitteilung von Stuart [63] über das Schicksal von 46 Kniegelenken, die nach dem ersten Revisionseingriff wegen Fehlschlags insgesamt weitere 60 Folgeoperationen über sich ergehen lassen mußten mit einer letztendlichen Versagerquote von 52% wirft ein bedrückendes Schlaglicht auf das individuelle Schicksal des Patienten und bestätigt die Ansicht des Autors, das die Endoprothetik nicht von ihrem Startpunkt mit Blick auf funktionelle Ergebnisse und Überlebensraten, sondern von ihrem Endpunkt, dem Implantatversagen zu betrachten ist. Insofern kommt der primären Auswahl des Implantattyps und dem implantationsbedingtem Knochenverlust eine besondere Bedeutung zu.

Das Patellaproblem bei Knieendoprothesen

Das patellafemorale Gleitlager ist in der Knieendoprothetik lange Zeit stiefmütterlich behandelt worden. Erst zunehmende Komplikationsraten, die die Gesamtfunktion des Gelenkes beeinträchtigen, lenkte die vermehrte Aufmerksamkeit auf dieses Teilgelenk. Im Zusammenhang mit dem speziellen Thema sei hier nur auf einige Teilaspekte eingegangen.

Die Diskussion bezüglich der Notwendigkeit eines generellen Patellaersatzes ist nach wie vor kontrovers [6, 60]. Spezifisches Implantatdesign und operationstechnische Aspekte spielen wohl eine größere Rolle als die anatomische Ausgangssituation.

Frakturraten der Kniescheibe bei liegendem Implantat werden sehr breitbandig zwischen 0,1–8,5% angegeben, 6× höher bei ersetzten Kniescheiben und 12× höher nach Revisionseingriffen (Lit. bei Rand [60]). Neben direkten Traumata spielen Ermüdungs- und Streßfrakturen sowie Durchblutungsstörungen der Kniescheibe (Kombination von medialem Zugang mit lateralem Release, ggf. zusätzlich Exzision des Hoffa'schen Fettkörpers) eine erhebliche Rolle.

Die Prognose der Patellafraktur ist ungünstig mit einer Erfolgsquote von ±50% für operative und 60–70% für konservative Behandlung (Lit. bei Rand [60]). Es ist allerdings zu berücksichtigen, daß für die konservative Therapie nur eine Verletzung bei noch intaktem Streckmechanismus in Betracht kommt.

Eine ähnliche Prognose besteht für Rupturen des Ligamentum patellae, die mit einer Häufigkeit von 0,2–0,5% angegeben werden. Die alleinige Naht verspricht Erfolg nur in 25%, autologe Augmentationen zwischen 70 und 100% (Lit. bei Rand [60]). Eine entsprechende Erfolgsrate (70%) wird für die Implantation eines Bone-tendon-bone Allografts mitgeteilt [17, 76].

Malpositionen der Patella werden in der Literaturübersicht von Rand als seltenes Ereignis mit einer Inzidenz von unter 1% dargestellt. Ein erhebliches Problem stellt allerdings die Beseitigung der Fehllage dar. Reluxationen nach Rezentrierungseingriffen werden zwischen 0 und 28% angegeben in Abhängigkeit von der operativen Alignementtechnik. Ausschließlich proximal angreifende Verfahren liefern deutlich schlechtere Ergebnisse als distale bzw. kombinierte, letztere allerdings mit einer deutlich höheren Komplikationsrate bis zu 40% belastet (Lit. bei Rand [60]).

Patellabedingte Revisionseingriffe weisen, je nach Ausgangssituation, eine zweifelhafte Prognose auf mit Komplikationsraten bis zu 39% [3], die tendenziell aufgrund der Literaturübersicht von Rand bestätigt wird.

Revisionseingriffe bei infizierter Knieendoprothese

Der Eintritt einer periprothetischen Infektion am Kniegelenk gehört zu den Katastrophensituationen der Implantatchirurgie. Die Prognose ist schlechter, der operationstechnische Aufwand eher größer als für das Hüftgelenk bekannt. Unterschiedliche Definitionen einer Infektion nach zeitlichem Auftreten und Ausprägung erschweren die Beurteilung der Therapieresultate [13, 26, 29, 37].

Vordringliches Therapieziel und damit auch Erfolgsparameter ist die Beherrschung der Infektion bzw. das Erzielen von Infektfreiheit des betroffenen Gelenkes. In der Literatur sind unterschiedliche Verfahren mitgeteilt, die auch zu höchst unterschiedlichen Ergebnissen führen.

1. Systemische Antibiose als alleinige Maßnahme
2. Systemische Antibiose plus lokale Spülung
3. Systemische Antibiose plus Debridement (offen/arthroskopisch)
4. Antibiose plus Debridement plus Komponentenentfernung
   - einzeitig
   - zweizeitig.

Den unter 1. und 2. genannten Therapieverfahren sind derartige schlechte Erfolgsraten beschieden, daß sie nicht empfohlen werden können [2, 13].

Die chirurgische Intervention ohne Komponentenwechsel zeigt bessere, aber auch nicht zufriedenstellende Resultate mit Erfolgsraten zwischen 6 und 60% [2, 13, 29, 75].

Es erscheint einleuchtend, daß mit den vorgenannten Verfahren nur in sehr frühen Infektstadien Erfolge möglich sind, da mit zunehmender Dauer eine Besiedelung des Interfaces zwischen Prothese und Knochenlager eintritt mit nachfolgender übergreifender Osteitis. Dieses Interface ist erst nach Komponentenausbau dem Debridement zugänglich.

Die Frage, ob nach Implantatentfernung in gleicher Sitzung ein neues eingebaut wird oder der Wechsel zweizeitig erfolgt, ist weitgehend zu Gunsten des letztgenannten Verfahrens entschieden. Freeman [22], Büchel (persönliche Mitteilung) und im deutschsprachigen Raum vornehmlich die Endoklinik in Hamburg vertreten den einzeitigen Wechsel.

V. Foerster [20, 21] berichtet über Infektrezidivraten von 26%, die sich durch einen zweiten und dritten wiederum einzeitigen Wechsel bis auf eine Erfolgsquote von 81% verringern ließen. Deutlich schlechtere Resultate teilen Drobny und Munzinger [15] mit.

Als Verfahren der Wahl ist somit der zweizeitige Prothesenwechsel mit einem Intervall von 6 Wochen bis 2½ Monaten, jedenfalls nach Abklingen lokaler und systemischer Infektzeichen, anzusehen.

Der durch die Implantatentfernung entstandene Defekt wird mit antibiotikahaltigen PMMA-ketten oder Zementspacern gefüllt, gegebenenfalls in Kombination mit einer externen Ruhigstellung (Gips, Fixateur). McPherson [47] und Hofmann [36] haben kürzlich eine Modifikation dieser Spacertechnik mitgeteilt, indem der Zement getrennt für Tibia und Femur eingebracht und entsprechend dem anatomischen Gelenk nachgeformt wird, um eine Artikulation zu ermöglichen. Der Vorteil liegt in der Vermeidung einer Quadrizepsverkürzung, so daß nach dem Zweiteingriff bessere funktionelle Resultate zu erwarten sind.

Die eigene, seit Anfang 1996 angewandte Technik ist eine Modifikation der oben genannten. Sie beinhaltet folgende Operationsschritte:
- vollständige Komponentenentfernung und Debridement
- Formung eines tibialen Spacerblocks mit zentralem Zapfen entsprechend der vorherigen Implantatgröße und -dicke.
- Formung einer kongruenten Lauffläche unter Benutzung der explantierten, zwischenzeitlich sterilisierten Femurkomponente vor definitivem Aushärten des tibialen Spacerblocks.
- Probeeinsetzen beider Komponenten zur Überprüfung der Streck- Beugefähigkeit und Bandstabilität sowie Achsausrichtung.
- Zementfixierung der Kompomenten – verzögert, um eine Penetration des Zementes und damit verbundenen Knochenverlust bei der Explantation zu vermeiden.

Alle Patienten (11) waren ambulant mit Gehstockhilfe gehfähig, teils über 1000 m, alle wiesen eine aktive Beugefähigkeit von mindestens 70° auf bis zum Zeitpunkt der definitiven Versorgung. In einem Fall war eine Neuanlage des artikulierenden Spacers wegen persistierenden Infektes erforderlich, nach definitiver Versorgung trat bei einem Patienten ein Rezidiv 8 Monate postop ein. Bei einem mindest-follow-up von 1½ Jahren sind 8 Patienten infektfrei mit guter Funktion. Als wesentliche Vorteile gegenüber der konventionellen Monobloc-Spacer-Versorgung ggf. mit zusätzlicher externer Fixierung sind zu nennen die nur geringe Beeinträchtigung der ambulanten Lebensführung des Patienten, die technische Erleichterung des Zweiteingriffes infolge mangelnder Verklebung und Fibrosierung der Weichteile, das frühzeitige Erreichen einer guten Funktionalität nach der definitiven Prozedur und schließlich die Möglichkeit, Knochendefekte biologisch rekonstruieren zu können.

Bis auf Kramhoft [44] werden von zahlreichen Autoren Erfolgsraten von 82–92% mit einem mindest-follow-up von 2 Jahren mitgeteilt [4, 5, 15, 31, 57, 68, 71, 73].

Erheblich schlechter sind die Aussichten bei einem neuerlichen Reinfekt. Hansen [32] berichtet, daß von 24 Knieendoprothesen mit einem Rezidivinfekt nach zweizeitigem Wechsel 10 Gelenke in eine Arthrodese, 8 in eine Amputation, 5 mit Fistelung und nur in einem Fall mit einem gutem Resultat endeten. Die durchschnittliche Operationsfrequenz je Patient bis zum zweiten Revisionseingriff gibt er mit 9,3 (5–23 OPs) an, denen dann noch durchschnittlich 3,7 weitere Prozeduren nachfolgen.

Die Komplikationsraten liegen bei allen Autoren mit über 25% sehr hoch. Übereinstimmend wird betont, daß sich die Prognose drastisch dadurch verschlechtert, wenn eine intramedullär zementverankerte gekoppelte Prothese die Ausgangssituation darstellt. Die gleiche Problematik ergibt sich naturgemäß auch für den nachfolgenden Rettungsversuch einer Arthrodese.

Arthrodese als Folgeeingriff nach Knieendoprothese

Aus dem eingangs erwähnten Indikationskatalog ergibt sich, daß eine Versteifung des Kniegelenkes alternativ zur Resektionsarthroplastik die letzte operative Maßnahme zum Erhalt eines tragfähigen Beines darstellt.

Die Erfolgsaussicht hierfür, definiert als Eintritt einer knöchernen Fusion, ist allerdings entsprechend den Literaturmitteilungen und gemessen an der Erfolgsquote einer primären Arthrodese von nahezu 100% relativ schlecht.

Entscheidend für Gelingen und Mißerfolg sind eine Reihe von Faktoren:
* Ausmaß des Knochenverlustes zum Arthrodesenzeitpunkt
* Wahl des Arthrodesenverfahrens
* Weichteilsituation
* Erregerspektrum und Resistenz.

Nach einer Literaturzusammenstellung von Kohn und Schmolke [43] waren 276 von 380 Arthrodesen entsprechend 72,6% erfolgreich. Gelungene Fusionen von 81% [2] respektive 56% [41] nach Entfernung von kondylären Implantaten stehen solche von nur 50% [2] respektive 20% [41] nach Explantation gekoppelter Totalprothesen gegenüber.

Auch die Wahl des Fixationsverfahrens beeinflußt entscheidend das Ergebnis.

Die niedrigste Erfolgsquote weist der Fixateur externe mit Angaben von 38–66,7% auf [29, 30, 51, 67].

Mit der Verwendung eines Arthrodesennagels gelang Härle [29] in allen 8 Fällen eine stabile Belastbarkeit des Beines, 3 notwendige Revisionen und ein persistierender Infekt ließen ihn jedoch die Methode verlassen.

Wesentlich bessere Erfolgsaussichten sind der Platten- respektive Doppelplattenarthrodese beschieden mit Quoten von 80 bis 100% [29, 51].

Vergleichbare Resultate werden mitgeteilt für die intramedulläre Nagelung in ein- oder zweizeitigem Vorgehen, Fusionsquote zwischen 89 und 100% [5, 16, 67, 74].

Erschreckend hoch ist die Rate der ernsthaften Komplikationen mit bis zu 50%, einschließlich Rezidivinfekte und der Notwendigkeit der Amputation.

Resektionsarthroplastik nach Knie-TEP-Versagen

Die Resektionsarthroplastik ist eine „poor-situation" (Habermann) [28], funktionell schlechter einzustufen als die vergleichbare Girdlestone-Situation am Hüftgelenk. Sie ist in der Regel das Ergebnis einer fehlgeschlagenen Arthrodese.

Lediglich Falahee et al. [19] teilen für die Resektionsarthroplastik nach Knieprothesenexplantation akzeptable Ergebnisse mit, die Infektbeherrschung gelang in 89% der Fälle, 58% ihrer Patienten waren ohne fremde Hilfe gehfähig.

Amputationen nach Knie-TEP-Versagen

Die Indikationsstellung zur Amputation ergibt sich letztendlich aus einer vitalen Indikation für den Patienten, wenn
- Austausch eines infizierten Implantates
- Arthrodese oder
- Resektionsarthroplastik

nicht zur Beherrschung des infektiösen Geschehens geführt haben.

Aus der Komplikationsrate von septischen Knieprothesenwechseln und Arthrodesen läßt sich leicht abschätzen, daß die Patienten bis zur Amputation zahlreiche Voroperationen über sich haben ergehen lassen müssen. Isiklar et al. [38] nennen eine durchschnittliche Revisionsfrequenz mit Implantatwechsel von 2,37 je Patient (1-4); zu denen sich durchschnittlich weitere 3,6 andersartige Prozeduren (1-10) addieren. Auch Drobny und Munzinger [13] sowie Ellingson [16] nennen durchschnittlich 7 Voroperationen bis zur Amputation.

Übereinstimmend betonen alle Autoren, daß die unglückliche Kombination einer persistierenden Infektion mit ausgedehntem Knochenverlust für den letztlich fatalen Ausgang verantwortlich ist.

Schlußfolgerungen

Welche Schlußfolgerungen lassen sich aus dem Überblick zur Revisionschirurgie mit Implantatwechsel am Kniegelenk ziehen?

Eine entscheidende Weiche wird zweifelsfrei schon bei der Erstimplantation und mit der Auswahl der Prothese gestellt. Der Gedanke an das unglückliche Schicksal eines Patienten, der die genannten Prozeduren bis zur Wiederherstellung oder Defektheilung erfährt, sollte die Überlegungen des Operateurs dahingehend leiten, schon bei der Erstimplantation den möglichen fatalen Ausgang seiner Arbeit, nämlich das Implantatversagen zu berücksichtigen. Die Verwendung großvolumiger Knieendoprothesen ist angesichts alternativer Implantate, deren Einbau die Tragstruktur des Kniegelenkes nur wenig kompromittiert, kaum mehr zu verantworten.

Der Anspruch an die Erfahrung und die technischen Möglichkeiten des Operateurs ist bei Austauschoperationen von Knieendoprothesen eher noch höher einzuschätzen als bei Revisionseingriffen am Hüftgelenk. Das angestrebte Ziel einer dauerhaften Implantatstabilität verbunden mit guter Funktionalität läßt sich nur dann erreichen, wenn die Teilanforderungen
- Rekonstruktion des Knochenlagers
- Primäre Implantatstabilität
- Rekonstruktion der Gelenklinie
- Ligamentäre Balance
- Achsalignment
- und situationsgerechte Implantatwahl

in Einklang gebracht werden.

Eine Vergleichbarkeit der Ausgangssituation zum Revisionszeitpunkt, daraus abgeleitet eine standardisierte Planung der Rekonstruktion und schließlich ein Vergleich der Resultate erscheint – analog der Situation in der Revisionshüftendoprothetik – nur möglich unter Benutzung einer Defektklassifikation, die im hohen Maße praeoperative Einschätzung und intraoperativen Befund zur Deckung bringt.

Literatur

1. D'Antonio JA, Capello WN, Borden LS et al (1989) Classification and management of acetabular abnormalities in total hip arthroplasty. Clin Orthop 243:126-127
2. Bengston S, Knutson K, Lidgren L (1989) Treatment of infected knee arthroplasty. Clin Orthop 245:173-178
3. Berry DJ, Rand JA (1993) Isolated patellar component revision of total knee arthroplasty. Clin Orthop 286:110-115
4. Borden LS, Gearen PF (1987) Infected total knee arthroplasty: a protocol for management. J of Arthropl 2:27-36
5. Bose WJ, Gearen PF, Randall JC, Petty W (1995) Long-term outcome of 42 knees with chronic infection after total knee arthroplasty. Clin Orthop 319:285-296
6. Bourne RB, Rorabeck CH, Vaz M, Kramer J, Hardie R, Roberston D (1995) Resurfacing versus not the patella during total knee replacement. Clin Orthop 321:156-161
7. Bradford MS, Paprosky WG (1995) Acetabular defect classification: a detailed radiographic approach. Sem Arthroplasty 6:76-85
8. Brodersen MP, Fitzgerald RH, Peterson LPA, Coventry MB, Bryan RA (1979) Arthrodesis of the knee following failed total knee arthroplasty. J Bone Joint Surg 61A:181-185
9. Bryan RS, Rand JA (1982) Revision total knee arthroplasty. Clin Orthop 170:116-122

10. Cameron HU, Hunter GA (1982) Failure in total knee arthroplasty, mechanismus, resvision and results. Clin Orthop 170:141-146
11. Coonse K, Adams JD (1943) A new operative approach to the knee joint. Surg Gynecol Obstet 77:344-347
12. Dolin MG (1983) Osteotomy of the tibial tubercle total knee replacement. A technical note. J Bone Joint Surg 65A:704-706
13. Drobny TK, Munzinger U (1991) Zur Problematik der infizierten Knieprothese. Orthopäde 20:239-243
14. Drobny TK, Munzinger U (1995) FTPL-Klassifikation. A new classification of bone loss and ligament deficiencies in primary and revision knee arthroplasty. SICOT München
15. Drobny TK, Munzinger UK, Chomiak J (1995) Der zweizeitige Wechsel bei der Behandlung der infizierten Knieprothese. Orthopäde Vol. 24(4):360-366
16. Ellingsen DE, Rand JA (1994) Intramedullary arthrodesis of the knee after failed total knee arthroplasty. J Bone Joint Surg 76A(6):870-877
17. Emerson RH, Head WC, Malinin TI (1994) Extensor mechanism reconstruction with an allograft after total knee arthroplasty. Clin Orthop 303:79-85
18. Engh G, Parks NL (1994) The classification and treatment options of bone defects in revision knee surgery. AAOS New Orleans, Feb 24-28
19. Falahee MH, Matthews LS, Kaufer H (1987) Resection arthroplasty as a salvage procedure for a knee with infection after total arthroplasty. J Bone Joint Surg (Am) 69:1013-1019
20. Förster G (1985) Die Behandlung der tiefen Infektion bei Kniegelenksimplantaten. Schattauer, Stuttgart, S 411-422
21. Förster G, Klüber D, Käbler U (1991) Mittel- bis langfristige Ergebnisse nach Behandlung von 118 periprothet. Infektionen nach Kniegelenkersatz durch einzeitige Austauschoperation. Orthop 20(3): 244-252
22. Freeman MAR, Sudlow RA, Casewell MW, Darcliff SS (1985) The management of infected total knee replacements. J Bone Joint Surg (Br) 67:764-768
23. Garvin KL, Scuderi G, Insall JN (1995) Evolution of the quadriceps snip. Clin Orthop 321:131-137
24. Gill T, Schemitsch EH, Brick GW, Thornhill TS (1995) Revision total knee arthroplasty after failed unicompartmental knee arthroplasty or high tibial osteotomy. Clin Orthop 321:10-18
25. Goldberg VM, Figgie MP, Figgie HE, Sobel M (1988) The results of revision total knee arthroplasty. Clin Orthop 226:86-92
26. Gristina AG, Kolkin J (1983) Total joint replacement and sepsis. J Bone Joint Surg (Am) 65:128-134
27. Haas SB, Insall JN, Montgomery W 3rd, Windsor RE (1995) Revision total knee arthroplasty with use of modular components with stems inserted without cement. J Bone Joint Surg Americ Vol. 77(11):1700-1707
28. Habermann ET (1991) The infected total knee arthroplasty. In: Laskin RS (ed) Total knee replacement. Springer, London Berlin, pp 241-252
29. Härle A (1991) Die Infektion bei Knieendoprothesen. Orthop 20(3):227-238
30. Hak DJ, Lieberman JR, Finerman GAM (1995) Single plane and biplane external fixators for knee arthrodesis. Clin Orthop 316:134-144
31. Hanssen AD, Rand JA, Osmon DR (1994) Treatment of the infected total knee arthroplasty with insertion of another prosthesis. The effect of antibiotic-impregnated bone cement. Clin Orthop 309:44-55
32. Hanssen AD, Trousdale RT, Osmon DR (1995) Patient outcome with reinfection following reimplantation for the infected knee arthroplasty. Clin Orthop 321:55-67
33. Harilainen A, Sandelin J, Ylinen P, Vahvanen V (1993) Revision of the PCA unicompartmental knee. 52 arthrosis knees followed for 2-5 years. Acta Orthop Scandinavica Vol. 64(4):428-430
34. Harris AI, Poddar S, Gitelis S, Sheinkop MB, Rosenberg AG (1995) Arthroplasty with a composite of an allograft and a prothesis for knees with severe deficiency of bone. J Bone Joint Surg 77A:373-386
35. Herzog R, Morscher E (1991) Fehlschläge in der Kniegelenkprothetik: Eine Analyse der Knieprothesen- und Komponentenwechsel von 1980-1987. Orthop Vol. 20(3):221-226
36. Hofmann AA, Kane KR, Tkach TK, Plaster RL, Camargo MP (1995) Treatment of infected total knee arthroplasty using an articulating spacer. Clin Orthop 321:45-54
37. Insall JN, Thompson FM (1986) Infections in total knee arthroplasty. In: Eftekhar NS (ed) Infection in joint replacement surgery. Prevention and management. Churchill Livingstone, New York, p 363
38. Isiklar ZU, Glenn C, Landon MD, Hugh S, Tullos MD (1994) Amputation after failed total knee arthroplasty. Clin Orthop 299:173-178
39. Jackson M, Sarangi PP, Newman JH (1994) Revision total knee arthroplasty. Comparison of outcome following primary proximal tibial osteotomy or unicompartmental arthroplasty. J Arthrop Vol. 9(5):539-542
40. Kieser C, Raeber D (1996) Aufwand und Risiken künstlicher Kniegelenke: Rückblick auf 20 Jahre praktische Erfahrung. J Suisse de Medecine 126(24):1047-1053
41. Knutson K, Hovelius L, Lindstrand A, Lidgren L (1984) Arthrodesis after failed knee arthroplasty. A nationwide multicenter investigation of 91 cases. Clin Orthop 191:202-211
42. Knutson K, Lewold S, Lidgren L, Robertsson O (1994) Swedish national register for knee arthroplasty. Paper no 85, AAOS, New Orleans
43. Kohn D, Schmolke S (1996) Arthrodese nach Ausbau von Knieendoprothesen. Literaturübersicht 1984-1994. Orthopäde Vol. 25(2):153-157

44. Kramhoft M, Bodtker S, Carlsen A (1994) Outcome of infected total knee arthroplasty. J Arthrop 9(6):617-621
45. Lai CH, Rand JA (1993) Revision of failed unicompartmental total knee arthroplasty. Clin Orthop 287:193-201
46. Laskin RS (1991) Soft tissue techniques in total knee replacement. In: Askin RS (ed) Total knee replacement, Springer, pp 41-53
47. McPherson EJ, Lewonowski K, Dorr LD (1995) Brief communication techniques in arthroplasty. Use of an articulated PMMA spacer in the infected total knee arthroplasty. J Arthrop Vol. 10(1):87-89
48. Morscher E, Dick W, Seelig W (1989) Revisions-Arthroplastik des Hüftgelenkes mit autologer und homologer Spongiosa. Orthopäde 18:428-437
49. Mow CS, Wiedel JD (1994) Noncemented revision total knee arthroplasty. Clin Orthop 309:110-115
50. Mow CS, Wiedel JD (1996) Structura allografting in revision total knee arthroplasty. J Arthrop Vol. 11(3):235-241
51. Munzinger U, Knessl J, Gschwend N (1987) Arthrodese nach Knie-Arthroplastik. Orthopäde 16:301-309
52. Murray PB, Rand JA, Hanssen AD (1994) Cemented long-stem revision total knee arthroplasty. Clin Orthop 309:116-123
53. Nieder E (1994) Revisionalloarthroplastik des Kniegelenkes. In: Orthop Operationslehre. Thieme, Stuttgart New York 2/1:619-673
54. Padgett DE, Stern SH, Insall JN (1991) Revision total knee arthroplasty for failed unicompartmental replacement. J Bone Joint Surg 73A:186-190
55. Paprosky WG, Lawrence J, Camerson HU (1990) Acetabular defect classification: clinical application. Orthop Rev 14(suppl):3-8
56. Paprosky WG (1996) Use of distal femoral allografts in revision total knee arthroplasty. Current concepts in primary and revision total knee arthroplasty. Lippincott Raven Publisher, Philadelphia, pp 217-226
57. Rand JA, Bryan RS (1983) Reimplantation for the salvage of an infected total knee arthroplasty. J Bone Joint Surg 65A:1081-1086
58. Rand JA, Bryan RS (1988) Results of revision total knee arthroplasties using condylar prosthesis. J Bone Joint Surg (Am) 70:738-745
59. Rand JA (1991) Revision total knee arthroplasty using the total condylar III prothesis. J Orthop 6(3):279-284
60. Rand JA (1994) Current concepts review. The patellafemoral joint in total knee arthroplasty. J Bone Joint Surg 76A:612-620
61. Ritter MA, Eizember LE, Fechtman RW, Keating EM, Faris PM (1991) Revision total knee arthroplasty. A survival analysis. J Arthrop Vol. 6(4):351-356
62. Samuelson KM, Freemann MAR, Laveck B et al (1988) Homograft bone in revision acetabular arthroplasty: a clinical and radiographic study. J Bone Joint Surg 70B:367
63. Stuart MJ, Larson JE, Morrey BF (1993) Reoperation after condylar revision total knee arthroplasty. Clin Orthop 286:168-173
64. Takahashi Y, Gustilo RB (1994) Nonconstrained implants in revision total knee arthroplasty. Clin Orthop 309:156-162
65. Tsahakis PJ, Beaver WB, Brick GW (1994) Technique and results of alograft reconstruction in revision total knee arthroplasty. Clin Orthop 303:86-94
66. Vince KG, Long W (1995) Revision knee arthroplasty. The limits of press fit medullary fixation. Clin Orthop 317:127-172
67. Vlasak R, Gearen PF, Pety W (1995) Knee arthrodesis in the treatment of failed total knee replacement. Clin Orthop 321:138-144
68. Walker RH, Schurman DJ (1984) Management of infected total knee arthroplasties. Clin Orthop 186:81-89
69. Whiteside LA, Ohl MD (1990) Tibial tubercle osteotomy for exposure of the difficult total knee arthroplasty. Clin Orthop 260:6-9
70. Whiteside LA (1993) Cementless revision total knee arthroplasty. Clin Orthop 286:160-167
71. Whiteside LA (1994) Treatment of infected total knee arthroplasty. Clin Orthop 299:169-172
72. Whiteside LA (1995) Exposure in difficult total knee arthroplasty using tibial tubercle osteotomy. Clin Orthop 321:32-35
73. Wilde AH, Ruth JT (1988) Two-stage reimplantation in infected total knee arthroplasty. Clin Orthop 236:23-35
74. Wilde AH, Stearns KL (1989) Intramedullary fixation for arthrodesis of the knee after infected total knee arthroplasty. Clin Orthop 248:87-92
75. Woods GW, Lionberger DR, Tullos HS (1983) Failed total knee arthroplasty. Revision and arthrodesis for infection and noninfectious complications. Clin Orthop 173:184-190
76. Zanotti RM, Freiberg AA, Matthews LS (1995) Use of patellar allograft to reconstruct a patellar tendon-deficient knee after total joint arthroplasty. J Arthropl Vol. 10(3):271-274

MIX
Papier aus verantwortungsvollen Quellen
Paper from responsible sources
FSC® C105338

If you have any concerns about our products,
you can contact us on
ProductSafety@springernature.com

In case Publisher is established outside the EU,
the EU authorized representative is:
**Springer Nature Customer Service Center GmbH
Europaplatz 3, 69115 Heidelberg, Germany**

Printed by Libri Plureos GmbH
in Hamburg, Germany